ERICKSON
Patterns of The Hypnotic Techniques of **Milton H. Erickson, M.D.**
Vol. I

ミルトン・エリクソンの
催眠テクニック
I

言語パターン｜篇

リチャード・バンドラー
ジョン・グリンダー｜著
Richard Bandler & John Grinder

浅田仁子●訳

春秋社

まえがき

ミルトン・H・エリクソン医学博士

　1919年、高校を卒業してまもなく、わたしはポリオを発症し、数カ月の間ほぼ全身が麻痺しました。無事だったのは、目と耳と思考力だけでした。農場の我が家に隔離状態となったため、気晴らしになるようなことはほとんどありませんでしたが、幸い、以前から人間の行動に関心があったので、両親や八人のきょうだい、さらには、わたしのケアをしてくれていた准看護師の行動を観察するようになりました。体を動かせないため、わたしの観察はどうしても、彼らがわたしに関してどのようなコミュニケーションを取り合っているかという点に絞られました。

　当時のわたしには、ボディランゲージやそれ以外の非言語的コミュニケーションについて、すでに多少の知識はありました。しかし、たった一回のやり取りにも、言語的コミュニケーションと非言語的コミュニケーションとの間に頻繁に矛盾があることに気づいて、わたしは驚きました。しかもそれは、わたしにとって、しばしばぎょっとするような矛盾でした。これに興味をかき立てられたわたしは、ことあるごとにますますじっくり観察するようになりました。

　「ダブルテイク〔ひとつの言葉が二重の解釈をもちうること〕」とは、しばしばまったく別の経験から来る連想を基盤とした、異なるふたつの理解レベルにおける知覚のことですが、これに気づいたことで、観察の新たな場が開けました。やがて、「トリプルテイク」も起こりうることに気づくと、わたしは頭の中で、ひとつのコミュニケーションについていろいろな言葉づかい(フレージング)を繰り返し練習し、異なる理解レベルで異なる知覚を発生させたり、さらには、特性が矛盾するような知覚を発生させたりするようになりました。こうした努力を重ねた結果、そのほかにも数多くの要因がコミュニケーションを支配していることを認識す

るようになりました。そうした要因には、たとえば、声の調子、時間的な価値、提示の順序、遠近関係、内在的な矛盾、削除、歪曲、冗語、強調の過不足、直接／間接、曖昧さ、適／不適などがあります。

　また、どうやら知覚と反応には複数のレベルがあり、それらは必ずしも、普通の気づき、すなわち、意識的な気づきのレベルにあるわけではなく、自己が認識しない理解レベルにあって、それがしばしば「本能的」や「直観的」という言葉で表現されているのだということも明らかになってきました。
　その好例としてわかりやすいのは、なんといっても、フランク・ベーコンが舞台演劇「ライトニン」で主役として見せた演技でしょう。彼はさまざまな場面において短く「ノー」というだけで、少なくとも16種類の意味を伝えました。たとえば、明確な「ノー」、微妙な「イエス」、望みをほのめかす「まだです」、おもしろがっていう「ばかじゃないの！」、さらには、強烈に否定する「何があろうと絶対に」といったものまで伝えていました。声の調子が変われば、それがひとつの語彙となって、言葉によるコミュニケーションを実際に変えることができるということであり、これはボディランゲージでも同様です。
　その後わたしはクラーク・L・ハルによる実験的な催眠に出会い、注意を向ける焦点の数を減らすことや具体的な焦点を選択して操作することの可能性に気づくようになりました。これがきっかけとなり、コミュニケーションの複雑さに関する自分の気づきと、催眠に関する自分の理解とを結びつけ、実験や心理療法に役立てるようになりました。

　わたしは今こうして、リチャード・バンドラーとジョン・グリンダーによる本書にまえがきを書いていますが、本書は、わたしの方法論を完全に説明し切れているとはけっしていえません。けれども、ふたりは、自ら明言しているとおり、わたしが自分でするよりもはるかにうまく、わたしのやりかたを説明しています。わたしは自分のしていることを理解していますが、どのようにやっているかは、とても説明できません。
　その簡単な例としては、娘のクリスティーナが医学生だったころの体験を挙げるといいかもしれません。娘はたまたま、アーネスト・ロッシとわたしが書いたダブル・バインドに関する論文を取り上げる機会があり、それを読んだあ

と、おもしろがっていいました。「なるほど、わたしはそういうふうにしてるってわけね！」その場にいたロッシ博士はすぐに訊ねました。「で、君は何をそういうふうにしてるってわけなんだね？」

娘は説明しました。「どんな患者さんにも直腸とヘルニアの検査を拒否する権利があって、実際、多くの患者さんがそうしています。でも、わたしは、検診のその段階になると、患者さんに共感を込めていうんです。『わかりますよ、こうしてわたしに目や耳や鼻をのぞき込まれ、あちこちつつかれたり叩かれたりするのはさぞかしうんざりでしょうね。でも、直腸とヘルニアの検査が終わったら、すぐにわたしにさよならがいえますから』って。そうすると、患者さんたちはいつも最後まで我慢して、そのさよならをいおうとするんです」

わたしはコミュニケーションの複雑性がさらに分析され催眠に役立てられることを願っていますが、本書一冊にそのすべてを収めるのは無理なようです。また、この分析とは別に、入念に構成したコミュニケーションを行なうと、実際にはそう請われていないことも多いのに、なぜ、どのようにして、あれほど多くの効果的な反応を患者から引き出せるのかについても、分析されることを願っています。そうした追加の研究がゆくゆく行なわれることは間違いありません。リチャード・バンドラーとジョン・グリンダーによる本シリーズの第II巻をわたしは期待しています。

本書にこのまえがきを書くことを、ずっと楽しみに思い、名誉に思ってきました。本書がわたしの催眠技法を中心としたものだから、そういうのではありません。くだくだしい語唱や直接暗示、権威を笠に着た命令に代わって、意味のあるコミュニケーションを行なうべきだということが明確に認識される必要があり、長年の懸案だったその必要が、とうとう満たされたからこそ、そういうのです。

謝　辞

　本書への論文引用を了解してくださったミルトン・H・エリクソン医学博士、および、引用した文献の大半に関する元々の版権を所有している米国臨床催眠学会に、心よりお礼申し上げます。

　また、ジャンヌ・ニクソン、カリフォルニア州サンタ・クララのペンギンブックスの社員やアーティスト、タイポグラファーの皆さんには、本書のデザインや印刷面でたいへんお世話になりました。ありがとうございます。

　アーネスト・ロッシにはテープや手書きの原稿を提供していただきました。深く感謝しています。

読者へのガイド
天才セラピストはいかに語りかけるか

　ミルトン・エリクソンは医療催眠の第一人者として世界的に称賛されている。催眠に関する専門論文を百本以上書き、1920 年代以降は、催眠を教授し、催眠による治療を行ないつづけている。
　催眠には、人類に提供しうる大きな可能性があるが、その可能性を探究し、かつ、それを立証するエリクソンの能力は、この分野の誰よりも優れている。しかし、科学者たちはその能力に困惑した。それゆえ、眼前で彼が行なったことが否定しようもない現実であり、そこでは、人間の心には到底なしえないと思われていることが起きていたにもかかわらず、彼の業績を概して奇跡とみなすか、ありえないこととして糾弾している。
　さらに、彼の弟子には、彼がいとも手軽に使う催眠技法を実際に使えるようになる者がほとんどいない。ミルトン・エリクソンが催眠誘導を行ない、意識の催眠状態を利用する間に示す行動はきわめて複雑だ。それでいて、非常に体系的でもある。すなわち、彼の行動には特徴的なパターンがあるということだ。一方、わたしたちには、複雑な人間行動の明示的なモデルを構築するスキルがある。つまり、そうした複雑な行動パターンを示す地図をわたしたちが創れば、ほかの人びとがその地図を使ってその行動パターンを学び、利用できるようになるのである。ノーム・チョムスキーが現代の生成文法の一モデルを表わす最初の公式について語った言葉を引用しておこう[1]。

　……ひとつは、言語構造について、はっきりした形をもつ一般理論を構築し、そうした理論の基盤を探ろうとしているのである。言語学で厳密な公式を探究するのには、論理的な正確さに対する単なる関心や言語分析法を洗練して揺るぎないものにしたいという希望よりもはるかに重い動機がある。正確に構築された言語構造モデルは、発見自体のプロセスの中で、否

定的にも肯定的にも、重要な役割を果たす可能性がある。正確ではあるが不充分な公式化を押し通し、容認できない結論に到ることによって、なぜ不充分なのか、まさにその原因をしばしば顕在化させることができ、その結果として、言語学的データをより深く理解できるようになる。もっと前向きにいえば、はっきりした形をもつ理論が構築されれば、元々その理論で解決しようとしていた問題以外の数多くの問題の解決法が自動的にもたらされるかもしれないということである。

本書は、これと同じことを催眠の分野で行なおうとするわたしたちの努力を示すものである。

エリクソンはわたしたちのこのスキルを認め、催眠を行なう他の人びとが自分の強力なツールやテクニックを利用できるよう本書を構成してほしいといった。催眠を行なっている最中のエリクソンの行動パターンをいくつか本書で提示しているのは、わたしたち著者の意向である。わたしたちは読者がこれらのスキルを自分の仕事で活かせるよう、簡単に学習できる段階的な形で、明示的なモデルを提供するつもりである。第Ⅰ巻は三部から成り、それぞれにおいて、モデリングの三つのレベルを説明している。

第Ⅰ部には、エリクソンの論文を数本掲載している。彼のワークがよくわかり、わくわくする好例である。彼の行動パターンを特定する注釈を併記している箇所があるが、わたしたちが特定したパターンでは、エリクソンのワークで提示されているものを論じ尽くしているとはけっしていえない。本書は、この作業に着手すること、同時に、エリクソンの言語パターンのもっとも本質的な要素を提示することのみを目ざすものである。

第Ⅱ部では、そうしたパターンを無理のないグループに分類している。これによって、エリクソンのワークを理解し、催眠に関する自分自身の体験を体系化するための総合的な方法をつかんでいただければと思う。わたしたちの目的は、読者の皆さんにこうしたパターンに親しんでいただくこと、そして、それらがエリクソンのワークでどのように発生しているかを例示することである。

そのために、すでに世に出ている彼のワークに関するさまざまな論文を部分的に引用している。その大半は、トランスクリプトの類である。

　第Ⅲ部では、第Ⅰ、Ⅱ部で特定したパターンを段階的に系統立てて提示している。第Ⅲ部の目的は、各パターンの形式的な特徴を理解していただけるようにし、そのパターンを構築する際に必要なスキルを提供することである。そうすることで、読者はエリクソンの行動パターンを手に入れ、それらを自らのワークで活用できるようになるとわたしたちは信じている。

　本書を入念に読み、ある程度の時間をかけて各パターンを実験することを強くお勧めする。本書はそもそも、小説としてではなくトレーニング・マニュアルとして計画されたものである。注意深く何度も繰り返し活用することによって、ぜひとも最高の実りを手にしていただきたいと思う。

注

1. *Syntactic Structures*, Mouton & Co., The Hague, 1957, p.5 『文法の構造』（邦訳：研究社出版）

目次	言語パターン篇

まえがき　　　　　　　　　　　　　　　　　　　　　　　　　　　i
謝辞　　　　　　　　　　　　　　　　　　　　　　　　　　　　　iv
読者へのガイド　　　　　　　　　　　　　　　　　　　　　　　　v

第I部　　　　　　　　　　　　　　　　　エリクソン催眠のパターン

はじめに：地図は土地そのものではない　　　　　　　　　　　　　5

preview

エリクソンのパターンを概観する　　　　　　　　　　　　　　13

- ❶　単純接続詞　　　　　　　　　　　　　　　　　　　　　17
- ❷　暗示的原因　　　　　　　　　　　　　　　　　　　　　17
- ❸　原因と結果　　　　　　　　　　　　　　　　　　　　　17
- ❹　不特定指示指標　　　　　　　　　　　　　　　　　　　19
- ❺　選択制限違反　　　　　　　　　　　　　　　　　　　　19
- ❻　削除　　　　　　　　　　　　　　　　　　　　　　　　19
- ❼　名詞化　　　　　　　　　　　　　　　　　　　　　　　20
- ❽　読心術　　　　　　　　　　　　　　　　　　　　　　　21
- ❾　前提　　　　　　　　　　　　　　　　　　　　　　　　22
- ❿　会話の公準　　　　　　　　　　　　　　　　　　　　　23
- ⓫　より小さい構造の包含　　　　　　　　　　　　　　　　24
- ⓬　アナログ・マーキング　　　　　　　　　　　　　　　　24

study 1

エリクソンの〈散りばめ技法〉に学ぶ　　26

セッション1　頻尿症に悩む農夫と　　28
　　　　　——言葉による治癒の実際

セッション2　がんに苦しむジョーと　　35
　　　　　——言葉によるペイン・コントロールの実際

エリクソンの〈散りばめ技法〉　　51
基本的なトランス誘導　　57

study 2

作家 オルダス・ハクスリーとの変性意識の探究に学ぶ　　65

セッション3　オルダス・ハクスリーと　　67
　　　　　——特別なトランス状態の実際

　　　　イントロダクション
　　　　プロジェクトの開始
　　　　　「深い内省」という変性意識
　　　　　浅いトランス＆中程度のトランス
　　　　　　　——幻覚／感覚麻痺／健忘／記憶過剰
　　　　　深いトランス
　　　　　　　——健忘／会話の公準の無効
　　　　　　　——視覚＆聴覚の制限
　　　　　　　——感覚麻痺／カタレプシー／幻覚／記憶過剰
　　　　まとめ

第Ⅱ部　エリクソン催眠のパターンを詳しく知る

はじめに：ミルトン・モデルの誕生　　　　　　　　　　149

step 1

ペーシングして「意識」の注意をそらし、その「意識」の動きを利用する　　156

- **セッション4**　重度の精神疾患に悩むジョージと　　　159
- **セッション5**　挑発的な男性患者と　　　164

❶ 原因を示す言語学的モデリング　　　168
　単純接続詞
　暗示的原因
　原因と結果

❷ TDサーチ　　　175
　不特定指示指標
　暗示する名詞句を加えた場合の不特定指示指標
　削除
　名詞化
　選択制限

❸ 曖昧さ　　　189
　音韻による曖昧さ
　統語による曖昧さ
　作用域による曖昧さ
　句読による曖昧さ

❹ より小さい構造の包含　　　　　　　　　　　　　197
　　　質問の埋め込み
　　　命令の埋め込み

❺ 意味の派生　　　　　　　　　　　　　　　　　　203
　　　前提
　　　会話の公準

step 2

「無意識」にアクセスする　　　　　　　　　208

❶ 視覚を利用してアクセスする　　　　　　　　　215
❷ 旋律を利用してアクセスする　　　　　　　　　222
❸ 言葉を利用してアクセスする　　　　　　　　　225

summary

「意識」の注意をそらし、「無意識」の領域にアクセスする　　232

第Ⅲ部　　エリクソン催眠のパターンを使う

　　はじめに：ミルトン・モデルを活用する　　　　　　　　　239

practice 1

言語的因果モデルの構築と利用　　　　　　　　　240

❶　原因と結果　　　　　　　　　　　　　　　242
❷　暗示的原因　　　　　　　　　　　　　　　243
❸　読心術　　　　　　　　　　　　　　　　　245

practice 2

トランスデリベーショナル現象　　　　　　　　248

❶　TDサーチ　──　不特定指示指標を使う　　　251
❷　TDサーチ　──　置換すべき名詞を暗示する　255
❸　選択制限の違反　　　　　　　　　　　　　256
❹　削除　　　　　　　　　　　　　　　　　　259
❺　名詞化　　　　　　　　　　　　　　　　　262

practice 3

曖昧さ　　　　　　　　　　　　　　　　　　　265

❶　音韻による曖昧さ　　　　　　　　　　　　266
❷　統語による曖昧さ　　　　　　　　　　　　267

| | ❸ 作用域による曖昧さ | 268 |
| | ❹ 句読による曖昧さ | 269 |

practice 4

より小さい構造の包含　271

　❶ 質問の埋め込み　272
　❷ 命令の埋め込み　273
　❸ 引用　274

practice 5

意味の派生　276

　❶ 前提の構築　277
　❷ 会話の公準の構築　279

summary

催眠言語の4つのポイント　283

おわりに：「無意識」とのコミュニケーション　291
付録　295
参考文献　301
あとがきに代えて──読者に注意していただきたいこと　306
訳者あとがき　308

第2巻　目次　　　　　　　　　　　　　　　　　　　　　知覚パターン篇

まえがき
謝辞
読者へのガイド

第1部　クライエントの知覚に迫る

はじめに：エレガントなモデリング

model 1
4タップル・モデル────**一次体験を4つの記号〈VKAO〉で表わす**

model 2
言語────**言葉を介した二次体験を「Ad」で表わす**

operator 1
Rオペレータ────**クライエントの「表象システム」を表わす**

operator 1-2
Rオペレータと4タップルを使う────**クライエントの世界モデルを活かす**

operator 2
Lオペレータ────**クライエントの「リード・システム」を表わす**

technique 1
アクセシング・テクニック────**言葉で過去のリソースにアクセスする**

technique 2
トランスデリベーショナル・サーチ──五感を通じて深層のリソースにアクセスする

operator 3
Cオペレータ──言葉と行為、一貫性を感じ取る

summary
エリクソンから何を学ぶか
わたしたちの目指すもの

第Ⅱ部　　エリクソンのセッション記録

transcript 1
モンドとのセッション
トランスクリプトⅠ①〜⑲⓪

transcript 2
ニックとのセッション
トランスクリプトⅡ①〜㉒㉓

summary
ふたつのセッションを振り返る
トランスクリプトⅠ・Ⅱ

参考文献／あとがきに代えて──読者に注意していただきたいこと／訳者あとがき

ミルトン・エリクソンの催眠テクニック

本書は
最高の敬意を込め
ゴースト「O・T」
夏のわずかな雪
マツダ（聞こえる人びとのための車）に
捧げる

第Ⅰ部　エリクソン催眠のパターン

はじめに
地図は土地そのものではない

　著者の体験からいえば、医療や歯科治療、心理療法のために催眠を使う人びとは、どうやら他のいかなる業種の人びとよりも、わたしたち人間がこの世界そのものに基づいてというより、こうあるべきだと信じる世界の地図もしくはモデル（創作した表象）を使って動いていることをよく理解しているようだ。

　一般の人びとや特定の患者が自らの住む世界の表象をそれぞれどう創造しているかについて徹底的に理解すれば、催眠を行なう者には多くの利益がもたらされる。たとえば、トランス誘導のスピードが上がり、これまでより多くの患者を、これまでより深いトランスに、これまでよりうまく誘導できるようになる。どのように世界モデルが創られるかについて深く研究したい読者には、『魔術の構造』をお勧めする[1]。ここでは本書の目的に従って、世界モデルを創るプロセスの基本モデルのみを提供しようと思う。

　わたしたち人間が創るモデルは、主に三つの点で現実の世界と異なっている。

　第一に、体験は部分的に**削除**され、モデルには表現されない。これは、モデリングに不可欠な一面であると同時に、ときにその内容を乏しくする一面でもある。感覚として入力されたものを何から何まで表現しようとすれば、データに飲まれてしまうだろう。しかし、重要な面、あるいは致命的な面を表現し損なえば、さんざんな結果となる。いずれにせよ、世界モデルを創る際には、体験は必ず部分的に削除される。こうした削除のみならずモデリングに伴うあらゆるプロセスは四六時中発生しているが、わたしたちがそれに気づくことはほとんどない。

　第二に、世界モデルは**歪曲**によって現実の世界と異なったものになる。歪曲

というモデリング・プロセスを使うと、感覚データから成る体験を変更することができる。たとえば、緑色の牛というものについて、たとえ実感を伴う体験はなくとも思い描くことはできる。体験を歪め、それが現時点のことだと想像することによって未来を設計できるのである。このモデリングのプロセスは、それがどう使われるかによって、有用なものにもなれば、不都合なものにもなる。

　第三は**一般化**である。世界モデルを構成する一要素はそれが属するカテゴリーの一例でしかない。にもかかわらず、その要素がカテゴリー全体を代表するようになるのが一般化である。このプロセスのおかげで、目を左から右に移動させることによって本を読めば、その内容を把握できることがわかるようになる。ほかのドアと同じようなドアが目の前にあれば、そのドアを見るのは初めてであっても、以前と同じやりかたをすれば開くだろうと見当がつく。世界モデルの中で一般化を行なうことによって、状況から状況へとより効率よく動くことができるようになるのである。さらには、より高次のパターン形成レベルで体験を再コード化しつづけることもできるようになり、その結果、人間が機能しているあらゆる分野の知識や技術が進歩する。

　現在までのところ、人間の表象システム（モデル）に関して、もっとも徹底した研究が行なわれ、もっとも理解が進んでいるのは、自然言語である。生成文法は人間の言語システムに関するもっとも完成された明示的形式モデルである。生成文法を研究する学者たちは、あらゆる言語に共通するこの表象システムのさまざまなパターンをいくつか導き出している。したがって、生成文法はメタ・モデル、すなわち、モデルのモデル、もしくは、言語のモデルである〔訳註「表象システム」は、「表象体系」「表出体系」「代表システム」等とも訳されている〕。
　生成文法学者たちは、人間がコミュニケーションを取り自然言語を理解するときに示す直観的知覚を、明示的に表現するモデルを構築した。たとえば、あらゆる自然言語のいかなるセンテンスにも、はっきり区別できるものがふたつ表現されている。ひとつは、それが実際にどのように聞こえるか（書かれたものなら、どのように見えるか）を表わすもので、**表層構造**と呼ばれ、今ひとつは、その意味を表わすもので、**深層構造**と呼ばれている。たとえば、誰かが次のセ

ンテンスをいったとしよう。

　　The window was broken.
　　窓ガラスが割れていた。

　表層構造は、話し手が発した実際の音が表現するものであり、書かれたものなら、上記のように表記された文字となる。さらにこのセンテンスは、それのもつ意味というもうひとつの表現——深層構造——とも結びついている。この場合の深層構造は以下のように表わすことができる。

　　PAST（**BREAK**［someone, window, with something］）
　　過去（**割る**［誰かが、窓ガラスを、何かで］）

　この深層構造の表示は、英語を母語とする者がもつ直観的知覚を表わすためのもので、わたしたちが上記の表層構造を耳にすると以下のように理解することを示している。

　（a）なんらかの出来事が過去に起きた。
　（b）その出来事は複合的なものだった。
　（c）その出来事は以下の部分から成っていた。
　　　　「割る」という行為が以下の三者の間で発生した。
　　　　ａ．**主体** ── 割るという行為をした人、もしくは、物。ここでは「誰かが」と表現されている。
　　　　ｂ．**対象** ── 割れた状態になっている人、もしくは、物。ここでは「窓ガラスを」と表現されている。
　　　　ｃ．**手段** ── 割るという行為をするために用いられた物。ここでは「何かで」と表現されている。

　注目していただきたいのは、たとえ深層構造のすべてのパーツが表層構造に表現されていない場合でも——この場合は主体と手段が表現されていない——英語を母語とする人は、このセンテンスの理解に使える情報をこれだけもって

いるという点である。「窓ガラスが割れていた」というセンテンスは、英語を母語とする人に対して、窓ガラスが割れていたことだけでなく、誰かもしくは何かが、何かで窓ガラスを割ったに違いないということも暗示している。

このように、表層構造はそれと結びついた深層構造の意味とは異なるものになる可能性があるわけだが、そうなるプロセスは、変形言語学者が研究する領域である。言語学者たちは、変形と呼ばれる形式に関わる一連のマッピング操作を仮定し、それが深層構造と表層構造の違いを正確に規定するとしている。ひとつの深層構造をその表層構造につなぐ全プロセスは派生（デリベーション）と呼ばれている。

```
派生        深層構造
             ・
変形   1     ・
 〃    2     ・       }派生
 〃    3     ・
 〃    N     ・
       ⋮     ・
             表層構造
```

表層構造と深層構造との各関係を表わす明示的形式モデルは、上述したモデルに基づいて作ることができる（催眠の中で発生する無意識の言語処理を理解するためには、この重要な区別を欠いてはいけない）。ゆえに、変形言語学者たちは人間行動の恐ろしく複雑な一領域を取り上げ、その形式モデルを構築して、その言語を母語とする人びとが直観的に示す——しかし意識的には理解していない——行動ルールを明示的に表示しているのである。

著者（バンドラー／グリンダー）は直観的知覚を明確な形にする手法を活用し、心理療法における言葉のやり取りを表わす明示的な形式モデルを構築してきた。わたしたちが行なったのは、心理療法各派の有能なセラピストがそれぞれのワークで使う直観的知覚——当人は必ずしもそれを意識していない——を一定の形で表わすことだった（セラピーのこのメタ・モデルは、『魔術の構造』第Ⅰ部でたっぷり説明されている）。

わたしたちはモデルを形成する自分たちのテクニックを使い、人間が使う他

の表象システムも探究し理解して、人間の体験を体系化し、そのモデルを創造した。その後、こうした触運動覚や視覚、聴覚、嗅覚、味覚に焦点を絞った体験マップを基盤として活用し、セラピー・モデルを拡大していった。その結果はきわめて興味深く、かつ、有用だった。

　まずわかったのは、たいていの人には特に高く評価している表象システムがひとつあり、そのシステムを他のシステムより頻繁に使って体験を体系化しているということ、特に高く評価されているこのシステムは、その人の話し言葉に出てくる叙述語（形容詞、副詞、動詞）を聴いているとすぐに特定できるということである。たとえば、**視覚**を特に重視している人は、視覚システムを前提とする叙述語を使って自分の体験を描写する。「あなたのいいたいことが見えてきました／くっきりと／この仕事を見ていれば、あなたにも自分の仕事の改善法が明らかになるはずだ／これがどれだけ見栄えのしない見解に映るか、イメージしてごらん」といった具合である。

　触運動覚を特に高く評価している人は、触運動覚システムを前提とする叙述語を使う。たとえば、「このコンセプトをしっかりつかんでいただきたい／骨の折れる問題も、君なら乗り越えられる気がする／…とコンタクトを取ってもらえるかな／この意味するところを把握する」などである。

　聴覚を主たる表象システムとする人は、聴覚システムを前提とする叙述語を使う。たとえば、「おもしろそうに聞こえる／あとで話がある／すぐに彼の意見を聞くつもりだ／別の言い方をすれば、皆一丸となって、この構想の共鳴板になろうということだ」などである。

　さらにわかったのは、こうした有能なセラピストや催眠療法家（ヒプノティスト）には、クライエントが高く評価している表象システムを利用する体系的な――必ずしも意識的ではない――方法があるということだ。クライエントが自分の体験をどう体系化しているかを、こうした表象システムの観点から理解することによって、心理療法家も催眠のプラクティショナーもきわめて大きな恩恵を得ることができる。

　わたしたちはこのような行動パターンを明確な形で表わすに当たり、**入力チャネル**、**表象システム**、**出力チャネル**を明確に区別している。たとえば、人は言葉を聞き（入力チャネル）、イメージを描き（表象システム）、拳を叩きつけて

それを表現する（出力チャネル）ことができるというわけだ（こうした行動面に関する形式モデルは『魔術の構造』第Ⅱ部で扱っている。研究を深めたい人には必読の書である）。

　この段階では、わたしたち人間は誰しも現実の世界とは異なる世界モデルを創っているという点に触れておくだけで充分である。そうして創られる世界モデルには、ひとつとして同じものはない。さらに、そうした地図を創るときに作動しているモデリング・パターンを示す形式モデル――**メタ・モデル**――は、構築が可能である。セラピストやヒプノティストがこうしたモデリング原則と取り組むときの管理規則を示すメタ・モデルも、構築が可能である。

　ミルトン・エリクソンの催眠ワークは複雑な人間行動の一領域に関わるものだ。催眠を誘導し、それを利用する彼の能力は並はずれている。しかし、残念なことに、これまで彼のスキルを学習できた者はほとんどいない。さらに悲しむべきは、実際のところ、催眠およびその誘導に関する形式上の理解が欠けているせいで、このすばらしく有用な治療ツールへの関心が減り、その研究や実践も先細りになってきているという点である。

　しかし、著者たちはエリクソンのスキルのパターンを理解し、表示することができたため、それらのパターンを学習し、利用することができるようになった。エリクソンは、複雑な人間行動を一定の形で示すための特別なスキルがわたしたち著者にあると認め、わたしたちが彼の書物やビデオ、オーディオ・テープを入手できるようにしてくれた。そして、このあと本書で紹介する彼のワークの形式モデルによって、より多くの読者が彼のスキルを共有し、それが催眠の研究や臨床での利用に対する関心を高めるきっかけになることを期待している。

　わたしたちが本書で使った戦略は、エリクソンの技法をひとつずつ別々に取り上げるというものである。まず、小さな構成要素を取り出した。たとえば、〈散りばめ技法〉〔study1「エリクソンの〈散りばめ技法〉に学ぶ」26頁〜〕では特殊な言葉づかいが続いていく。前提やセンテンスの断片の活用、命令の埋め込みなどといった小さな構成要素が、特有の語りのテンポや声の調子を使って編成されると、**散りばめ**と呼ばれる大きなパターンが生まれるのである。選択した一連の論文は、エリクソンの催眠ワークを幅広く提示するものである。本

書が、教育にも、各読者が活躍する具体的な領域にも有用であることを願っている。エリクソンはパターニングをきわめて効果的に使っているが、**本書の第Ⅰ巻は、そのパターニングの第一レベルにおける言語スキルに焦点を絞っている。**

わたしたちの戦略には三つのステップがある。まず、エリクソンのワークで用いられているパターンを特定する、次に、読者にそうしたパターンをよく知ってもらい、その型や使い方に慣れていただく、最後に、読者が自分自身のワークでそうしたパターンを構築し利用できるよう、明確な形にしたものを提供する、の三ステップである。

人間は、言語、行動、意識のレベルでどう機能するのか——これについては、ここ三十年で非常に多くのことがわかってきた。言語学と神経学の分野では、行動の理解が大きく進展した。しかし、これから学ぶべきことはたくさんある。人間という名の有機体の中で働いているプロセスは、未だ地図にない複雑な宇宙を構成しているからだ。本書の第Ⅰ巻では、こうした分野に関する既知の内容をいくつか取り上げ、それを催眠の研究に当てはめようと思っている。これによって、読者が自分の体験を体系化し、ミルトン・エリクソンのワークと催眠という現象をよりよく理解できるようになることを願っている。

神経学の主要な貢献のひとつで、催眠行動の理解に役立つのは、分離脳患者の研究である[2]。分離脳患者と脳損傷患者との間に見られる右脳と左脳の差異を観察することによって（Gardner）、人間の大脳のふたつの半球は異なる機能に役立っていることが明らかになっている。催眠を行なっているときのエリクソンの行動は、こうした差異を直観的に理解していることを示しているように思う。言語学が提供する豊かなリソースは、人間が言語の複雑な文節をどのように無意識レベルで処理しているかを理解するのに役立っている[3]。

これら二分野の研究によって提起された問題——無意識とは何か——は、解決が延び延びになっている。これに対する完璧な解答は未だ出ていないが、エリクソンが**無意識**という言葉を使うときには、心理学のフロイト派の基礎が残した同じ用語がいう内容以上のものに言及しているとわたしたちは硬く信じている。エリクソンは意識レベルの下で発生する優位大脳半球の機能に一部言及

しつつ、非優位半球の機能にも言及している、彼はたぶん心的処理のこれらふたつの面以上に言及しているのだろうが、彼のこの言葉の使用には必ずこのふたつの機能が含まれている、とわたしたちは確信しているのである。

　トランス誘導を行なっているときのエリクソンの総合的戦略には、以下の三つの特徴があるように思う。

❶ ペーシングして、優位（言語）半球の注意をそらす
❷ 優位半球を利用し、意識レベルの下で発生する言語処理を行なう
❸ 非優位半球にアクセスする

　これらの分野におけるさらに多くの見解は、関心のある読者のために巻末の参考文献で紹介している。
　読者の皆さんには、エリクソンがどのようにして上記三戦略を遂行し、利用し、トランス誘導を行なっているかをぜひ見きわめていただきたく、以下に続く第Ⅰ部がその助けになればと思っている。さらに系統立った分析は第Ⅱ部で紹介している。

preview

エリクソンのパターンを概観する
催眠言語の 12 パターン

❶ 単純接続詞
❷ 暗示的原因
❸ 原因と結果
❹ 不特定指示指標
❺ 選択制限違反
❻ 削除
❼ 名詞化
❽ 読心術
❾ 前提
❿ 会話の公準
⓫ より小さい構造の包含
⓬ アナログ・マーキング

　第Ⅰ巻の第Ⅰ部では、このあと、エリクソンが行なったトランス誘導と暗示のワーク例を紹介していく。すでに述べたように、わたしたちが焦点を絞るのは、彼のワークにおけるパターンの見きわめのみである。第Ⅰ巻の後半では、こうしたパターンの形式化と構築を扱い、読者が自らのワークでそれらを利用できるようにしている。エリクソンはこれらのパターンを複雑なやりかたで使っているが、最初にパターンの全体像を示しておけば、エリクソンの使い方を理解しようとするときの一助になるかと思う。
　トランス誘導を行なうとき、ヒプノティストはクライエントがどういうやりかたで体験を体系化するか――つまり、クライエントの世界モデルと、クライエントがそのモデルの構築に使うモデリング・プロセス――に感覚を研ぎ澄ま

していなくてはならない。どれだけクライエントのモデルとモデリング・プロセスを見きわめて利用できるかが、どれだけうまくクライエントに〈ペーシング〉できるかを大きく左右する。ペーシングは、うまくいったトランス誘導や暗示について話し合うときに、必ず中核となる概念である。ここでは、言語によるペーシングのみを扱っている。ヒプノティストが言葉を使ってうまくクライエントをペーシングできるのは、ヒプノティストの言葉による表現が、クライエントの現在の体験を正確に描写するものとして、クライエントに受け入れられるときである。

　言葉を使って行なうペーシングで効果を発揮する描写には、一般的に次のふたつのカテゴリーがある。

　(1) **観察できる**現在進行中のクライエントの体験を描写する
　(2) **観察できない**現在進行中のクライエントの体験を描写する

　最初のカテゴリーの描写は、主に、ヒプノティストがクライエントを観察し、クライエントの話を聴きながら、どれだけ鋭敏に視覚的特徴や聴覚的特徴を捉えられるか、そして、そのときのクライエントの行動の描写に、どれだけうまくそうした特徴を組み入れられるかにかかっている。第Ⅰ部末尾でハクスリーの論文の解説として述べているとおり、標準的な誘導では、ヒプノティストは頻繁に以下のような描写をする。

　　……息を吸って、吐いて……
　　……手が上がって、上がって……

　こうした描写は、実際、クライエントの体験の正確な描写になるよう、適切なタイミングで行なわれている。つまり、ヒプノティストがこういっているとき、クライエントは実際に息を吸い、吐き、その間、クライエントの手は実際に上昇しつつあるということである。この種のペーシングにおいては、微細な視覚的／聴覚的特徴を捉えるヒプノティストの能力の代わりになるものはない。こうした特徴を捉えるエリクソンの能力は驚異的であり、彼は自分の捉えた特徴を、そのときの描写の中に巧みに組み込んでいく。しかし、ここで触れてお

かなくてはならないのは、エリクソンがこれらの特徴を利用するのは、これだけに留まらないという点である。

　ペーシングをしているとき、エリクソンは自らを高機能のバイオフィードバック装置に仕立てている。主として使われているのは言葉かもしれない。しかし、エリクソンを観察し、わたしたち自身もワークを行なって感じるのは、言葉に加え、かつ、驚くほど効果的に、ヒプノティスト自身の姿勢や動き、声の調子やテンポがペーシングのメカニズムとして使われているのかもしれないということである。もっと具体的にいえば、エリクソンはしばしば、クライエントの話し方の調子や統語法、テンポを採用し、自分の姿勢や呼吸数、しぐさを調整して、クライエントのそれに合わせようとする。その結果、クライエントは自分自身の呼吸を感じ、自分の胸が上下するのを感じると同時に、エリクソンの体が自分と同じリズムの動作で動いているのを知る。

　エリクソンはこの原則をあらゆる方向に拡大している。彼は自分の呼吸をクライエントの呼吸にマッチさせるだけでなく、クライエントの静脈が拡張し収縮するのを見て、自分の声のテンポをクライエントの呼吸や脈拍数にもマッチさせ、クライエントが使った単語やフレーズ、声の抑揚を聴き取り、それらを利用する。つまり、自分自身の出力チャネルすべてをフィードバック装置にして、クライエントの意識レベルと無意識レベル双方における主観的体験にマッチングするのである。エリクソンのそうした複雑なペーシングのやりかたにクライエントが気づくことはほとんどない。どうやらクライエント側のこの気づきの欠如が、迅速かつ効果的なトランス誘導には不可欠な要素であるようだ。

　こうした複雑なペーシングを行なうと、クライエントに役立つバイオフィードバックの完全ループが発生する。クライエントが出力したもの、それらに付随してクライエントに生じた身体体験や聴覚出力による体験が、エリクソンの出力によってマッチングされるのである。

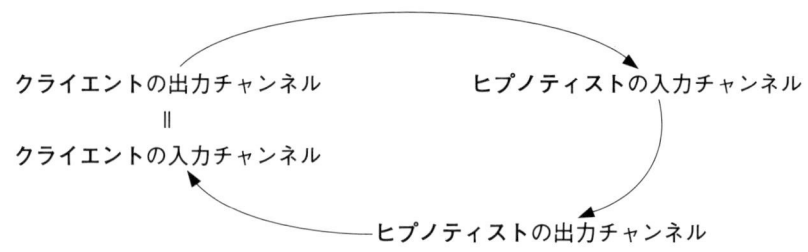

　この複雑なタイプのペーシングは、本書第Ⅱ巻で詳細に論じるつもりである。ここでは、エリクソンのワークの言語的特徴に焦点を絞って見ていく。
　さて、この第一のタイプのペーシングには、クライエントの現在進行中の体験を言語的にマッチングするヒプノティストの能力が必要になる。また、観察できる行動のこのペーシングには、以下のような明快なタイプと、

　　……あなたはそこに座り、わたしの声の響きを聞きながら……

明快さの劣るタイプのふたつがある。たとえば、手の浮揚についてジェイ・ヘイリーおよびジョン・ウィークランドとの間で交わされた次のやり取りに、それが見られる（Wはウィークランド、Eはエリクソン）。

W：……あなたが無反応を一種の反応もしくは最小の反応だと考えて、「それは上がっています」といったのかどうか、わたしにはよくわかりません。あなたがああいっても、これから何かが起きるのかどうか、あまりよく感知できないことが何度もありました。 E：実際に起きたことがひとつありました。手を太ももの上に置いて、大きく息を吸ってください。手はどうなりましたか？ W：上がっている！ E：息を吸うときに合わせるのです。そうすれば、相手はそれを拒否できなくなります	エリクソンはここで、手の浮揚の誘導について指導している。クライエントが息を吸っている最中に彼は指示を出す。もし手が太ももの上にあり、その状態で息を吸えば、手が上がっていく感覚が生じるだろう。彼の指示は、クライエントが体験するはずだと彼が了解しているものと、言語的にマッチしている。これもひ

……そのあと、息を吸うたびごとに「上がっている」といって、その点を強調しようと考えたのです。

とつのペーシングの例である。

　クライエントの現在進行中の体験をペーシングするとき、ヒプノティストは、ペーシングを成功させてクライエントの体験をリードしはじめることを目ざす。つまり、クライエントがいったん、ヒプノティストの描写が自分の今の体験を正確に説明していることを（通常は無意識に）認めると、クライエントの実際の行動に関するヒプノティストの描写と、クライエントがその後に体験することとの境目が不鮮明になるのである。エリクソンは通常、クライエントがすぐに検証できることについて一連の発言をしてペーシングを行なってから、クライエントから引き出したいと思っている行動を描写する発言にそれらをつないでいく。こうしたつなぎの強さはさまざまである。もっとも弱いつなぎは〈❶単純接続詞〉、すなわち、そしてという言葉を使うもの[4]で、以下はその一例である。

　　……あなたはそこに座ってわたしの声の響きを聴いています、そして、どんどんリラックスしていきます……

　もう少し強いつなぎは〈❷暗示的原因〉と呼ばれるもの[5]で、以下のようなセンテンスに現れる。

　　……あなたはそこに座ってわたしの声の響きを聴いている間に、どんどんリラックスしていきます……

　もっとも強いつなぎは〈❸原因と結果〉と呼ばれるものによって発生する（意味論的な不適格性、『魔術の構造』第Ⅰ部第3＆4章参照）。

　　……そこに座り、わたしの声の響きを聴いていることによって、あなたはどんどんリラックスしていきます……

こうしたタイプのつなぎの重要な点は、発言のロジックがきちんとしているかどうかではなく、クライエントの今の行動と、クライエントが次に体験する内容とがうまくリンクできているかどうかということのみである。エリクソンがこの原則を活用する様子は、クライエント自身のモデリング原則を使ってペーシングし、医療や歯科治療や心理療法に役立つ新たな方向にクライエントをリードしていく彼の能力を如実に示している。

　特に、より強いつなぎを発生させる「暗示的原因」や「原因と結果」を用いる場合は、論理ではなく、クライエントが自らの体験を体系化するモデリング原則が重要になる。具体的にいえば、クライエントが自分の体験を体系化する原則として「暗示的原因」や「原因と結果」を受け入れているからこそ、エリクソンはトランスという目的を達成するために、そうした原則を利用するだけでいいのである。

　第二のタイプのペーシングでは、観察できない現在進行中のクライエントの体験を描写する。こう書くと、読者には、矛盾したことをいっているように感じられるかもしれない。誰かの体験を描写するといっても、それが観察できない場合、どうすればそれを正確に描写できるのだろう？　ここで登場するのが、エリクソンの絶妙な言葉の使い方である。エリクソンは言語学的なモデリングの原則を広範に利用し、曖昧でありながら、訓練を受けていない耳にはきわめて具体的に聞こえる話し方で、クライエントに語りかけていく。たとえば、こんなふうである。

　　……そして、あなたはある感覚に気づくかもしれません……

　クライエントはそこに座り、エリクソンの声の響きを聴きながら、確かにある感覚を体験していて、エリクソンがある感覚という言葉を口にするのを聞くと、その言葉は今自分が感じている感覚のひとつを指しているのだと理解する。その結果、エリクソンの発言は、観察できない現在進行中のクライエントの体験を正確に描写していることになる。ある感覚という言い回しでは、ひとつの具体的な感覚を際立たせることはできないが、それゆえにこそ、クライエントは自由に、自分の現在の体験のある部分にそれを結びつけることができる。聞

き手の体験の特定部分を際立たせることのできないフレーズには「**指示指標がない**」といわれている。つまり、指示指標が特定されていないフレーズを使うことで、エリクソンはクライエントのペーシングを成功させているのである。

観察できない行動をペーシングしリードするために、エリクソンが自分のワークで意図的に利用した言語学的モデリングの原則は多々ある。そのうちのいくつかをざっと見てみよう。

エリクソンはしばしば、〈**❹不特定指示指標**〉を使う技法と密接に関わっている技法を使っている。彼は、たとえばこんなふうにいうかもしれない。

　……トマトの苗木は心地よいと感じることができます……

英語を母語とする多くの人びとにとって、これ（the tomato plant can feel good）は適格なセンテンスではない。普通は、植物が何かを感じるという主張を認めるのは躊躇する。というより、そういう人たちの世界モデルでは、動物と人間以外が物事を感じることはない。トマトの苗木が何かを感じると主張するのは、言語学者が「**選択制限**」と呼んでいるものを破ることになる。そうした〈**❺選択制限違反**〉のセンテンスを聞いたクライエントには、このやり取りにふさわしい別の意味を構築する責任がのしかかる。このようなセンテンスを理解しようとしたときに発生する結果としてもっとも多いのは、以下のようなセンテンスとして（無意識に）理解しようとすることだ。

　……**あなた**（クライエント）は心地よいと感じることができます……

こうした言語学的モデリングの技法のひとつで、きわめて強力なものに、〈**❻削除**〉がある。これが働くと、センテンスの意味（深層構造）の一部が表層構造に——実際にクライエントに語りかけられるセンテンスに——表現されなくなる。エリクソンは、たとえばこんなふうにいうかもしれない。

　……そして、あれこれ思いめぐらしつづけ……そして、本当に……

叙述語の「あれこれ思いめぐらす」（wonder）は、人が何かについて、ああ

だろうかこうだろうかと自問していることを表現する言葉である。しかし、この表層構造すなわちセンテンスには、見てのとおり、誰があれこれ思いめぐらしているのか、言及されていないその人物が何についてあれこれ思いめぐらしているのかが特定されていない。それらを意味する部分が削除されている。そうなると、特定されていない情報を埋めるのは聞き手になる[6)]。

　不特定指示指標や削除と密接な関係にある言語学的プロセスは、〈❼名詞化〉と呼ばれる現象だ。名詞化は、出来事を表わす単語——名詞——によって、プロセスを表わす単語——叙述語——を表現することである。エリクソンは、たとえばこんなふうにいうかもしれない。

　……ある感覚……

「感覚」(sensation)という単語は、上のフレーズの中では名詞として用いられているが、それと関連するもっと多くの情報をもつ叙述語から派生したものであり、具体的には以下のとおりである。

　　感じる（SENSE）　（誰かが感じている、誰か／何かが感じられている）

　すなわち、「感覚」という名詞は、名詞化という言語学的プロセス——感じるという叙述語の名詞への変形——の結果生じたものである。この変形の過程で、誰が感じるという行為をしているのかという情報と、誰もしくは何が感じられているのかという情報が消えている。それによって、感じている主体と感じられている人／物事に関する指示指標がなくなり、その結果として生じた名詞化は、聞き手にとって、自分の現在の体験に当てはめられる発言として解釈するのにこの上ないものとなる。
　自然言語の叙述語は具体性の点で個々に大きく異なっている。例を挙げよう。

　　触れて……キスし

　このふたつの叙述語は、後者のほうがより具体的である。触れるという叙述

語が単に、ある人／物体が物理的に接触していることを示すのに対して、キ̇ス̇す̇る̇という叙述語にはもうひとつ情報が加わっている。つまり、接触を開始した人がくちびるで触れたという情報である。しかし、キ̇ス̇す̇る̇という叙述語もやはり、人もしくは物体のどこにその接触（キス）が行なわれたのかについては明示していない。エリクソンは観察できない体験のペーシングで使う言語的なスキルを鍛えるために、相対的に不特定な動詞を選び、それによって、自分の発言がクライエントの今の体験に適合する可能性が最大になるようにしている。

　ペーシングやリードを行なうときのエリクソンの発言によく出てくるのが、以下のような叙述語である。

　　あれこれ思いめぐらす（…だろうかと考える）、考える／思う
　　感じる、感じ取る、知る、体験する
　　理解する、気づく、憶えている

　これらは相対的に不特定な叙述語である。加えて、こうした叙述語の多くは、発せられるだけでクライエントの注意を自らの体験のある部分に引きつけるものであり、したがって、現在の体験のペーシングも方向づけも成功するのである。それは、すでに紹介したあ̇る̇感̇覚̇というフレーズの例で見たとおりである。
　エリクソンはしばしば、〈❽読心術〉という技法と共にこの種の不特定な叙述語を使う。読心術による発言では、他者の考えや感情を知っていると主張しつつ、その情報を入手することになった経緯は明確には述べない。ある意味、エリクソンが観察できないクライエントの体験をペーシングし、のちにリードしていく中で行なうやり取りに関する考察は、すべて彼の読心力に関する考察である。以下は、この技法の一例である。

　　……わたしには、あなたがあれこれ思いめぐらしていることがわかっています……

　エリクソンはここで、観察できないクライエントの内的体験をわかっていると主張しつつ、その情報を獲得した経緯については特定していない。

トランス誘導が進むにつれ、ヒプノティストの行なうペーシングの量は、リードとは対照的に、著しく変化する。トランス誘導、および、トランスに入ったクライエントへの暗示は、通常、ペーシングとリードが混じり合ったものである。エリクソンが使う技法で、概してペーシングの発言としてよりもリードの発言として、より頻繁に出てくるものをいくつか簡単にさらっておこう。

エリクソンはクライエントの体験をリードするとき、その特徴として、クライエントに直接的な指示を出すことはなく、数多くの自然言語のモデリング原則を巧みに利用する。たとえば、椅子に座るようクライエントに指示する代わりに、彼はこういうかもしれない。

　　……そうです、そして、やがて知らないうちに気持ちよく座っていることになるその椅子にあなたはお気づきだろうか、とわたしは思っています……

ここで彼が使っているのは、〈❾前提〉の原則である。自然言語では、関係詞節——「やがて知らないうちに気持ちよく座っていることになる」——が、名詞句——「その椅子」——に結びつき、センテンスとしてなんらかの意味をもっていると思えるようになると、聞き手は関係詞節の描写を正確なものとして受け入れなくてはならなくなる。前提は、より一般的には仮定と呼ばれているものと、言語学的に等価である。仮定とは、それを欠くと提示された情報が意味をなさなくなるという、体系化の基本原則である。エリクソンがよく使う前提の別の例を挙げよう。

　　……自分が深くトランスに入っていることにあなたはお気づきだろうか、とわたしは思っています……

ここでエリクソンは「気づく」という叙述語を使っている。これは**叙実的**な叙述語、すなわち、それに先立つ節——「自分が深くトランスに入っていること」——の内容が真実であると前提する叙述語である。エリクソンの語りかけを理解するために、クライエントは「気づく」に先立つ節の内容——「自分が深くトランスに入っていること」——を真実だと認めなくてはならない。

さらに、「自分が深くトランスに入っていること」という節自体にも、副詞の「深く」を使った別の前提が仕掛けられている。節内に副詞（深層構造の叙述語のひとつ）を使うことによって、その節の残りの部分が前提とされるのである。仮に、エリクソンが以下のように訊ねたとしよう。

　……あなたは深くトランスに入っていますか？……

　この場合、問題は、クライエントが「深く」トランスに入っているかどうかであって、クライエントがトランスに入っているかどうかではない。それはすでに前提とされているのである。自然言語には、前提を伝える仕掛けがたくさんある。したがって、最初に挙げた以下の例の場合、

　……自分が深くトランスに入っていることにあなたはお気づきだろうか、とわたしは思っています……

エリクソンは複数の前提を混ぜ合わせることで、「自分が深くトランスに入っている」という発言の真実性に対して、クライエントが異議を申し立てられないようにしているのである。
　エリクソンのワークでよく見られる別のパターンは〈❿会話の公準〉である。たとえば、両手を太ももの上に置くよう指示するとき、エリクソンはたいてい、直接そう指示するのではなく、以下のようにいう。

　両手を太ももの上に置くことができますか？

　これは質問の形を取っている。「イエス」か「ノー」で答えるのがまさにふさわしい質問である。しかし、イエスかノーで答えるこの形の質問には、それにごく近い命令――「両手を太ももの上に置きなさい」――と同じ力がある。エリクソンは間接的なコミュニケーションを利用することによって、抵抗と支配の問題を完全に迂回し、クライエントが自分で選択して答えられるようにしている。
　エリクソンは、この最後の形にきわめて近い言語的パターニングで、非常に

強力なものを幅広く利用している。〈⓫より小さい構造の包含〉である。エリクソンはたとえば、クライエントにこんなふうにいうかもしれない。

　……かつての知り合いに、どうしたら**いい気分になること**ができるかを本当によくわかっている男がいました……

　エリクソンの言葉の中で書体の違う部分が「いい気分になること」という命令と同一である点に注目していただきたい。もうひとつ、やや異なる例だが、エリクソンはこんなふうにもいうかもしれない。

　……あなたはすっかりくつろいでいるだろうか、とわたしは思っています……

　ここに含まれている小構造は、間接疑問文の「あなたはすっかりくつろいでいるだろうか」である。しかし、この疑問文は発言全体より小さな一部分であるため、エリクソンから直接的に返答を求めていることにはならない。クライエントはといえば、こういう場合の特徴として、エリクソンのメッセージを秘かに質問と受け止め、それに応答する。より小さい構造の包含は、クライエントの体験を方向づけ、応答の可能性を構築するという点で、非常に強力な方法である。この技法がアナログ・マーキングと結びつくと、さらに強力なものになる。

　〈⓬アナログ・マーキング〉とは、非言語的なコミュニケーションを利用して、言語的コミュニケーションを別個のメッセージ・ユニットに分け、それらを特定できるようにすることである。エリクソンはたとえば、以下の書体の違う部分では声の調子を変える（アナログ・マーキングする）だろう。

　……知り合いに、どうしたら**いい気分になること**ができるかを本当によくわかっている男がいました……

　クライエントはそうしたアナログ的な変更をほとんど意識しないため——また、たとえ意識したとしても、同時に提示された言語的なものとそれらを結び

つけることはほとんどないため——エリクソンのメッセージは、二重のメッセージになる。すなわち、意識に語りかけているストーリーと、無意識に語りかけている「いい気分になること」という命令のふたつである。エリクソンは自分の言語的メッセージをアナログ・マーキングするために、聴覚的合図のみならず視覚的合図も利用し、それらを別個のメッセージ・ユニットに分けている。

　ここまで、エリクソンがワークで使っているパターンの一部について、ざっと概略を紹介してきた。このタイプのコミュニケーションには、ほかにもまだいくつか効果があり、それらは、彼のワークがもたらす強力な効果を理解するのに重要な意味をもっている。エリクソンは間接的にコミュニケーションを取ることによって、抵抗問題をかなりの程度まで避けている。さらに、メッセージのどの部分に対して応答するかについて、その（無意識レベルでの）選択を最大限クライエントの自由に任せている。こうした形でやり取りすることによって、クライエントが無意識レベルのコミュニケーションに取り組めるようにするだけでなく、同時に、意識の注意も引きつけ、それがトランス誘導や暗示のプロセスに立ち入って邪魔をしないようにするのである。そこでようやくクライエントは、より積極的かつ創造的に（ここでもまた、無意識の行動レベルで）催眠ワークに参加できるのである。

study 1

エリクソンの〈散りばめ技法〉に学ぶ
言葉によって症状をとりのぞく

| セッション1 | 頻尿症に悩む農夫と | 28 |
| セッション2 | がんに苦しむジョーと | 35 |

　エリクソンのトランス・ワークに頻出するパターンの概略はここまでとし、つづいて、エリクソンの論文の中から、彼のトランス・ワークを含むものをひとつ紹介する（「**症状の矯正およびペイン・コントロールに役立つ散りばめ技法**[7]」）。まず論文全体を提示し、次に誘導や暗示の一部を抜粋して、これまでに紹介した各パターンを解説する。論文には、こうしたパターンの例がふんだんにあるが、引用の数は、これこそがエリクソンのパターンだと読者が認識できる数にぎりぎり絞ってある点を強調しておきたい。加えて、エリクソンがこの論文のトランス・ワークでそのほかのパターンも使っているのは承知しているが、差し当たってそれらに触れる予定はない。すべてを網羅しているわけではないことを記しておく。

　エリクソンの論文より
　著者はこれまで幾度となく、耐えがたい痛みを軽減したり、その他のさまざまな症状を矯正したりするのに役立つ催眠技法の詳細を、ぜひとも活字にしてほしいと依頼されてきた。こうした数多くの要請に応えて口頭で説明はしてきたが、それらは一度として充分なものだとは思えな

かった。というのも、そうした場合、必ず前もって、あることを真剣にいっておかなくてはならなかったからだ。この技法は本来、患者の注意をしっかり集中させ、患者の中に敏感に応答する受容的な心的状態を創り、それによって患者が、未だ実現されていない、あるいは、部分的にしか実現されていない種々の行動の可能性から恩恵を受けられるようにするために役立てられるべきものであり、それ以外の目的に用いられるべきものではないという点である。催眠技法によってこの主張がしっかり患者に届けば、次に、患者が望みどおりの目的を達成できるよう、暗示や指示を提供して患者を助け、方向づけをする機会が生まれる。換言すれば、有益なセッティングを誘導し、患者自身の行動の潜在力をより有効に利用できるような形で患者に指示を与えることにのみ、催眠技法は役立つのである。

　催眠技法はそもそも目的達成の手段である。一方、治療効果は、患者の行動能力の誘導から得られるため、限定的ながらも、同一の催眠技法を多種多様な問題を抱える多くの患者に利用することができる。これを説明するために、同一の技法を使ったふたつの例を引用しようと思う。一方は、神経症の症状に悩む患者に、もう一方は、末期の悪性疾患で耐えがたい痛みに苦しむ患者に適用した例である。

　取り上げる技法は、著者が臨床および実験で、読み書きのできない被験者と大卒者とに用いたものである。問題のある患者の注意をしっかり集中させ、それを保持するために、また、患者が治療の妨げになる面倒を起こさないよう、その注意をそらすために、しばしば用いられてきたものでもある。

　この技法が採用しているアイデアは明快でわかりやすいものだが、それらは、患者と医師との関係および状況という点で明らかに的外れであり、そのことによって患者は注意をそらされ、自分が理解できない状況、助けを必要としている状況に立ち入って邪魔をすることがなくなり、同時に、患者の中には、進んで理解し対応しようという気持ちが生まれてくる。このようにして有益なセッティングが整えられていき、それまで患者が使ったことのない、あるいは、充分に使わなかったり間違った使い方をしたりしていた有益かつ必要な潜在力を引き出せるようになるの

である。

　最初に引用する例では、使った催眠技法について、患者になんの説明もしていない。代わりに、患者の治療目的を達成に導く有益な指示や暗示、さまざまな誘導的アイデアを、催眠技法を構成する概念の間に散りばめている。こうした治療用のアイデアは、実際には、ここに記載したよりも頻繁に、患者に向けて発せられている。というのも、流れていく話の一部として聞くのは、活字で印刷されたものを読むより理解しにくいからだ。それでも、こうして催眠の中で繰り返されたいくつかの暗示は、患者の必要を充分に満たすのに役立っている。

　セッション1　　　　　　　　　　　　　　　　　頻尿症に悩む農夫と
　患者は62歳の引退した農夫で、8年生までの教育しか受けていなかったが、明らかに知能が高く、博識だった。本来の性格は明るく、魅力があり、外向的であるのに、たいへん不幸で、怒りや苦しみ、敵意、疑い、絶望に満ちていた。二年ほど前、理由はわからないか忘れたかで頻尿になり、それが一番彼を苦しめていた（著者は、理由は重要でなく、治療の問題とは無関係だと判断した）。抑えきれない尿意は約半時間ごとに訪れた。それは痛みを伴っていて、自分ではコントロールできず、我慢すればズボンを濡らすことになった。尿意は昼夜を選ばず続き、睡眠や食事を妨げ、社会的適応を困難にした。常に洗面所の近くにいるようにし、「不意打ち」を喰らったとき用に、替えズボンを数本入れたブリーフケースをもち歩かざるをえなかった。彼の説明によれば、著者の診察室には替えズボンを三本入れたブリーフケースをもち込んでいた。さらに、家を出る前に一度、道中で一度、診察室に入る前に院内で一度洗面所に行っている、診察中にも少なくとも一度は中座させてもらうことになるだろう、ともいった。
　それまでに相談した医師や有名クリニックは百カ所を越えたという。膀胱鏡による検査は四十回以上、X線画像の撮影やその他の検査も無数に受け、そのいくつかは脳電図や心電図であった。しかし、毎回、膀胱は正常だと断言され、一、二カ月後に再検査してはどうかと幾度となく提案された。そして、「あまりに何度も」、「それは全部、頭の中のこと

だ」といわれ、まったく問題はないといわれ、「引退はやめにして忙しく何かをやり、医者を困らせるのをやめるべきだ、老いぼれている場合ではない」といわれたという。その結果、彼はいっそ自殺してしまいたいと思うようになった。

　彼は自分の問題を、複数の新聞に同時配信される医療コラムの多数のライターに書き送ってもいる。そのうちの数人は、彼が切手を貼って同封した返信用の封筒を使って、彼の問題に関する尊大で平凡な論述を送ってよこし、それははっきりしない器質因性の症状のひとつだと力説した。彼はこうしてけんめいに調べつづけたが、その間、精神科の助けを借りてはどうかといわれたことは、ただの一度もなかった。

　その後、誤解を招きやすく、間違った情報を伝え、本質的に詐欺まがいの「自分でする催眠」に関する本を二冊読み、自ら進んでステージ催眠術師に——それも三人に——助けを求めた。いずれの催眠術師も、そうしたタイプのいかがわしい医療行為に共通の、お決まりの甘言と保証と約束を彼に与え、繰り返し催眠によるトランスを誘導しようとして、ことごとく失敗した。三人はそれぞれ（標準的な医療費から判断し、ことに、なんの手助けにもならなかった点からすると）法外な料金を請求した。

　以上述べたような治療ミスやら、実際それより許しがたいニセ医者がするのと同然の医療やらを経験した結果、彼は憎悪を募らせ、幻滅し、憤慨し、敵意をむき出しにするようになり、真剣に自殺を考えるようになった。そんなとき、ガソリンスタンドの店員から精神科医に診てもらったらどうかといわれ、日曜版の新聞記事を根拠に著者を勧められ、こうして著者の診察を受けに来たというのである。

　彼は説明を終えると、椅子にふんぞり返って腕を組み、挑むようにいった。「さて、精神科医らしく診断して、わしに催眠をかけ、わしのこのくそいまいましい膀胱を治してもらおうか」

　この患者が自分のストーリーを語っている間、著者はどこから見ても一心に話に聞き入っているふうにしていたが、患者の両手がわずかに遊んでいるように動き、デスクに置いてある物の位置を変えているのを見逃さなかった。こうして変えたもののひとつに、卓上時計があった。文字盤を自分から見えないほうに向けたのだ。

患者が語る苦い体験に耳を傾けながら、著者は忙しく思いをめぐらせていた。見るからに不幸で、医療と医師にひどく憤慨していて、挑戦的な姿勢を崩そうとしないこの患者を治療するには、どのようなアプローチが可能なのか。著者がどのようなことをしても、何をいっても、この患者は受容的になりそうもなければ、反応を示すようになりそうにもなかった。

　どうしたものかと悩んでいるうちに、悪性疾患の末期症状でひどく苦しんでいる患者のペイン・コントロールのことを思い出した。その患者は、催眠療法的アプローチが非常に難しかったが、最後には成功したという点で、良い比較対象になると考えたのだ。患者は双方とも、生業（なりわい）として植物を育てた経験があり、双方とも敵意と激しい怒りを抱き、双方とも催眠を軽蔑していた。そういうわけで、患者が「精神科医らしく診断して、わしに催眠をかけ」てみよと挑んできたとき、著者はすぐさま、もうひとりの患者を催眠療法ができる状態にしたときと同じ技法を使い始めた。そうした状態になれば、有用な暗示や指示、方向づけをすることによって、患者がそれらを受け入れ、自分の実際の必要と行動的な潜在力とに応じて行動するようになると期待できるからだ。

　ふたりの患者に関して唯一異なっていたのは、一方の患者のために織り込んだ治療材料が膀胱の機能と持続時間に適したものだったのに対し、もう一方の患者のために織り込んだ治療目的の指示が、体の心地よさや睡眠、食欲、家族の喜び、投薬が不要になること、あとのことを心配せずにその時々をずっと楽しみつづけることに適したものだったという点である。

　この技法自体の概念を形にする上で、実際にどのように言葉が使われ、どのように散りばめが行なわれたかは、以下のとおりである。散りばめの様子は「……」で示している。

エリクソン：おわかりですよね……あなたの膀胱は、半時間ごとではなく、15分ごとに空にする必要があると考えることもできます……そう考えるのは難しいことではありません……時計はゆっくり進むこともで

きます……あるいは速く……1分も違っていたり……2分、5分も違っているかもしれません……あるいは、あなたがずっとしてきたように……半時間ごとに膀胱のことを考えることもできます……ときには、35分だったかもしれませんし、40分だったかもしれません……1時間にしたいのかもしれません……どこが違うんでしょう……35分、36分、41分、42分、45分……たいして違いません……重要な違いではありません……45分、46分、47分……全部同じです……何度も、たぶん一、二秒は待たなくてはならなかったでしょう……一、二時間のように感じました……あなたはやり遂げました……もう一度できます……47分、50分、どこが違うんでしょう……立ち止まって考えてください……たいした違いはありません、重要なことは何もありません……50分、60分とまったく同じです、何十分でも同じです……半時間待てる人は1時間待てます……わたしにはそれがわかります……あなたは学んでいます……学ぶのは悪いことではありません……それどころか、いいことです……それについて考えるようになります……これまで、誰かが自分の前にいたら、あなたは待たなくてはなりませんでした……そうできました……もう一度できます……さらに、もう一度できます……あなたが望んでいるのは……1時間5分だけです……1時間5分30秒……どこが違うんでしょう……あるいは、6分30秒でも……それを10分30秒にして、1時間10分30秒でも……1分、2分、1時間、2時間、どこが違うんでしょう……あなたにはこれまでに半世紀以上、待つことを練習する時間がありました……あなたはそれを全部使うことができます……ぜひそれを使いましょう……そうできるのです……たぶんひどくびっくりさせられるでしょう……そのことは考えもしないかもしれません……ぜひ家で自分をびっくりさせてやりましょう……いい考え……びっくりさせることほどいい考えはありません……予想外のびっくり……あなたはどれだけ長くもちこたえるでしょう……それは予想外で……思いもよらなかった長さで……はるかに長く……そろそろいいでしょう……いい気分になっても……いい気分が続いても……ところで、今

までわたしが話してきたことはすっぱり忘れて、あなたの心の奥にでも置いておくっていうのはいかがでしょう。それにふさわしい場所です——なくなりませんし。トマトの苗木のことは気にしないでください——あなたの膀胱にとって重要なことだけでいいんです——たいしたものです、いい気分になることです、これは驚きました——そうだ、今から安らいだ気分になるというのはどうでしょう、今すぐ、気持ちも新たに、今朝よりもぱっちりと目を醒ましましょう（この最後の言葉は、患者にとって、トランスから目醒めよという、間接的だが断固とした決定的指示となっている）。このあとは（これで終わりということだが、患者が意識的に認識するというようなものではない）、何も考えずに、ぶらぶら歩くのを楽しみながら帰宅するというのはどうでしょう（トランスのことも問題のことも忘れるように、という健忘の指示、および、患者がすでに一時間半診察室にいるという事実をわかりにくくする混乱技法）。一週間後の10時にお会いしましょう（患者の健忘により、予約以外はまだ何もしていないという意識的錯覚を進める）。

　一週間後、患者はやって来ると、興奮して語り始め、あの日帰宅するとすぐ、なんとしてもできるだけ長く排尿を遅らせようと考えてテレビをつけたと説明した。そして、二時間の映画を見、コマーシャルの間に水をコップに二杯飲んだという。さらに一時間延ばそうと決めたとき、ふいに、膀胱が膨張しすぎている、洗面所に行かなくては、と気づき、腕時計を見ると、すでに四時間が経過していることがわかったのだそうだ。
　患者は椅子の背にもたれ、幸せそうに晴れやかな笑顔を著者に向け、明らかに褒め言葉を待った。と、いきなり、驚いた表情になって体を前に乗り出し、驚嘆の声を上げた。

　「今、すっかり思い出した！　今の今まで考えもしなかった。全部忘れておった。そうだ、あんたが催眠をかけたに違いない。あんたはトマトの苗木を育てる話を延々とやって、わしはその要点をつかもうとして

いた。次に気づいたのは、自分が歩いて帰宅しようとしていることだった。そういえば、わしはこの診察室に一時間以上いて、家まで歩くのに一時間かかっている。わしがもちこたえたのは四時間どころじゃないぞ、少なくとも六時間以上はもったことになる。そういえば、まだある。あれは一週間前のことだった。いや、思い出した、この一週間ずっとなんの問題もなかった。よく眠れて、途中で起きることもなかった。こりゃ、おかしい。朝起きて、予約時間を守って話をしなくちゃ、とそればっかりだったのに、その間の丸まる一週間のことを忘れていられるなんて——。そうか、わしはあんたに、精神科医らしく診断して催眠をかけるようにといったが、あんたは本気にしてくれたんですな。いや、本当にありがたい。おいくらになりますかな？」

　この症例は実質的に解決していたので、残った時間は、患者の中に残っている疑いや不安があれば、それを見つけようと考え、世間話をして過ごした。しかし、何もなかった。それだけではなく、その後、現在まで何事もなく来ている。

　上記の症例報告を読めば、トランスを誘導し維持するための暗示の中に、具体的な目的をもった催眠療法としての暗示を散りばめられることを、読者はある程度理解できるだろう。著者の体験では、トランス維持の暗示の中に治療目的の暗示をこうして散りばめると、しばしば、治療目的の暗示の効果を大きく高めることができる。患者は治療目的の暗示を聞き、それらを理解するが、どうにかして反論したり疑問を呈しようとする前に、注意をトランス維持の暗示に引きつけられてしまう。そして、トランス維持の暗示はといえば、トランス誘導の暗示の続きにすぎないのである。
　このようにして、すでに効果を上げている誘導用と維持用の暗示から生じる重要性と有効性のオーラが治療目的の暗示に与えられる。そして再び、同じ治療用の暗示がこの散りばめの形で繰り返され、それも、たぶん何度も繰り返され、最後には、患者がこの治療用暗示を充分に吸収

したとセラピストが確信できるまでになる。こうなれば、セラピストは同じ散りばめ技法を使って、治療の次の側面に進むことができるのである。

　上記の報告には、治療用の各暗示がどれだけ繰り返されたかが示されていない。どういう考えや解釈を伝えようとしているのか、どういう患者なのか、どういう問題を治療するのかによって、それは変わるからだ。

　さらに、トランスを維持するための暗示の中に、健忘暗示と後催眠暗示を同様に散りばめると、それらを非常に効果的に行なうこともできる。日常生活の例を挙げよう。課題は対にして与えるほうが、それらを個々に与えるよりも普通は効果的だ。

　たとえば、母親が、「ジョニー、自転車を片づけたら、ちょっとガレージに行って、ドアを閉めてちょうだい」といったとしよう。これは単一の課題のように聞こえる。一側面が別側面の実行を促していて、その結果、課題をより簡単なものだと感じさせる効果がある。自転車を片づけるようまず頼み、その後、ガレージのドアを閉めるよう頼むと、これらはふたつの別個の課題であって、つながりがないように聞こえてしまう。別個の課題となると、一方、もしくは、もう一方、あるいは、その双方を拒否しやすくなる。しかし、複数の課題がつながって単一の課題になっている場合、その課題を拒否すると、どういうことになるのだろう？　自転車を片づけないことになるのか。ガレージに行かないことになるのか。ガレージのドアを閉めないことになるのか。何を実際に拒否しているのかを見きわめるには、努力が要る。まさにその努力の大きさが、拒否の抑止力となる。「全部」を気持ちよく拒否するというのも難しい。

　そんなわけで、ジョニーはしぶしぶその複合課題を行なうかもしれないが、状況を分析するよりそうするほうがましだと思うのかもしれない。単一の課題であれば、ひとつずつに対して簡単に「あとで」ということができる。しかし、複合課題の場合は、「あとで」ということはできない。というのも、もし自転車を「あとで」片づけるなら、「すぐに」ガレージに行き、「すぐに」ドアを閉めなくてはならない。これはもっともらしい理由づけだが、日常生活でよくあるのは「感情的な理由づけ」

であり、日々の暮らしはロジックのエクササイズではない。

　普段、著者は患者に、「椅子に座って、ちょっとトランスに入りましょう」という言い方をよくする。患者は確実に椅子に座ろうとする。しかし、椅子に座れば、それに伴ってトランスに入ることになっている。こうして、トランス状態は、患者がもっとも確実に行なおうとしたことから発生するのである。最初に使うそうしたトランス誘導の暗示や続いてそれを維持するために使う暗示と、心理療法の暗示、健忘暗示、後催眠暗示とを結びつけることによって、望みどおりの結果をもたらす有効な方法を構成することができる。

　随伴性をもたせることには決定的な効果がある。もうひとつ例を挙げよう。椅子に座るだけですぐにトランスに入った患者が、「今日はトランスに入るつもりはありませんでした」と一度ならず著者にいった。それに応えて著者はいう。「では、たぶんあなたはトランスから目醒めたいのでしょう。それなら、必要なときにはまたトランスに入ることができるとあなたは理解しているのですから、きっと目醒めるでしょう」これで、「目醒める」ことには「理解すること」が随伴することになり、したがって、随伴性による結びつきによってこの先も確実にトランスに入ることができるというわけである。

　さて、原理的な説明はここまでとし、次は、ふたりめの患者の問題を紹介しようと思う。その前にひと言──実は、著者は農場育ちであり、今も昔も植物を育てるのが楽しみで、種の発芽や植物の生長に関する書物を読むのがおもしろくてたまらない。

セッション2　　　　　　　　　　　　　　　　　　がんに苦しむジョーと

　最初の患者は引退した農夫だった。ふたりめは、便宜上「ジョー」と呼ぶが、花屋だった。少年の頃、花の呼び売りをしたのが最初で、小銭を貯め、さらに多くの花を仕入れて呼び売りをするというのを繰り返した。ほどなく小さな土地を買えたので、さらに多くの花をそこで育て、心を込めて世話をした。ジョーは花々の美しさを楽しみ、それをみんなに分けてあげたいと思い、次々に土地を買っては、育てる花を増やしていき、とうとうある大きな街のトップの花屋になった。彼は自分の仕事

のどのような面も本当に大切に思い、ひたすら仕事に打ち込んだが、良き夫、良き父、良き友人にもなり、コミュニティの中でおおいに尊敬され、高く評価されるようになった。

そして、運命の９月、ジョーは顔の側面にできた腫瘍を外科医に取り除いてもらった。医師は、ジョーの顔があまり大きく変わりすぎないよう慎重にそれを取り除いた。しかし、病理報告によると、腫瘍は悪性だった。その後、根治的な治療が行なわれたが、すぐに「手遅れ」だとわかった。

ジョーは約一カ月の余命であることを知らされた。ジョーの反応は、控えめにいっても、不幸で苦しみに満ちていた。さらに彼には強い痛みがあった。いや、強いどころか、激烈な痛みがあった。

10月の第二週の週末、ジョーの親戚から著者に緊急の依頼があり、催眠を使ってジョーの痛みを軽減することになった。鎮静剤にはほとんど効果がないことがわかってきたからだ。ジョーに余命が知らされていることを考え、著者は気が進まないながらも彼に会うことを承知し、著者が到着する日の午前４時にすべての薬を中断することを、条件として要求した。この要求に対し、彼の病院の担当医たちは礼儀正しく同意した。

ジョーに紹介される直前、著者は、ジョーが催眠という言葉が口にされるのさえ嫌っていると知らされた。さらに、有名なクリニックの精神科のレジデントをしているジョーの子供のひとりが催眠を信じていなかった。彼のこの不信を強めていたのは明らかにそのクリニックの精神科職員たちで、その中に、直接体験によって得た催眠の知識をもっていると知られている者はいなかった。このレジデントが著者の診察に立合うという。となると、ジョーはその不信について知っているのだろう。

著者がジョーに紹介されると、ジョーはこの上なく礼儀正しく友好的に紹介の礼をいった。著者がそこにいる理由をジョーが本当に理解していたかどうかは疑問である。ジョーを調べ始めてすぐ気づいたのは、顔と首の側面の大半が、外科手術と潰瘍、浸軟（ふやけ）および壊死で失われていることだ。気管切開術も行なわれていたので、ジョーは話すことができなかった。コミュニケーションは筆談で行なうため、すぐ手の

届くところにメモ用紙がたくさん用意してあった。

　与えられた情報によると、ジョーは四時間ごとに鎮静剤（モルヒネ1/4グレイン、もしくは、デメロール100ミリグラム）と、強い鎮痛作用のあるバルビツール酸系睡眠鎮痛薬が投与されていた。睡眠はほとんど取れていなかった。特殊看護師が常にそばで待機していたが、にもかかわらず、ジョーはいつもベッドから飛び起き、無数のメモを書き留めていた。一部は仕事に関するもの、一部は家族に関するものだったが、その多くは愚痴ともっと助けがほしいという要求だった。

　激しい痛みに常に苦しめられていた彼は、なぜ医師たちがもっと自らの仕事をきちんとしないのか、自分が花の仕事でしていたように、なぜもっと効果の上がる、要求に叶ったやりかたで仕事をしないのか、理解できなかった。自分の置かれた状況にもひどく腹を立てていた。彼の目には失敗だと映ったからだ。成功は労働の目的であり、得られて当然のものであり、常に彼の人生を律する原則だった。仕事でうまくいかない部分があれば、それを確実に修正した。どうしてここの医師たちはそうしないのか。鎮痛剤があるのに、どうして自分はこれほど耐えがたい痛みに苦しめられなくてはならないのか。

　紹介が終わると、ジョーは「あなたが望んでいることは？」と書いた。これを好機として、著者はトランス誘導と鎮痛の技法を使い始めた。ここには、そのすべてを収録しているわけではない。実際には、発言のかなりの部分が繰り返されていたし、それらは必ずしも連続しているわけではなく、しばしば前の発言に戻って一、二段落分を繰り返すというやりかたをしていたからだ。

　もう一点、前もって断っておかなくてはならないことがある。著者はジョーのケースでは、どういう形の成功もおぼつかないのではないかと思っていた。彼の身体的状況に加え、投薬過剰による中毒反応を示す決定的な証拠があったからだ。このように著者はあまり楽観していなかったが、自信のあることがひとつあった。自分の疑念を表に出さずに、態度や声の調子、口にするすべての言葉によって、自分がジョーに心から関心を抱いており、心から力になりたいと思っていることをジョーに伝

えることができるということである。それほどささいなことであっても、もしジョーにそれが伝われば、ジョーにとって、ジョーの家族にとって、声が聞こえる脇の部屋にいる看護師にとって、わずかにでも慰めになるだろう。

　著者は始めた。

エリクソン：ジョー、わたしはあなたに話をしたいと思っています。わたしには、あなたが花屋さんで、花をたくさん育てていることがわかっています。わたしはウィスコンシンの農場育ちで、花を育てるのが大好きでした。今でも大好きです。そういうわけで、わたしがあなたにお話をしますので、あなたにはあの安楽椅子に座っていただけたらと思います。これからたくさんのことを話しますが、それは花についてではありません。花については、あなたのほうがよくご存じだからです。**それは、あなたが望んでいることではありません。**

　　（異なる書体を用いた箇所は、催眠暗示を散りばめていることを示している。暗示は、音節のこともあれば、単語、フレーズ、センテンスのこともあり、それらはわずかに異なるイントネーションで発せられている）

エリクソン：さて、その話ですが、わたしはとても**くつろいで**話せますから、あなたには、わたしがトマトの苗木の話をする間、必ず**くつろいで聴いて**いただきたいと願っています。話題としては変わっているかもしれません。でも、**人に好奇心を抱かせる**話題です。**どうしてトマトの苗木の話をするのだろう**、とね。まず、土の中にトマトの種を撒きます。そうすると、それがトマトの苗木になるんだ、そこに生る実は**満足をもたらすんだ**という**希望を感じる**ことができます。種は水を吸収しますが、**たいした苦労もなく**そうすることができるのは雨のおかげで、雨は花やトマトに、**安らぎとくつろぎをもたらし、**育つ喜びをもたらします。あの小さな種は、ジョー、ゆっくりふくらみます。そして、繊毛のついた小さな根を出します。ところで、繊毛がどんなものか、あなたは知らないかもしれませんが、繊毛と

いうのは、トマトの種が育つように**働くもの**で、芽が地上に出られるようにするものです。そして、**あなたはわたしの話に耳を傾けることができるんです**、ジョー。だから、わたしは話を続け、**あなたは耳を傾けつづけながら、なんだろうと思うことができます。自分は何を実際に学ぶことができるだろうと思うことができるのです**。そして、ここにはあなたの鉛筆とメモ用紙がありますが、トマトの苗木はといえば、それはとてもゆっくり生長します。それが生長するのを**あなたは見ることができません**、それが生長するのを**あなたは聞くことができません**、でもそれは確かに生長します——まず、小さな葉のようなものが茎に出て、その柄には細かくて小さな毛が生えています。その毛が葉にもあるのは、繊毛が根にあるのと同じで、それらのおかげでトマトの苗木は**とてもいい気分になり、すっかりくつろぐことができるんです**。これは、あなたが植物には感覚があると思うならという話ですが、それでも、それが生長していくところは**あなたには見えません**し、それが生長していくところは**あなたには感じられません**。が、トマトのその小さな茎には、次から次に別の葉が出てきます。たぶん、これは子供のするようなおしゃべりですが、たぶん、トマトの苗木は生長しながら、きっと**くつろぎと安らぎを感じます**。それは日々生長し、生長し、生長します。植物が生長するのを眺めていると、**心からくつろぐんです**、ジョー。その生長は**見えません**し、**触れることもできません**が、あの小さなトマトの苗木のために**すべてが良くなっていき**、その苗木が葉を一枚一枚増やして枝を伸ばし、あらゆる方向に**気楽に生長していく**のを知るだけでいいんです。

(この時点までに、以上の多くを、ときにはフレーズで、ときにはセンテンスで、何度も繰り返している。その際、言葉づかいを変化させることや催眠暗示を繰り返すことに留意した。開始後かなり経ってから、ジョーの妻が忍び足で部屋に入り、「いつ催眠をお始めになるんですか？」と書いた紙をもってきた。著者はその紙を見ず、彼女に協力できなかったため、彼女は紙を著者の前に、すなわち、ジョーの前に突き出さなくてはならなかった。著者は

途切れることなくトマトの苗木の話を続けていたので、ジョーの妻はジョーを見たが、ジョーが自分のほうを見ていないどころか、彼女がそこにいることに気づいてもいないこと、すなわち夢遊性のトランスに入っていることを知り、すぐに退出した)

　そして、まもなくトマトの苗木はどこかに、あの枝かその枝かに、蕾(つぼみ)をつけますが、それがどの枝かは問題ではありません。やがてすべての枝に、トマトの苗木全体に、かわいいすてきな蕾をつけるからです——わたしは不思議に思うんですが、トマトの苗木にはできるんでしょうか、**ジョー、くつろぎといったものをしっかり感じること**ですが——。あなたにはおわかりですよね、ジョー、植物はすばらしいし、まるで人間であるかのように植物のことを考えられるのは**すごくすてきで、すごく楽しい**ことですよね。そうした植物が、**いい気分になり、くつろぎを感じる**ことがあり、その小さな小さなトマトがいつか、とても小さいけれど、太陽のもとで真っ赤に熟れ、いかにもおいしそうになり、**期待に満ちあふれていて、そのおかげであなたに食欲が湧く**ことがあるとしたら、**食べ物をおなかに入れるのは本当にすてきなこと**で、そのすばらしい感覚を、子供、喉の渇いた子供はもつんです、子供はできるんです、**飲み物をほしがるんです**、ジョー、そして、それは、雨が降り、すべてを洗い流していくときにトマトの苗木が感じる感じ方であり、そうして、**すべてがいい気分になるのです。**(中断) おわかりですよね、ジョー、トマトの苗木は日々、**まさに一日ずつ**、元気に育っていきます。トマトの苗木にはわかると、わたしは思いたいんです。トマトの苗木は、**日々、くつろぎが満ちているのを自覚する**んです。おわかりですよね、ジョー、まさに一日ずつです、トマトの苗木は——。トマトの苗木はすべて、そんなふうです。

　(ジョーはふいにトランスから醒め、うろたえた様子でベッドの上で飛び上がり、両腕を振り回した。その行動は、バルビツール酸系睡眠鎮痛薬に対して否定的に反応する患者に見られる急性の中毒症状を強く示唆していた。ジ

ョーには著者の声が届いていないようだった。著者が目に入ってもいないようだった。やがて著者を認めると、ベッドから飛び降り、著者のほうに歩いてきた。ジョーは片腕をがしっとつかまれたが、すぐに解放された。看護師が呼ばれ、ジョーの額の汗をぬぐい、包帯を交換し、チューブで冷たい水を飲ませた。著者がジョーの前腕に好奇心をもっているという様子を見せると、ジョーは鉛筆と紙をつかみ、「話して、話をして」と書いた)

> ああ、そうですね、ジョー、わたしは農場育ちで、トマトの種はすばらしいものだと思っています、**考えるんです、ジョー、考えるんです**、あの小さな種の中で美しい植物が**安らかに、すっかりくつろいで眠ることを**──。そして、やがてそれが育ち、いつかあの興味深い葉と枝を伸ばすことを──。葉や枝は見るからに美しく、実に美しく色鮮やかで、トマトの種を見て、その中にあるすばらしい植物のことを考えていると、**あなたは本当に幸せな気持ちになることができます**。それは種の中で、**眠り、安らぎ、くつろぐんです、ジョー**。わたしはまもなくランチを食べに出かけます、そして、また戻ってきてもう少しお話しします。

　催眠療法の暗示は、トランスを誘導し維持する暗示の中に簡単に含めることができる。以上の要約がそれを示している。トランスを誘導し維持する暗示は、治療を行き渡らせる媒体としても重要である。とりわけ重要なのは、著者が「話す」ことをジョー自身が要求したという点だ。
　発作的に現れる中毒症状が出はしたが、ジョーは間違いなくアクセス可能だった。その上、著者の提示したトマトの種と苗木についてのラプソディは途方もなく素人くさかったのに、彼はすぐに学習した。ジョーはトマトの苗木についての要領を得ないとめどもない話には、まったく関心がなかった。ジョーが望んだのは痛みからの解放だった。くつろぎと安らぎと眠りだった。これが、ジョーの心にあるもっとも重要だったこと、一番に願っていたことであり、ジョーは著者の発しつづけるたわ言の中に、自分にとって価値のある何かをなんとかして見つけようとしなくてはならなかった。望んでいたその重要なことはそこで語られ、ジ

ョーは知らず知らずのうちに、文字どおりそれを受け取ることができた。

途中ジョーがトランスから醒めたのはほんの数分のことで、それは、著者が一見当たり障りなさそうに「飲み物をほしがるんです、ジョー」といったあとのことだった。再びトランスに誘導するのも難しくなかった。短いフレーズをふたついうだけでよかった。「考えるんです、ジョー、考えるんです」と「安らかに、すっかりくつろいで眠ること」のふたつで、これらはあまり意味のない思考の流れの中に埋め込まれている。しかし、ジョーが望んでいたこと、ジョーが必要としていたことは、他の場合なら無意味なその語りの中にあり、彼はすぐにそれを受け入れたのである。

ランチ・タイムの間、ジョーは最初は落ち着いていたが、その後ゆっくり落ち着きを失っていき、再び中毒症状が出たと、看護師から報告があった。著者が戻るころには、ジョーは待ち切れずにいらいらしていた。ジョーは筆談でコミュニケーションを取りたがった。あまりに焦って書くので、中には読めないものもあった。そういう部分は、いらつきながらも書き直そうとした。親戚のひとりに助けられて、著者はそのメモを読んだ。それらはジョーに関することで、彼の過去のこと、仕事のこと、家族のことが書いてあり、「先週はひどかった」、「昨日はひどかった」というのもあった。不平や要求はまったくなかったが、著者に関する情報を教えてほしいというのが、いくつかあった。

彼との会話は、彼の落ち着きのなさが次第に消えていったところから判断すれば、一応満足のいくものであった。歩き回るのをやめて、さっき使った椅子に座ってはいかがでしょうというと、彼はあっさりそのようにし、期待に満ちた目で著者の顔を見た。

> おわかりですよね、ジョー、わたしはもう少しトマトの苗木について、あなたにお話しできます、そして、もしわたしがそうしたら、あなたはたぶん眠ってしまうでしょう、それこそ、ぐっすりと。

(この冒頭の言葉は、どこから見てもざっくばらんで平凡な発言にすぎない。もし患者が、ジョーがすぐさま示したように催眠による反応を示すなら、万

事うまくいっているということだ。もし患者がそうした反応を示さないなら、それまで話してきたことはすべて、単なるごく普通の発言ということになり、まったく注目に値しなくなる。

　もしジョーがすぐにトランスに入らなかったとしたら、以下のように言い換えることもできた。「では代わりに、トマトの花について話しましょう。映画でご覧になったことがあると思います、花がゆっくり、ゆっくり開き、大きく広がるのを見ていると、安らぎの感覚、くつろぎの感覚が生まれます。それはたいへん美しく、眺めていると、とても安らぎます。そうした映画を見ていると、はかりしれないくつろぎを感じることができます」)

　トランスを誘導し維持する技法、および、治療用の暗示の散りばめについては、これ以上述べる必要はないように著者には思われる。本論文では、のちほど、もうひとつ例を紹介するつもりである。

　その午後のジョーの反応は、何度か中毒症状が出たり、著者が意図的にジョーのワークに介入し、彼の学習の程度と量をより充分に判断しようとした時間を何度か取ったりはしたが、非常に良いものだった。

　その晩別れるとき、著者はジョーと心からの握手を交わした。ジョーの中毒状態ははるかに軽減していた。ジョーはまったく愚痴をこぼさず、つらい痛みはないように見えた。そして、満足して幸せそうだった。

　親戚の人たちは後催眠暗示について心配していたが、それも済んでいると知って安心した。これは非常に穏やかにしてあった。トマトの苗木の生長の詳細をふんだんに、繰り返し語ったあと、注意深く強調した、「おわかりですよね、ジョー」、「日々、くつろぎが満ちているのを自覚するんです」、「おわかりですよね、ジョー、まさに一日ずつです」がそれに当たる。

　約一カ月後の11月半ばに、著者は再びジョーを診てほしいと頼まれた。ジョーの家に到着するや、著者はかなり嘆かわしい、けれども、実際には不幸でない話を聞かされた。あの初回に著者が帰ったあと、ジョーは良い反応を示しつづけたが、病院内のうわさ話によってジョーの催眠の話が広まり、インターンやレジデント、職員たちがやって来ては、良い被術者たりうるジョーの能力を利用しようとした。彼らは、催眠について迷信的な誤った考えをもち、正しい情報をもたない素人が犯しう

るかぎりの間違いを犯した。ジョーは彼らの行動に激怒した。彼らがしたような無礼なことを著者は何ひとつしなかったとジョーは理解していたからだ。ジョーがこう認識していたのは幸運だった。彼はそのおかげで著者から得た利益をすべてもちつづけることができ、その敵意を催眠の介入に向かわせずに済んだ。いらだたしい日々が数日続いたあと、彼は退院して帰宅した。看護師をひとり常駐させてはいたが、彼女の仕事は比較的少なかった。

ひと月ほど家で過ごす間に、ジョーは実際、太り、体力もつけていた。急激な痛みに襲われることはめったになく、ときにあっても、アスピリンか、デメロール25ミリグラムでコントロールすることができた。ジョーは家族といっしょにいられることに大きな喜びを感じていて、著者は詳細は知らないが、非常に実りの多い活動もあったという。

二度目の往診時、ジョーの著者に対する挨拶は明らかに喜びを伝えていた。しかし、著者は、ジョーが自分を用心深く見つづけていることに気づき、したがって、彼がなんでもなく見えるように相当気を遣い、わずかにでも「催眠術師の手の動き(パス)」と取れるようなものはすべて避けようとしていることに気づいた。病院の職員たちはそうした「催眠のパス」を出したのである。

ジョーの家には、画才のある家族の描いた額入りの絵が何枚も誇らしげに飾ってあった。ジョーの改善状況や体重の増加について、まったく当たり障りのない会話が交わされ、著者は核心につながる暗示を隠そうと、シンプルな返事を探すのに何度も四苦八苦した。ジョーは自ら進んで腰を下ろし、著者が彼に話しかけられるようにした。著者はすっかり打ち解けた態度を取っていたが、この状況をさばくには、ジョーの疑いを掻き立てざるをえないかとも思われた。この懸念に根拠があったわけではないが、著者はとにかく慎重に行きたかった。そして、ついに策を講じて、「先月の往診」の話ができるようにした。ジョーは、以下のようなシンプルな発言によって、まさかこんなに簡単にあの往診を楽しく鮮やかに蘇らせられるとは気づいていなかった。

　　あのときわたしはトマトの苗木について話をしましたが、なんだか

まるで、**今この場で、トマトの苗木について話しつづけることが**できるような気がします。**種や苗木について話すのは本当に楽しいですね。**

こうして、臨床的にいえば、あの最初の面談の好ましい側面がすべて、そこに再現されたのである。

ジョーは、その日の著者の昼食を盛んに仕切ろうとした。昼食はバーベキューにしたステーキで、ジョーはプール脇の裏庭で監督として目を光らせていた。それは集うことを心から楽しむ四人の愉快な集いであり、ジョーは見るからに幸せそうだった。

昼食後、ジョーは誇らしげに、大きな裏庭に自分で育てた無数の植物を見せてくれた。その多くは珍種だった。ジョーの妻がそれぞれの植物にラテン語の一般的な名前の名札を付けてあり、著者がある珍種に気づいてコメントすると、ジョーはとりわけ喜んだ。もちろん、著書は、興味のあるふりをしてそうしたのではない。植物の栽培にはいまだに関心があるのだ。ジョーはこの共通の関心を友情の絆だと考えた。

午後、ジョーは自分から腰を下ろした。彼の態度は明らかに、著者はなんでも好きにしていいといっていた。このあと著者は独り長々と語りつづけ、その中に、安らぎやくつろぎ、痛みからの解放、家族の喜び、旺盛な食欲を継続させ、楽しみながら周囲に関心をもちつづけられるようにするための心理療法の暗示を盛り込んだ。こうした暗示や他の同様の暗示を、著者の無数の話の間に気づかれないように散りばめたのである。

多岐に及ぶ話題を取り上げたのは、ジョーが暗示を分析したり認識したりできないようにするためだった。暗示を充分に隠すために、多種多様な話題が必要だったということもある。良好なラポールという意味でこうした気づかいが必要かどうかは議論の余地があるが、著者は危険を冒さないほうを選んだ。

悪性腫瘍はというと、進行は続いていた。しかし、この事実にもかかわらず、ジョーの体調は一カ月前よりはるかに良好だった。著者が辞去するとき、ジョーはまた来てほしいといった。

このあと11月末から12月初めにかけて、著者が講演の旅に出ることを、ジョーは知っていた。著者はまったく予期していなかったが、講演旅行に出る直前、長距離電話がかかってきた。電話はジョーの妻からで、彼女は、「内線でジョーにつながっています。彼があなたに『ハロー』といいたいというので、お聴きください」といった。空気の吹き出す音が二度短く聞こえた。ジョーが気管切開チューブの上に受話器を当て、「ハロー」のつもりで二度強く息を吐いたのである。ジョーの妻が、ジョーと共に良い旅になることを祈っているといい、その後、ジョーが書いたメモを彼女が読んだりして、友人どうしのざっくばらんな会話が続いた。
　やがて、ジョーとその家族からクリスマスカードが届いた。ジョーの妻からの別の手紙には、「催眠はずっと順調ですが、ジョーの状態は悪くなりつつあります」とあった。1月の初め、ジョーは弱っていたが、気分は良好だった。そして、ついに、彼の妻から知らせが来た。「1月21日、ジョーは安らかに永眠しました」
　致命的な病に苦しむ患者にとって余命の宣告は非常に問題であることが著者にはよくわかっている。10月の体調では、ジョーは長くもちそうになかった。催眠によって症状が改善され、緩和され、事実上消失したこと、ジョーの体が強い薬剤から解放されたことで、無意識のみに助けられて彼の寿命が延び、同時に、全体的な体調も短期間改善したのは明らかである。自宅に戻ってからの体調改善や体重増加がこれをよく証明している。広範囲の悪性腫瘍にもかかわらず1月後半までジョーが生き永らえたことが、残された日々をできるだけ楽しんで暮らそうとしたジョーの精神力をはっきり証明している。そして、この精神力は、彼の生き方や仕事の構築の仕方に明確に表われていた。

　トランスを誘導し維持する暗示の間に治療用暗示を散りばめる技法についてさらに明らかにするためには、1930年代の初めに著者がマサチューセッツ州ウスター市の州立ウスター病院のリサーチ・サービスに勤務していたとき行なった、著者にとっては初の実験的ワークについてレポートするのがいいだろう。

リサーチ・サービスは、統合失調症のさまざまな問題を研究し、その一部の解明の可能性を探っていた部署である。著者にとって、心理学的な症状は何よりも重要な関心事だった。たとえば、一貫性のない矛盾した話が早口でとうとうと語られた場合、それは何を意味していたのか？そうした発言が、その患者にとってはなんらかの点で非常に重要なのは、ある意味確かである。ときどき有能な秘書たちが、著者の精査研究に役立つようにと、そうした精神障害によるさまざまな発言例を一言一句そのまま記録してくれた。著者自身は、ゆっくり話す患者の同様の創作品ならなんとか充分に記録することができるという程度だった。こうした言語的創作品の精査は、さまざまな推論のアイデアにつながり、それがやがては統合失調症に関する何事かを理解する上で価値のあるものになるかもしれないと考えられていた。

　ここで問題が浮上した。語唱〔語や文などを機械的に繰り返してしゃべる状態〕の多くは、発言全体に断片として散りばめられ隠された意味を偽装するためのものなのかどうか、という問題だ。これは次の問題を引き起こした。どうしたら著者自身が一連の矛盾話を創り出し、その中に意味のあるメッセージを断片にして隠せるか、である。あるいは、患者の矛盾した話を利用し、ある程度規則的なやりかたで、意味のあるメッセージを断片化してその中に散りばめ、認識できないようなものにできるかどうか、である。

　この考察は長時間を要するハードな作業となった。明らかに無意味な患者の発言を言葉どおり取り上げ、その中に、意味のあるメッセージをばらしてはめ込み、他の同僚には——手がかりをいっさい与えない場合——見抜けないものにするというのは容易ではなかった。オリジナルな矛盾話も創り出す努力はしたが、認識可能で明確な個人的パターンがどうしても明らかになってしまい、著者には、真正の矛盾した語唱を創り出せるほどの精神的な障害がないことがわかった。

　患者の創り出したものの中に意味をうまく散りばめることができたとき、著者はあることに気づいた。自分が患者の語唱に散りばめようとするメッセージの種類は、さまざまな催眠技法を試した自分の過去の催眠実験に大きく影響されていたのだ。これを踏まえて行なったのが、次の

実験的な治療ワークである。

　つい最近雇った秘書のひとりは、催眠状態になることをひどくいやがった。彼女は生理の始まるときには決まって三、四時間、あるいは、それ以上続く重い偏頭痛に悩まされた。医療機関で繰り返し調べてもらったが、役立つ所見は得られなかった。通常は寝椅子に横になり、「眠って頭痛を治した」が、それはたいてい三時間か、それ以上を要した。

　彼女に同様の症状が現れたあるとき、著者はわざとかなり強引に、自分の口述筆記をするよう彼女にいい、寝椅子に横になるのを許さなかった。彼女はひどく腹を立てて仕事を始めたが、15分もしないうちに著者を遮り、頭痛が消えたと説明した。口述筆記を無理強いされて怒っていたからそうなったのだと、彼女は考えた。のちに、また同じような状態になったとき、彼女は自分から進んである口述筆記を引き受けた。それは、難しい部分がたくさんあるために、どの秘書も避けようとしたものだった。彼女の頭痛はひどくなり、著者との幸運な例は単なる偶然の出来事だったと彼女は結論づけた。

　その後、また激しい頭痛に襲われたとき、彼女は再び強引に、著者の口述筆記を依頼された。前回の幸運な結果は、今度は10分ほどで発生した。さらにまた頭痛が起きたとき、彼女は進んで著者の口述筆記をした。このときも、それは頭痛の軽減に役立った。そこで彼女は、他の医師の口述筆記にも同じご利益があるかどうかを実験してみた。どういうわけか、頭痛は悪化する一方だった。彼女は役に立たなかった実験のひとつから著者のところに戻り、口述筆記をさせてほしいと著者に頼むと、「今手元には何もないが、以前に済ませたものをもう一度やってもらうことはできますよ」と告げられた。彼女の頭痛は8分以内に楽になった。その後再び頭痛軽減のために口述筆記を頼んだときには、ルーティンのものがあてがわれた。それにはなんの効果もなかった。

　彼女はまたやって来たが、「口述筆記療法は使い古し」てしまったと思っていたので、あまり期待はしていなかった。しかし、再び口述筆記の仕事を与えられ、苦痛は約9分で和らいだ。それで大喜びした彼女は、そのスクリプトのコピーを取り、頭痛を和らげたいときには誰かに「好

結果を出したそのスクリプト」を読んでもらって、書き取りができるようにしておいた。しかし、残念なことに、著者と同じ「適切な声」をもっている人はほかにはいなかったようだ。書き起こしをしながら眠り込むことはできないという後催眠暗示は、前々からさりげなく与えられていた。

　実際のところ何が行なわれたのか、彼女がそれを推測することはなかったし、ほかの人たちも皆、同様だった。著者は、ある精神病患者の支離滅裂な語唱を包括的に書き留めていた。また、さまざまな秘書に指示して、つじつまの合わない患者のいろいろな発言を一言一句違えず記録してもらってもいた。そこで、例の秘書のことを頭において、その矛盾した話の間に治療用の暗示を体系的に散りばめたのである。これがうまくいくとわかると、別の患者の矛盾した発言を同様のやりかたで利用した。この苦労も報われた。規制措置としては、ルーティンの口述筆記と、「細工していない矛盾話」を試用した。これらは頭痛にはなんの効果もなかった。細工したものを著者以外の人が使った場合も効果がなかった。というのも、効果を上げるためには、表現の仕方もある程度意識しながら、声に出して読まなくてはならないからである。

　ここで疑問が湧く。なぜ先のふたりの患者や実験台になった患者たちは、治療に対する反応を示したのか？　その答えは簡単にまとめると、以下のようになるだろう。彼らは自分たちがなぜ治療を求めているかをよく自覚していた。彼らは利益を得ることを望んでいた。彼らは、機会があり次第反応しようとする受容的な状態でやって来た。ただし三つめは、最初の実験の患者には当てはまらない。しかし、彼女は頭痛から解放されたいと切望し、口述筆記にかける時間が頭痛克服にかける時間となることを願っていた。本質的に、そのとき患者は全員、治療を受ける気になっていたのである。

　患者は何回自分の愚痴をいわなくてはならないのだろうか？　セラピストが理解するのに必要な回数だけでいい。これらの患者は皆、一回愚痴をいうだけでよかった。それでセラピストが理解したとわかったのだ。治療を求める彼らの強い願いは、意識的な願いであるだけでなく、無意

識的な願いでもある。これは臨床的に判断できるだけでなく、何よりも、得られた結果によってはっきりわかることである。

　無意識の心はいつでも手がかりや情報をつかむ用意ができているということも認識すべきだ。たとえば、ひと目見て誰かを嫌いになり、何週間も、何カ月間も、一年、あるいはそれ以上の間も、そうした嫌悪感の明確な理由を自覚することがないかもしれない。それでも最後には、その理由が意識の心に明らかになる。普通の異性愛者が同性愛者に対して、自覚している理由は何もないのに、即座に反感を示すことが多いのは、その好例である。

　患者の無意識は、セラピスト自身の無意識的行動の意味に気づくことができる。患者のこの無意識の能力を敬意を込めて認識することこそ、心理療法の主要原則である。また、患者に出す重要な指示を、意図的にわかりにくいものにしても、患者の無意識は完全にそれを把握することができる。この無意識をいつでも快く心から尊重することも必要である。患者の無意識は、意識がするよりもはるかによく耳を傾け、理解している。著者はこのことに気づいている。その気づきが、上記の臨床的資料や実験的資料の根底にある。

　この実験的ワークは公にするつもりだった。唯ひとり著者のみがこのワークを承知していたのだ。しかし、冷静に考え、催眠が一般的に不安定な位置づけをされていることに気づき、例の秘書が催眠状態に入ることを極端に嫌がっていることも併せると——彼女は著者の「口述筆記をすること」で頭痛がなくなるのは気にしていなかったが——どう考えても、公にするのは得策ではなかった。

　この実験的ワークがほぼ終了するころ、病院が秘書をもうひとり入れた。彼女は以前から日常生活に支障を来たすほどの月経困難症に苦しんでいた。すると、あの「頭痛の秘書」が、症状を和らげる方法になるかもしれないからといって、著者から口述筆記の仕事をもらうよう彼女にアドバイスをした。著者は快く願いを聞き入れ、「細工済みの」患者の語唱を利用した。有効だった。

　今起きていることをもし上司が知ったら、催眠の研究はどうなるだろう？　そう懸念した著者は、このふたりめの秘書については慎重を期し、

ときに失敗し、その後また成功するというやりかたをした。彼女は進んで催眠の被験者になり、彼女の個人的な必要は──「口述筆記」ではなく──催眠を使って満たされた。彼女はまた、はっきり実験であるとわかっている「認可された」さまざまな催眠実験でも、繰り返し被験者になってくれたが、その他の特定の実験的研究では、著者は自分の考えを人には明かさなかった。

　現在では、催眠も、研究と治療に努力する科学的なモダリティのひとつとして認められるようになり、意味論の認識も大きく進展しているので、実に長い間未発表のワークの棚に追いやられていたこの資料も、安心して公開できるというわけである。

▶ まとめ

　ふたつの症例および**実験的ワーク**の要約を詳細に提示したのは、催眠によるトランスを誘導し維持するための暗示の中に心理療法としての暗示を散りばめるという効果的な方法を論証するためである。治療を受けた患者たちはそれぞれ、神経症的な症状、末期の悪性腫瘍による痛みに苦しんでいた。

エリクソンの〈散りばめ技法〉

　ここからは、エリクソンがどのようにこの散りばめ技法を構築しているかについて、さらに詳細に考察し、催眠を誘導し暗示を与えるときの彼の言語パターンを多数抜粋していこうと思う。より基本的な誘導はのちに紹介することとし、ここでは、ジョーとの体験に関するエリクソンの説明を考察する。エリクソンが語りかけることを理解しようとする点を除けば、クライエントにほとんど協力してもらえなかったこの体験は、特異なものである。「トマトの苗木」の話がどのようにして痛みの軽減に必要かつ有効な暗示となりえたのかを見て

いく。

　エリクソンはクライエントの体験をペーシングすることから始めている。クライエントについて事実だとわかっている事柄を描写しながら、クライエントが関心をもっている話題を選ぶことでクライエントの注意を引きつけてもいる。こうすることの利点は、クライエントに話を聴いてもらえるということだけではない。クライエントがとりわけ自己投資をしてきた体験を選んで話題にしているからだ。エリクソンがクライエントに望んでいるのは、話のコンテンツを取り上げ、その指示指標を自分自身に対して一般化できるようになってもらうことである。エリクソンはあるとき、ジョーにこういっている。

　　まるで人間であるかのように植物のことを考えられるのはすごく楽しいことですよね。

　ジョーには植物を愛する優しい気持ちがあり、それゆえ、ほかの人よりたやすく「トマトの苗木」の適切な置き換えとして、自分自身の指示指標を選択することができるのだろう。
　さて、エリクソンはまず、以下のように発言してペーシングを行なっている。

わたしには、あなたが花屋さんで	=	A
花をたくさん育てていることがわかっています	=	B
わたしはウィスコンシンの農場育ちで	=	C
花を育てるのが大好きでした	=	D
今でも大好きです	=	E

　これら五つの発言はそれぞれ、クライエントにとって正確な内容であり、疑問を差し挟む余地はない。そこで、エリクソンはこれらの発言を、センテンスの中に「そういうわけで」という「暗示的原因」を示す連結語を入れ、クライエントから引き出したいと思っている行動と結びつけていく。

　　そういうわけで、わたしがあなたにお話をしますので、あなたにはあの安

楽椅子に座っていただけたらと思います。

この流れを形にすると、以下のようになる。

そういうわけで

A、B、C、D、E　──────→　わたしがあなたにお話をしますので、あなたにはあの安楽椅子に座っていただけたらと思います。

　加えて、注目すべきは、最後のセンテンスにも「暗示的原因」を示す言葉を含めることで、すぐに立証できる発言を、ジョーから引き出したいと思っている行動に結びつけている点である。

ので

わたしがあなたにお話をします　──────→　**あなたにはあの安楽椅子に座っていただけたらと思います**

　次に注目すべきは、エリクソンがジョーから引き出したいと思っている行動を、直接的に要求するのではなく、以下のように「会話の公準」で示すことによって、「あの安楽椅子に座りなさい」と直接的に命令するのを避けている点である。

　……あなたにはあの安楽椅子に座っていただけたらと思います……

　これからたくさんのことを話しますが、それは花についてではありません。花については、あなたのほうがよくご存じだからです。**それは、あなたが望んでいることではありません。**

　エリクソンはここで、次のようなパターンを使っている。

　……たくさんのこと……　　　　　　　　**不特定指示指標：こと**

……それは花についてではありません 花については、あなたのほうがよくご存じだからです それは、あなたが望んでいることではありません	**不特定指示指標**：それ **読心術**：あなた…がご存じ **原因と結果**：だから **読心術**：それは、あなたが望んでいることではありません、前出のジョーの**言葉の反復**：あなたが望んでいること

さらにエリクソンは、メタ・コミュニケーション（コミュニケーションについてのコミュニケーション）の技法も使っている。これは、すでに触れた「選択制限違反」の技法と緊密に関係している。ここでエリクソンは、自分の意図したジョーとのやり取りについて直接的にコメントし、「ジョーに話はするが、花のことは話さない」といっている。しかし、コミュニケーションが展開するにつれ、エリクソンは表面的にはトマトの苗木について話し、実際には、選択制限違反の技法を使っている。つまり、ここでジョーに直接的に警告を発し、トマトの苗木に関するメッセージについて、別の指示指標を見つけてほしいといっているのである。

さて、その話ですが、わたしはとても**くつろいで**話せますから、あなたには、わたしがトマトの苗木の話をする間、必ず**くつろいで聴いて**いただきたいと願っています。

……から……間 ……くつろいで……くつろいで聴いて…… ……必ず…いただきたいと願っています……	**暗示的原因** **アナログ・マーキング** **より小さい構造の包含** 非文法的な文構造を使い、ジョーに特別なメッセージを送る：英語では……wish……would……となるべきところを、……wish……will……としている

話題としては変わっているかもしれません。でも、**人に好奇心を抱かせる**

話題です。**どうしてトマトの苗木の話をするのだろう**、とね。まず、土の中にトマトの種を撒きます。そうすると、それがトマトの苗木になるんだ、そこに生る実は**満足をもたらす**んだという**希望を感じる**ことができます。

話題としては変わっている……	削除：誰が変わっていると感じるのか？ 誰に対する話題？
……（を抱か）せる……	原因と結果：…（さ）せる…
……人……、人が（…撒き）……、人が（…感じる）…… 〔ふたつめ、三つめの「人が」は訳出していない〕	不特定指示指標：…人…
……満足をもたらすんだと……希望を感じること	包含された小さい構造のアナログ・マーキング
……満足……	削除と不特定指示指標を伴う名詞化

種は水を吸収しますが、**たいした苦労もなく**そうすることができるのは雨のおかげで、雨は花やトマトに、**安らぎとくつろぎをもたらし**、育つ喜びをもたらします。

……苦労……安らぎ……くつろぎ……喜び……	削除と不特定指示指標を伴う名詞化
……する……もたらし……	不特定動詞
……のおかげで……	原因と結果のリンク
花やトマトに……安らぎ……くつろぎ……喜び……	選択制限違反

さらにここで、もう少し前のエリクソンのメタ・コミュニケーション「……それは花についてではありません」が関わってくる。というのも、花のことは話さないといいながら、実際には、花について話しているからだ。このやり取りの意味を形成する責任はジョーに降りかかっている。

あの小さな種は、ジョー、ゆっくりふくらみます。そして、繊毛のついた

小さな根を出します。ところで、繊毛がどんなものか、あなたは知らないかもしれませんが、繊毛というのは、トマトの種が育つように**働くもの**で、芽を出した苗木が地上に出られるようにするものです。そして、**あなたはわたしの話に耳を傾けることができるんです**、ジョー。だから、わたしは話を続け、**あなたは耳を傾けつづけながら**、なんだろうと思うことができます。自分は何を実際に学ぶことができるだろうと思うことができるのです。

……種……繊毛……小さな根……トマトの種……芽を出した苗木……
……耳を傾けつづけ……

その前のエリクソンのメタ・コミュニケーションによって、**指示指標が不適格となっている名詞**
ジョーがずっと耳を傾けているという前提
不特定動詞

……知ら（ない）……なんだろうと思う……学ぶ……
……自分は何を実際に学ぶことができるだろうと思う……

より小さい構造の包含：「自分は何を実際に学ぶことができるのか？」という質問

……そして……だから……
……働くもの……
……あなたはわたしの話に耳を傾けることができる……実際に学ぶことができる……

リンク：単純接続詞、暗示的原因
不特定指示指標
会話の公準

そして、ここにはあなたの鉛筆とメモ用紙がありますが、トマトの苗木はといえば、それはとてもゆっくり生長します。それが生長するのを**あなたは見ることができません**、それが生長するのを**あなたは聞くことができません**、でもそれは確かに生長します——まず、小さな葉のようなものが茎に出て、その柄には細かくて小さな毛が生えています。その毛が葉にもあるのは、繊毛が根にあるのと同じで、それらのおかげでトマトの苗木は**とてもいい気分になり**……

……ここにはあなたの鉛筆とメモ用紙があります……	ペーシングの発言
……トマトの苗木はといえば……	削除：誰が誰にいうのか？
……それらのおかげでトマトの苗木はとてもいい気分になり……	**選択制限違反**

基本的なトランス誘導

　エリクソンは、トランスを誘導し暗示を与えるとき、きわめて複雑な言葉づかいをする。それがどれほど複雑であるかをこれから説明していこうと思う。エリクソンがそうした複雑な形で言語を利用できるのは、経験と創造性に恵まれていることに加えて、人間には知らなくてはならないことを学び取る能力があると、勇敢にも信じているからだ。しかし、エリクソン自身、こうした言語パターンをごく自然に生成することはできるが、形式としての特徴を自覚しているわけではなく、以下のように語っている。

　　リチャード・バンドラーとジョン・グリンダーの『魔術の構造』は、患者に対するわたしのきわめて複雑な言葉づかいを見事なまでに単純化している。わたしはこれを読み、自分が知らず知らずのうちにしていることについて、実に多くを学んだ。

　これから紹介するエリクソンによるトランス誘導は、著者（グリンダー）の面前で録音されたものを、一言一句変えずに文字に起こしたものである。右欄はその解説である。

①組んだ脚を元にお戻しになりませんか？	エリクソンは**会話の公準**を使って誘導を始めている。

②こん……〔何かを言いかけて中断〕	「組んだ脚を元にお戻しになりませんか？」（**会話の公準**）は、すでに説明したとおり、「組んだ脚を元に戻しなさい」という命令を、前提を使って疑問形にしたもの。これで、この女性クライエントには、普段は気づいていないパターンで動いてもらえるようになり、同時に、彼女をトランス誘導の位置につけられるようになる。というのも、クライエントはすでに、覚醒レベルにおいてエリクソンの暗示に反応し始めていたからだ。
③そして、両手はこんなふうにして座り	「そして」が、直前の会話の公準を、次の命令に結びつけている。といっても、この命令も、命令としてではなく、先行する会話の公準のパターンの継続として表現されている。ここで、「……座りませんか？」なのか、単なる「……座り」なのか、さらに曖昧になる（**作用域**）。
④そして、そこのどこでもいいですから、一カ所を見て ⑤そして、それには触れないで	会話の公準による同様のパターンが続いている。
⑥そして、そうです、その場所をひたすら見つづけ	「ひたすら見つづけ」は、クライエントがそれ以外に何も要求されていないことを前提としている。同時に、「そして」が、この発言と先行するすべてとを、さりげなくつないでいる。さら

		に、「見つづけ（る）」というフレーズ内の叙述語「つづけ（る）」は、クライエントがその前から今までずっと見ていることを前提としている。
⑦	今、話す必要はありません	「話してはならない」という命令の力をもつ会話の公準に加えて、**削除**（誰が何について誰に話す必要がないのか）、および、**名詞化**（「必要」）があり、名詞化に伴う削除と不特定指示指標もある。
⑧	必要はありません、動く	**非文法的**な単語の並び **削除**：誰がどこへ動く？ **名詞化**：「必要」
⑨	あなたは本当にわたしに注意を向ける必要はありません、というのも……	「本当に」が出た時点で、センテンスの残り部分が前提になる。 **名詞化**：「注意」 **原因と結果の発言開始**：「というのも、注意を向ける必要はありません」は、「注意を向けてはならない」の会話の**公準**。
⑩	あなたの無意識がわたしの話を聞くことになるからです	クライエントに無意識があり、その無意識がエリクソンの話を聞くことができるという前提 **より小さい構造の包含**：「わたしの話を聞く」
⑪	そして、それが理解することになる	**削除**：何を理解する？

からです	**より小さい構造の包含**：「理解する」 **不特定動詞**：「理解する」
⑫本当にないんです、わたしに注意を向ける必要すら	「本当に」と「すら」を使うことで、メッセージの残り部分が前提になる。 **非文法的なセンテンス、会話の公準、より小さい構造の包含**：「注意を向ける」 **名詞化**：「必要」
⑬そして、そこに座っている間	前の発言と「そして」でリンクされたペーシングの発言 **暗示的原因**：「(いる) 間」
⑭あなたはずっと、以前と同じことをしています	**不特定指示指標**：「こと」 **削除**：誰にとって何と同じ？ **不特定動詞**：「しています」
⑮学校に行くようになって初めてしたことです	**削除**：「何をしたのか？」 **年齢退行の暗示**、クライエントの人生の初期に言及すると同時に、今そのときと同じことをしていると発言。
⑯初めて書き取りの課題を見たとき	**削除と不特定指示指標を伴う名詞化**：「書き取り、課題」 **年齢退行の暗示、暗示的原因**：「とき」
⑰アルファベットの書き取りでしたが	⑯の叙述語「見た」に、アルファベットへの言及が加わることで、**非優位半球のテクニックに強力にアクセスする**ことになる。

⑱不可能な課題のように見えました		削除：誰に見えたのか？　誰にとって不可能なのか？ **名詞化**：「課題」
⑲そして、どのように「b」を識別するのか		**より小さい構造の包含**：「b」を識別する、言葉を切ることなく質問をすることで、クライエントは公然と答えられる。
⑳それは「d」とどう違うのか		削除：誰にとって違うのか？、子供は必ずこの難題を体験するため、**年齢退行の暗示**となる。
㉑そして、数字		これも**非優位半球**に保管される。**非文法的**な断片。
㉒6は9を逆さにしたものなのか……9が6を逆さにしたもの		**非文法的な断片、非優位半球へのアクセス、年齢退行の暗示** 削除：誰のために？
㉓そして、そうした問題を習得している間——あなたは、その後一生残ることになる心的イメージを形成していました		**非優位半球へのアクセス、読心術、削除と不特定指示指標を伴う名詞化**：「問題」
㉔でも、そのときには、それを知りませんでした		**健忘**を**暗示**している。
㉕そして、そこに座っている間		ペーシングの発言 **暗示的原因**：「（いる）間」

㉖これまでにあなたに起こったのと同じことが、さあ、あなたにずっと起こりつづけています

ここまで説明したことがすべてこの瞬間に起こっている（退行、健忘、心的イメージの形成、学習）。「同じこと」は指示指標が特定されていないので、何にでもなりうる。つまり、クライエントが選択できる。クライエントはたぶん上のすべてにある程度反応しているが、さらに、エリクソンはこのセンテンスを、「かつてあなたに起こったのと同じことが、さあぁぁぁぁぁぁ〔now〕、あなたにずっと起こりつづけています」とフレージングしたため、これは命令の埋め込みにもなった。このような形のマーキングは、声の調子という点で、「さあ、それをしなさい」と暗にいっていることになる。

㉗あなたの呼吸が変わりました

㉘あなたの血圧が変わりました

㉙あなたの心拍が変わりました

㉚あなたの眼瞼反射が変わりました

これはペーシングである。エリクソンはクライエントを終始よく観察していて、自分が見て取った変化を言葉にし、フィードバックによって強化すると同時に、それがすでに起こったことであると前提している。

㉛そして、あなたはその場所の心的イメージ、視覚的イメージを得、そして今、眼を閉じることができます、**さあぁぁぁ……**

読心術、接続詞：「そして」が読心術とペーシングと望んでいる行動とをリンクしている。
非文法的：「now」がふたつ〔「今」と「さあぁぁぁ」〕
会話の公準、より小さい構造の包含、

	不特定動詞:「得(る)」 アナログ・マーキング:「さあぁぁぁ」
㉜そして、今、あなたはトランスのずっと深いところへ行く心地よさを楽しむことができます	接続詞によるリンク:「そして」、より小さい構造の包含、会話の公準、前提、名詞化
㉝そして、わたしはあなたに**それの一瞬一瞬を楽しんで**ほしいと思っています	不特定指示指標:「それ」 前提:「一瞬一瞬」、より小さい構造の包含、アナログ・マーキング
㉞……そして、わたしはあなたに話しかける必要がありません	削除:何についてあなたに話しかける?
㉟あなたは楽しみにたっぷり浸ることができます	より小さい構造の包含、会話の公準、削除と不特定指示指標を伴う名詞化:「楽しみ」 前提:「たっぷり」
㊱その心地よさに**気づいていく**中で、	前提:「気づく」は叙実的叙述語 名詞化:「心地よさ」、不特定動詞、アナログ・マーキング
㊲あなたは自分自身の中で味わうことができます	より小さい構造の包含、不特定動詞、会話の公準
㊳そして、それらのひとつは、いつでも思い起こすことのできる知識です	不特定指示指標:「それら」 前提:「ひとつ」 名詞化:「知識」、より小さい構造の包含、会話の公準

㊟そのとき、たぶん、あなたは**経験を
すること**になるのかもしれません

暗示的原因:「そのとき」、**より小さい
構造の包含、アナログ・マーキング、
名詞化**:「経験」

㊵どちらの手が最初に浮揚し始めるの
か、わからないという……

より小さい構造の包含:「どちらの手
が……」という質問、「どちらの手
……」は「どちらか一方の手……」を
前提としている。
前提:「最初に」は、一方の手が上が
ることを前提とし、どちらが最初かと
訊ねている。

study 2

作家 オルダス・ハクスリーとの変性意識の探究に学ぶ
特別なトランス状態

　セッション3　　オルダス・ハクスリーと　　　　　　　　　　　　　　　　　　　67

> 患者の行動は、診察室にもち込まれる問題の一部である。それはその人の環境の一部であり、治療はこの環境内で効果を上げなくてはならない。それは、患者と医師とのある特定の関係を支配する力かもしれない。患者が診察室にもち込むものがなんであれ、それはある意味、その患者の一部であり、その患者の問題の一部でもあるがゆえに、治療者は、直面している総体を評価しつつ、共感の目で患者をよく観察しなくてはならない。　　　　　　　　　　　　ミルトン・エリクソン
> 『催眠療法に不可欠な要素としての症状の利用』

　ミルトン・エリクソンは、医療催眠の第一人者として、また、心理療法に催眠を活用する医師として、一般的に認識されている。催眠の本質や、変性意識状態における人間の心の働きについて、長年研究を続けてきた彼には、一貫して主張してきたことがある。催眠家(ヒプノティスト)や心理療法士、医師、歯科医師は、クライエントがその特殊なコンテクストに対してもち出す具体的な必要や要求を見きわめ、それらに応じるための洗練された能力を培わなくてはならないということだ。
　ふたりの人間の間に、意識と無意識の両レベルにおける完全なコミュニケーションが成り立つのは、相手の世界モデルに対する感受性が働くときである。エリクソンはこのことをよく理解している。治療の場では、たとえば、治療者はクライエントと接触し、クライエントが必要なコミュニケーション・スキルを学んで、必要なだけ行動を変えられるよう、手助けする責任を負う。クライエントが自分の体験をこれまでとは別の形で表現できるよう指導しなくてはな

らない場合は、しばしばそのための優れた指導力が求められる。実際、世界をいかに表現するかについて、クライエントが行動面での新たな選択肢を——意識的に、あるいは無意識的に、あるいは両面で——もてるよう、指導しなくてはならない。医療や歯科治療で催眠を用いるときには、医師は各患者が変性意識状態になるのを助け、通常の意識状態とは大きく異なる形で世界を体験できるようにしなくてはならない。そうしなければ進めるのが難しい外科的な処置を進め、患者が適切なケアを受けられるようにするためである。

　こうした各状況に共通するのは、クライエントが、通常コントロールできないとされている体験の一部を、通常よりうまくコントロールできるようになるということだ（たとえば、遠い過去の出来事の記憶を蘇らせたり、激しい痛みを切り離して考える、など）。クライエントはヒプノティストの助けを借り、通常意識的なコントロールが及ばないと考えられている神経系の一部を、事実上支配する。現在進行中の直接的な世界体験、すなわち、そのモデリング・プロセスを、驚くべきことに支配できるようになる。

　西欧文化でもっとも高く評価されているスキルのひとつは、**創造性**あるいは**創造的行為**と呼ばれている体験である。この体験の本質に関して合意に到っていることはほとんどないが、創造性の研究者は通常それをひとつの変性意識状態だとしている。たとえば、世界的に有名な数学者の多くを調べると、数学者たちはもとより解説者たちも、彼らの発見や発明はしばしば夢や突然の洞察として訪れたものであり、そのとき意識的に取り組んでいたわけではない問題の解決にそれがつながったことに気づいている[8]。

　この論文では、エリクソンはオルダス・ハクスリー〔1894-1963年、英国の作家、後に米国へ移住。代表作『すばらしき新世界』『知覚の扉』『島』などで知られる。晩年はサイケデリックスによる変性意識を探究する著作を発表〕と共同研究を行ない、「さまざまな心理学的意識状態」を探っている。いうまでもなく、ハクスリーは現代西欧史上もっとも創造的な人物のひとりであると認められている。これを踏まえ、エリクソンがハクスリーの強力な創造的リソースに対してどのように感受性を働かせ、どのように体系的な行動を取ってハクスリーを助け、ハクスリーが変性意識状態に到達できるようにしたかを見ていこうと思う。

　エリクソンは心理療法的な場で非常に効果的に行動するが、そのコミュニケーションの原則がこの特別な状況——きわめて創造的な人物の見事なリソース

がエリクソンによって探究されていくという状況——に明確に顕れている。高く評価されている変性意識状態の研究、および、人間の体験の限界を広げる探究双方のツールとして、催眠はどれほどの可能性を提供するのか——たぶん、この論文の中にこそ、それがはっきり示されている。

エリクソンの非常に効果的な技法は、個人の通常の世界モデルの一部を変えるのに役立つ技法として、単に、セラピーや医療や歯科治療という限られた範囲で利用できるだけではない。普通は体験しない人間の潜在能力の一部分——人間の潜在能力の創造的行為と呼んでいい部分——をマッピングするための完全な方法も提供している。

セッション3

オルダス・ハクスリーと[9]

▶ **イントロダクション**

オルダス・ハクスリーと著者は一年近く、非常に多くの時間を割き、さまざまな心理学的意識状態を共同研究するための計画を別々に練ってきた。どのような特別な調査をするのか、どのような実験方法や調査方法が可能なのか、どのような問題提起ができるのかを、それぞれがそれぞれのルーズリーフ・ノートにリストアップした。目的は、それぞれの思考が相手の影響を受けていないというこの一般的背景のもとで、提案された共同研究にふさわしい一般的背景を用意することであった。わたしたちふたりの知の明らかに異なる背景からこのように別々の骨子を用意することによって、できるかぎり広範なアイデアを確実にカバーできると期待したのである。

1950年の初め、わたしたちはロサンゼルスのハクスリーの家で会い、そこで一日集中して、それぞれのノートに記録したアイデアを評価し、実行できそうな実験的調査をすべて取り上げた。わたしが特に関心をもったのは、ハクスリーの心理学的問題に対するアプローチの仕方、思考法、自らの無意識の使い方であり、これらについては、それ以前にはごく簡単にしか論じ合ったことがなかった。ハクスリーが特に関心をもったのは催眠であり、以前に彼と行なった非常に簡単なワークで、彼は深い夢遊性の被術者として優れた適性を示していた。

この会合が予備研究になることに気づいたわたしたちは、この点について話し合い、ゆえに、これをできるかぎり包括的なものにして、いずれかひとつの項目を完了させることに力を入れすぎないようにしようということになった。その日のワークを評価したあとは、今後の会合と具体的な研究内容についての計画を練ることができた。さらに、わたしたちにはそれぞれ、個々の目的もあった。オルダスの頭には将来の文学作品のことがあり、わたしには、催眠の分野における将来の心理学的実験に関連した関心があった。

　その日のワークは午前八時に始まり、午後六時まで中断することなく続いた。翌日は、自分たちのノートをしっかり再検討して全般的な合意を結び、前日のワークで書き入れた省略表記のせいで意味が不明瞭になっている部分を明確にし、見落としを訂正した。全体的には、ふたりのノートはまずまず内容の一致したものだったが、当然ながら記載事項の何がしかは、それぞれの固有の関心を反映し、また、状況の性質ゆえにそれぞれが相手に関して別々の注記を入れているという事実を反映したものになっていることが明らかになった。

　わたしたちのノートはハクスリーの手元に置いておくことになった。というのも、彼の驚異的な記憶力はしばしば、完全記憶能力のように思われたし、彼のほうが文才もあるため、そうしたほうが、あの日のふたりの話し合いや実験に基づいた共同論文はより満足のいくものになると考えたからだ。

　しかし、わたしは自分のノートから何ページかを抜き取った。実験の被験者であったハクスリーは、自分自身に関して包括的な記録を取ることができなかったことが幾度かあり、抜き取ったページには、そういうときの彼の行動に関する記録が取ってあった。もちろん、実験後には、彼も記録を書き留めることはできたし、当然そうしてはいるのだが、わたしがしたように完璧にはできなかった。そこで、ハクスリーから提案があった。その特別なページを基に、わたしがまず、なんとか論文を書き、のちに、彼が書くことになるもっと長い論文の中にそれを組み入れてはどうかというのである。わたしはそれに応じ、後日、さらに確実を期して何ページかを抜き取った。ハクスリーはわたしが抜き取ったページを

すぐに自分のノートに書き写し、自らのデータを完全なものにした。

　不幸にも、それからしばらくして発生したカリフォルニアの山火事でハクスリーの自宅は消失し、彼の大量の蔵書も焼き尽くされた。そうした蔵書の中には、数多くの稀少本や稀少原稿はもとより、彼が当時取り組んでいた原稿やわたしたちの特別共同研究のそれぞれのノート、そのほかにも無数の愛蔵本が含まれていた。その結果、わたしたちのプロジェクトの全内容は、つらすぎて話題にできないものになってしまったが、先ごろのハクスリーの逝去を機に、わたしは自分のノートから抜き出したこのわずかなページを精読した。そして、それらをよく調べ、あの日のワークのほんの一部ではあるが、情報の詰まったこの部分を読者に紹介できるのではないかと考えたのである。

　これに関して、ハクスリーのものとして引用した部分は、必ずしも一言一句彼の言葉どおりではないことを、読者にはご承知おきいただきたい。というのも、より完璧な発言は省略表記で記録されていたからだ。しかし、本質的な意味という点で、それらは正確であり、わたしが理解したとおりのハクスリーを表わしている。また、共同研究の際にハクスリーはわたしの覚え書きを読み、それらを承認している点も心に留めておいていただければと思う。

▶ プロジェクトの開始

　本プロジェクトは、ハクスリーが意識的な気づきの概念と定義を検討するところから始まった。概念と定義は主に彼自身のものであり、一部は他者のものである。そのあとには、催眠の意識状態に関する彼の理解をめぐって、わたしとの議論が続いた。この議論の目的は、わたしたち双方の理解には、一致する点もあれば、はっきり相違する点もあることを保証すること、それによって、わたしたちが関心を寄せるテーマの調査をより信頼性のあるものにすることであった。

　つづいて、幻覚剤メスカリンによる彼のサイケデリックな種々の体験を広範かつ詳細に検討した。これは、のちに著書に記録されることになる[10]。

　その後、ハクスリーは非常に特殊な自分の習慣について詳しく語り始

めた。その習慣を、彼は「**深い内省**」と呼んでいた。もっとしっくりくる呼び名はまだ見つかっていなかった。彼は「深い内省」というこの状態を説明し、これが始まると、体がリラックスして頭が垂れ、目が閉じ、心理的には次第に深く外界から引きこもるが、物理的な現実を実際に見失ったり、記憶や方向感覚がなくなったりすることはなく、直接関係のないことはすべて「横に措いておく」ようになり、つづいて、自分の関心事への完全な心的没入状態になる、といっている（ただし、彼の説明をそっくりそのまま書き出すことに対する興味以外に、完全な記述をする妥当な理由がないように思われたため、著者の記述は完全ではない）。

　しかし、現実から引きこもったその完全な心的没入状態の中で、ハクスリーは不自由なく、芯の先が丸くなった鉛筆を別の鉛筆に換え、自分の考えを「自動的に」書き留めることはできるが、実際に自分がそのとき何をしているのかについて、はっきりした認識はないとも語っている。それはまるで、身体的行動は「自分の思考の不可欠な一部分ではない」かのようであった。そうした身体的行動は、「自分が唯一関心をもっていた思考の流れ」に影響したり、それを緩慢にしたり妨害したりすることはまったくないようだった。彼は、「それは、関連はしているけれども、完全に周縁の行動であり……行動はかろうじて周縁につながっているといえるかもしれない」といっている。

　さらに説明するために、ハクスリーはそうした行動の別タイプの例を挙げた。ある日妻が買い物に出ている間に「深い内省」の状態に入っていたときのことを思い出したのである。思い出したのは、そのときどんな考えを考察していたのかではなく、帰宅した妻が、外から電話で伝えたメッセージのメモを取ってあるかどうかを彼に訊ねたということだった。そう訊かれて、彼はうろたえた。妻はそういうけれど、自分が電話に出たことをまったく思い出せなかったからだ。しかし、夫妻は電話の横のメモ用紙にそのメッセージが書いてあるのを見つけた。電話は、彼が「深い内省」をしたいときに座る椅子から、難なく手の届くところに置かれていた。夫妻の出した結論は、電話があったとき彼は「深い内省」状態にあり、受話器を上げて普段どおり「はい、もしもし」といい、メッセージを聴いてそれを書き留めはしたが、そのことをあとになって

まったく思い出せないでいる、というものだった。彼は、その日の午後自分がある原稿に取り組んでいたことだけは憶えていた。当時、その原稿にしか関心が向かない状態だったのである。彼の説明によれば、一日の仕事を始めるのに「深い内省」状態に入るのは、いつものことだった。それは、自分のさまざまな考えを整理して、その日の執筆に結びつく思考を秩序立てるための準備だった。

　ほかにもまだ説明に役立つ出来事がある。あるとき、妻がほんのしばらく家を空けたことがあった。帰宅すると、普段どおり玄関には鍵がかかっていたが、家の中に入るとすぐ、郵便物や特別な伝言などのために用意してある玄関ホールのテーブルに、特別配達の手紙が一通あることに妻は気づいた。見れば、ハクスリーは自分専用の椅子に静かに座り、明らかに深い思考状態にあった。その日、あとになって、その特別配達の手紙がいつ届いたのかを訊ねると、ハクスリーにはいかなる手紙も受け取った記憶がないことがわかった。しかし、郵便配達人は間違いなく玄関のベルを鳴らし、ハクスリーはその音を聞いて、そのときやっていたことを中断し、玄関に行ってドアを開け、手紙を受け取ってドアを閉め、置くべき場所にその手紙を置き、自分の椅子に戻ったのであり、帰宅した妻はその彼を見たのだということが、ふたりにはわかった。

　このふたつの出来事は、双方ともつい最近起こったことである。ハクスリーはそれらを自分に関する出来事として妻に教えられ、思い出しているのであって、彼がそれについて語っているからといって、それらが自分の身に実際に起こった意味ある行動だとはまったく感じていない。彼としては、そうしたことが起こったとき、自分は「深い内省」状態にあったに違いないと推測できるだけだった。

　ハクスリーの妻はのちに、彼の行動はまったく「自動的なものであり、まさに機械がかっちり正確に動くようなもの」だろうと認めた。「彼が書棚から本を取り出し、再び腰を下ろしてゆっくりそれを開き、天眼鏡を取ってしばらく読み、再び本と天眼鏡を脇に置くのを眺めるのは、本当に楽しいわ。その後しばらくして、たとえば数日経って、彼はその本に気づき、それについて訊ねてくるの。彼は例の椅子に座っているときに自分のしていること、自分の考えていることについて、本当に何も憶

えていないのよ。で、ふと気づくと、書斎で一心に仕事をしているんです」

　換言すれば、彼が「深い内省」状態にあって外界の現実から完全に引きこもっているように見える場合、その心的状態で行なわれているタスクの完全性は外的刺激によって影響を受けたが、彼が外的刺激を受け取り、それらに対して意味のある反応をすることができるのは、意識のある周縁部分のおかげであって、その刺激についても、また、それに対する意味ある充分な自分の反応についても、記憶による明確な記録はいっさいないということである。のちに彼の妻に訊ねると、彼女が在宅の場合、「深い内省」状態にあるオルダスは、たとえすぐ横にいても電話にはまったく注意を払わないし、玄関のベルにもまったく注意を払わないということがわかった。「彼はとにかく、完全にわたし頼みなんですけど、彼に声をかけて自分が出かけることは伝えることができるので、その場合に彼が電話や玄関のベルを聞き落としたことは一度もありません」

　ハクスリーは、5分もあれば「深い内省」状態に入ることができるが、そうするためには、いかなる種類の気づきの「アンカーも、とにかくすべて放棄している」と思う、と説明している。自分の意図すること、感じることを説明しようにも、説明できないのである。どうやら「秩序立った心的整理」状態に到達するのは、「まったくもって、主観的な体験」の中でのことであるらしく、その状態になると、自分の考えが秩序立って自由に流れていく中で執筆できるということのようだ。これが彼の最終的な説明だった。

　彼はそれまで一度として、自分の「深い内省」の正体を分析しようとしたことがなかったし、それが分析可能だとも思っていなかったが、あの日、実験的調査として、それをやってみようともちかけてきた。

　彼が「深い内省」状態になろうとして自分の考えに没入し始めると、確かに「あらゆるアンカーを放棄し」て、あらゆることとの接触を完全に断っているらしいことがすぐにわかった。主観的に「深い内省」状態に入るプロセスを体験し、そのプロセスを思い出そうとするある試みにおいて、できるかぎり正確に行なったわたしの測定によれば、彼は5分

以内にその状態になり、2分以内にその状態から出てきた。彼のコメントは、「いや、本当に申し訳ない。いきなりいつでもワークできる状態になってしまったが、することが何もないのに気づいて、出たほうがいいと思ってね」だった。彼が提供できた情報はこれだけだった。

次の試みでは、彼が「そこから出るときの合図」はわたしのほうから出すということで合意した。この試みも前回と同様、すんなりと行なわれた。ハクスリーが数分間静かに座っている状態が続いたころ、わたしは合意した合図を出した。ハクスリーの説明は以下のとおりである。「自分がひたすら何かを待っているというのがわかった。が、何を待っているのかはわからなかった。それはとにかく『何か』であり、それが、時のない無限の空(くう)のような感じで中に入ってくると感じていたように思う。いや、実は、こんな感じに気づくのは初めてでね。いつもは、考えようと思うことが何かしらあるんだ。が、今回は、するべき仕事が何もない気がした。わたしはまったくなんの関心もこだわりもなく、ただ何かを待ちつづけ、やがて、そこから出なくてはならないと感じたという次第だ。で、きみがその合図をしてくれたのかね？」

これで、刺激を与えられたことに関するはっきりした記憶が彼にはないことが明らかになった。彼にあったのは、そろそろ「そこから出なくては」という「感じ」だけだった。

その後何度か同じことを繰り返したが、結果はどれも同様だった。わかったのは、時間のない無限の空(くう)が感じられること、はっきりしない「何か」を穏やかにくつろいで待っていること、通常の意識状態に戻らなくてはという心地よい要求があることだった。ハクスリーは自分の結論を手短かに、「往復の途上にはいっさい何もなく、ほかに何もすることがないため、意味のない何かがやってくるような気がして、解脱状態でそれを待っている」とまとめた。そして、自分の執筆に非常に役立つと思っているこの習慣について、のちに徹底して研究するつもりだと断言した。

さらに実験を進める前に、ハクスリーから次のような説明があった。なんらかの「意味のある刺激」に反応することを、ぼんやりとであっても、とにかく了解した上で、「深い内省」状態に入ることもできる、と

いうのだ。そこで、わたしは自分の意図を彼に伝えないまま、鉛筆で椅子を三回続けてトントントンと叩いたら「目醒める」よう、彼に指示した（「目醒める」はわたし自身の用語である）。

　彼はすぐに内省状態に入った。わたしはやや待ってから、鉛筆でテーブルを叩いた。このときは叩き方に変化をつけ、区切りははっきりさせたが、間合いは不規則にした。つまり、一回叩いて中断し、次に、続けて素早く二回叩いて中断、一回叩いて中断、続けて素早く四回叩いて中断、続けて素早く五回叩いて中断するというようにしたのである。ほかにもさまざまなバリエーションを試したが、合意した合図だけは避けた。四回叩いたときには、大きな音を立てて椅子がひっくり返った。それでもハクスリーはずっと無反応のままだった。

　彼がやっと反応を示したのは、三回叩く約束の合図をしたときである。彼は合図に即座に反応し、ゆっくりと目醒めた。これらの主観的体験について質問されたハクスリーは、一点を除いて前回と同じだと簡単に答えた。つまり、何度か「何かが来ていた」というぼんやりした感覚はあったが、それが何かはわからなかったというのである。何が行なわれたかについては、まったく気づいていなかった。

　ハクスリーはすでに、変性意識状態に出入りする経験をかなり積んでいる。注目すべきは、ハクスリーもエリクソンも、ハクスリーが「深い内省」と呼んでいた状態について論議するとき、通常の意識状態にあるハクスリーの体験と、以下のように描写されている特殊な状態とを区別していたという点である。

> まるで、**身体的**行動は自分の思考の不可欠な一部分**ではない**かのよう……そうした**身体的**行動は……影響したり……することは**まったくない**よう……
>
> それらを自分に関する出来事として妻に教えられ、思い出しているのであって……それらが自分の身に実際に起こった意味ある行動だとは**まったく感じていない**……
>
> **自動的**なものであり、まさに**機械**がかっちり正確に動くようなもの……

いかなる……アンカーも、とにかくすべて放棄している……
　あらゆることとの接触を完全に断っているらしい

　これらの各描写を結びつけるパターンのひとつは、各描写において、通常の意識状態と、ハクスリーの体験する変性意識状態との区別が、触運動覚による感覚の縮少もしくは完全な欠如によって行なわれているということである。ハクスリーが自分の体験している通常の世界を通常の状態で描いたものを、論文全体から取り出して調べれば、触運動覚の叙述語──すなわち、触運動覚の表象システムに基づいた（もしくは、それを前提とした）動詞や形容詞や副詞──を明らかに好んで使っていることがわかるはずだ。言い換えれば、ハクスリーがもっとも高く評価していた表象システムは触運動覚だということである。触運動覚の表象システムがハクスリーのもっとも高く評価した表象システムであるがゆえに、その変性意識状態──「深い内省」──は、体感覚の縮小もしくは欠如によって主たる意識状態とは異なるものとして特徴づけられているのである。
　エリクソンのワークの中で繰り返され、論文のこの部分にも見出されるパターンは、さらにふたつある。ハクスリーの妻が、「彼（ハクスリー）はあの椅子に座ったら……本当に何も憶えていない」といっているが、パターンのひとつめは、ここにある。催眠であれ、「深い内省」であれ、その他の状態であれ、すでに変性意識状態に達したことのある人がもう一度その状態に入ることができるよう手助けするには、その変性意識状態に達したときのことを完全に思い出させるのが手っ取り早いやりかただ。
　たとえば、トランス状態にまた入りたいというクライエントには、以前そうなったときの体験を再形成させるというのが、エリクソンの標準的な技法である。「深い内省」に素早く入る訓練を積んで来たハクスリーは、こうした想起技法の中でももっとも強力なもの──触運動覚による想起──を利用している。つまり、それまでに「あの椅子」に座って繰り返しその状態に入っているため、その椅子に座ることによって、変性意識状態に入るプロセスを加速し、「あの椅子」に座るという身体的行動によって、「あの椅子」に座るという体になじんだ触運動覚の感覚──変性状態と結びついた強力な触運動覚の手がかり──と接触しているのである。以前の変性意識状態と結びついている触運動覚の感

覚の再体験は、エリクソンが特徴的に用いる技法のひとつであり、将来の充分なトランス状態の保険として役に立つ。

> そうしたやりかたをするのは、被術者が、以前に成功した催眠のトランスを、適切に秩序立った詳細な形で、最初から思い出せるようにするためである。被術者がそれをする間、施術者は当人の発言を繰り返したり、有用な質問をしたりする。被術者はこのタスクに没入するにつれて、以前のトランス状態を蘇らせ、通常は、主観的にそのときの状況に退行し、施術者との特別なラポールを築いていく。
> 　　　　　　　　　　ミルトン・エリクソン『利用技法』*Utilization Techniques*, p.36

　心理療法士が 実 演 技 法（エナクトメント・テクニック）と呼んでいるものの中に、これとまったく同じ形式のパターンがある。望んでいる成長や行動の変化の妨げの根底になんらかの体験がある場合、クライエントは実演することによって、その体験と結びついている触運動覚の感覚、視覚の感覚、聴覚の感覚、その他諸々の感覚をそっくりそのまま思い出すよう指示される。こうして過去が現在になり、クライエントはその出来事を体験することで、自分の行動に新たな選択肢をもつようになるのである（エナクトメントに関する詳細な論考は、『魔術の構造』第Ⅰ部第6章＆第Ⅱ部第1部参照）。

　ハクスリーが特定の物理的位置（「あの椅子」）を選択したことと、それに伴って発生する、それに結びついた触運動覚の感覚があることは、ハクスリーのもっとも高く評価している表象システムが触運動覚であるという事実と合致している。エリクソンは、クライエントのもっとも高く評価している表象システムから手がかりや合図を体系的に選択し、クライエントがトランス状態に入るのを、あるいは、再び入るのを手助けする。したがって、ハクスリーには触運動覚の合図が効果的だが、仮に視覚を高く評価しているクライエントであれば、ある体験を思い描くイメージのほうがふさわしいということになる。

　リハーサル技法の別のバリエーションとして、なんらかの催眠の課題をこなしている自分自身を思い描くよう被術者に指示し、まず視覚化を行なってから、聴覚や触運動覚など、他の形のイメージをそれに加えていくとい

うやりかたもある。
ミルトン・エリクソン『深い催眠とその誘導』 *Deep Hypnosis and its Induction*, p.29

　彼はこうして、相手のもっとも発達している表象システムを利用して他の利用可能な表象システムへとリードし、それらにアクセスする。
　パターンのふたつめは、ハクスリーに出す「目醒め」の合図を用意する際、エリクソンが自らの意図を完全にはハクスリーに伝えていないということである。ここで彼は重要なポイントをいくつか示している。ひとつは、ハクスリーのもっとも高く評価している表象システム（触運動覚）とは別のモダリティ（聴覚）に属する合図を選択している点だ。エリクソンは通常、催眠後の行動の合図を用意するとき、相手のもっとも高く評価している表象システム以外のモダリティを使う。こうすることによって、顕在意識の活動にもっとも頻繁に結びつくモダリティと表象システムとを迂回することができ、より直接的に相手の心の無意識部分とコミュニケーションが取れるようになる。
　彼はそのあと、肝心の合図の効果を調べようとして、同じモダリティ（聴覚）の合図を数多く創っている（取り決めた合図と異なるさまざまな叩き方をしたことや、わざと椅子を倒して音を立てたことなど）。ハクスリーがこうした聴覚の合図に反応できなかったことから、「深い内省」の深さがよくわかる。
　エリクソンは、ハクスリーが目醒めるときの合図を用意したとき、合図以外の聴覚的な刺激に反応しないようにというような特別の指示は出していない。むしろ積極的に、ハクスリーはある特定の合図で目醒めるだろうと発言している。ハクスリーが他の聴覚的合図にどう反応し、また、どのように反応しないかは、曖昧なままにされているため、ハクスリーは自分自身の厖大なリソースを利用して自分の行動を決定することができる。これは、ワーク中の相手をできるかぎり制限せず、状況の要求に応じるというエリクソンの一貫したパターンをよく示している。エリクソンは、特定の合図について積極的に暗示することによって、ハクスリーが最大限自由に自分の決定どおりに反応したりしなかったりできるようにしている。

　トランスを誘導するとき、経験の浅いヒプノティストはしばしば、被術者

の行動を指示したり、自分の都合のいいようにそれを曲げたりして、被術者はこう行動「すべき」だという自分の考え方に合わせようとする。ヒプノティストの役割は常に最小限に留めるべきであり、被術者の役割は常に増大させるべきである。
ミルトン・エリクソン『深い催眠とその誘導』 *Deep Hypnosis and its Induction*, p.18

エリクソンはこうして、ワーク中の相手がもっている利用可能なリソースをすべて利用する。

セッション3-2　　　　　　　　　　　　　　　　「深い内省」という変性意識

つづいて行なった実験では、「深い内省」に入ったら色を感じるよう指示し、予め取り決めた目醒めの合図は、彼の右手との握手とした。彼はすぐに応じ、わたしは彼が完全に内省状態に入ったと判断してから、彼の左手を取って勢いよく握手し、次に、爪の跡がくっきりつくくらい両手の甲をきつくつねった。閉じた瞼の下で眼球が動く可能性があるため、彼の目を観察していたし、呼吸や心拍数の変化もチェックしていたが、ハクスリーはこうした身体への刺激にまったく反応しなかった。ただ、一分ほどして、椅子の肘掛けに沿ってゆっくり両腕をうしろに引き、そこに位置を定めてから内省状態を開始した。両腕はゆっくり二、三センチ動いたが、その後はいっさいの動きが止んだ。

指定してあった合図を与えると、ハクスリーはあっさり気分良く目を醒ました。

彼の主観的なレポートはシンプルだった。彼は、「色の海」の中で、色を「感じること」、色に「触れること」、色で「あること」にどっぷり浸かって「夢中になり」、「すっかりそれにはまり込み、おわかりだと思うが、きみがどこの誰かということも把握していなかった」——が、その後ふいに、その色を「意味のない空(くう)」の中で次第に失っていき、気がつくと、目を開いていて、「そこから出て」いたという。

彼は合意した合図を憶えていたが、その合図があったかどうかは思い

出せなかった。「わたしが推理できるのは、実際そこから出たのだから、合図はあったのだろうということだけだ」と彼はいい、遠回しに質問をした結果、その他の身体的刺激があったという記憶もまったくないことがわかった。彼はぼんやり何かを見つめることもなかったし、両手の甲をさするということもなかった。

　色に関しては、上記と同じ手順をもう一度繰り返したが、二度目は、彼が「深い内省」状態に達しつつあるように見えたときに、一点追加したことがあった。あとで目醒めたら、すぐ気づくように彼の目の前に置いてある本について話すよう、繰り返ししつこく促したのである。

　結果は、前回と似たようなものだった。彼は、「夢中になり」……「すっかりそれにはまり込み」……「感じることはできても表現できず」、……「そう、それは、自分自身が終わりのない色の眺望の愉快な一部だと気づいている状態で、なんとも興味をそそられる驚嘆すべき状態だ。そして、その色の眺望は柔らかくて、穏やかで、しなやかで、すべてを飲み込んでしまう。とにかく尋常じゃない。まったく尋常じゃない」といった。わたしが言葉でしつこく促したことも、その他の身体的な刺激のこともまったく憶えていなかった。彼は合意した合図を憶えていたが、その合図があったかどうかはわからなかった。そして、自分にできるのは、通常の意識状態に戻ったのだから、合図はあったのだろうと推測することだけだ、という立場を崩さなかった。本の存在は、彼にとってなんの意味もなかった。ひと言追加があり、色の感覚に没入することによって「深い内省」状態に入るのは、自分の幻覚的な体験と一応同類ではあるが、まったく同じではないとのことだった。

　ハクスリーは上記の実験で、通常の意識状態と第一につながっている表象システムとは別の表象システム——この場合は視覚——に移行している。エリクソンがそのときハクスリーをどのように手伝ったかについて、重要な説明が論文のこの部分に提示されている。色の体験について、エリクソンはハクスリーに「深い内省」に再び入るときに「感じる」ようにと指示しているが、通常これは、視覚の表象システムに基づく体験である。ここでエリクソンが選んだ言

葉を見ると、彼の厳密な言葉づかいと、ワーク中の相手が最大限自由に反応できるようにするという彼の原則とがよくわかる。エリクソンは、「……『深い内省』に入ったら色を感じるよう指示し」と述べている。色を**見る**のではなく、色を**感じる**といっている点に注目していただきたい。実際、ハクスリーは以下のような表現で創造的に答えている。

　　……「色の海」の中で……夢中になり……
　　……色を「感じること」、色に「触れること」、色で「あること」……
　　色の眺望は柔らかくて、穏やかで、しなやかで……

　ハクスリーの上記の描写にある叙述語の選び方を見ると、彼が第一の表象システム——触運動覚（夢中になり、感じる、柔らか、穏やか、しなやか）——と、エリクソンが間接的に要求した体験のための表象システム——視覚（色、眺望）——との間を移行している状態であることがわかる。エリクソンは、ハクスリーが最大限自由にこの体験を味わえるようにすることで、ここでもまたハクスリーのリソースをしっかり利用している。もしエリクソンがもっと直接的なやりかたをしていたら、ここまで彼のリソースを利用することはできなかっただろう。ハクスリーはここで、叙述語を混ぜ合わせて使うことによって、創造的な活動にしばしば結びついて現れる現象——共感覚、すなわちモダリティが交雑する体験——をはっきり示している。こうした神経回路が実際この行動の土台として使えることは立証されている（『魔術の構造』第Ⅱ部第3部、および、参考文献に挙げた Bach-y-Rita の著書参照）。

セッション3-3

　最後の調査としてハクスリーに指示したのは、電話の一件と特別配達の手紙の一件を思い出すために内省状態に入ることだった。彼は、こうしたプロジェクトは「一応実りのあるもの」であるべきだとコメントした。この調査は何度かやってみたが、彼はいつも「そこから出て」きて、「ふと気づくと、何もすることがないので、そこから出てきた」と説明した。彼の記憶は妻から聞いた話に限られ、詳細はすべて彼女とつなが

っていて、自分の内的な体験感覚とはまったくつながっていなかった。

　最後に、ハクスリーが自分の「深い内省」状態に他者を含めることができるかどうかを調べてみようということになった。彼はこのアイデアにすぐ興味を示し、内省状態に入って自分の幻覚的な体験のいくつかを見直してはどうかと提案してきた。そして、彼はこれを、非常に好奇心をそそられるやりかたで行なった。内省が進むにつれ、完全に客観的な乖離状態で、主に自分に向けたコメントを、切れ切れに話し始めたのである。そこで、鉛筆と紙をすぐにあてがうと、彼は断片的なメモを取りながら、なんと以下のようにいったのである。「まったく尋常じゃない……わたしはそれを見落とした……どうしてそんな？……（メモしながら）それを忘れてしまうなんておかしい……こんなに違って見えるとは、すごく興味をそそられる……わたしは見なくては……」

　彼は目醒めたあと、以前の幻覚的な体験を見直したことをぼんやり憶えていたが、そのとき、あるいは、つい今しがた、何を体験したのかは思い出せなかった。さらに、声を出して話したことも、メモを取ったことも思い出せなかった。そのメモを示されても、あまりにひどい書きようで読めないといった。そこで、わたしが自分のメモを読んで聞かせたが、それは記憶の痕跡すら引き出すことはなかった。

「深い内省」状態にあるハクスリーが選んだ叙述語を見ると、視覚の表象システムに完全に移行していることがわかる。

　　わたしはそれを見落とした
　　……こんなに違って見えるとは
　　わたしは見なくては……

エリクソンの誘導でも、わたしたち自身のトランス誘導のワークでも、視覚の表象システムが主として出現するパターンが一貫して続くとき、クライエントが次第に深い催眠に入っていくことにわたしたちは気づいている。このパターンを魅惑的な言い方で説明すると、ヒプノティストは催眠誘導で、クライエ

ントの無意識とコミュニケーションを取ろうとしている、となる。人間には異なるふたつの大脳半球、すなわち右脳と左脳があるが、その違いのひとつは、言語と視覚の機能に見られる。一般的に、言語機能をもつ半球は、視覚による識別に関しては発達が遅れている。

 大脳の各半球は、もう片方が難しいとか不快だとか、あるいは、その双方だと感じた特定の認識作業を実行する能力があり、それを遂行するようになる。その二組の機能の特質を考えれば、それらは論理的に相容れないものであるようだ。右半球（たいていの人の場合、非言語半球）は空間を統合的に扱い、左半球（たいていの人の場合、言語半球）は時間を分析している。右半球は視覚的な類似点に気づき、概念的な類似点を除外し、左半球はその逆を行なう。右半球は形式を知覚し、左半球は詳細を知覚する。右半球はイメージに関する感覚入力をコード化し、左半球は言語描写に関する感覚入力をコード化する……半球の行動に関するこの説明は、知覚組織化に関するゲシュタルトの法則が言語中枢のない半球、いうなれば「物いわぬ半球」にしか関係ないことを示唆している。
ジェリ・リーヴィ「両側非対称性に関する精神生物学的含意」（ダイモンド＆ボーモント編『人間の大脳における半球の機能』所収）　Jerre Levy, *Psychobiological Implications of Bilateral Asymmetry* in *Hemispheric Function in the Human Brain*, Dimond and Beaumont, p.167

 のちに、ガードナー（1975）は、大脳の非対称性に関する別の評論の中で以下のように論じている。

 ……大脳の各半球はそれとは反対側の体の動きをコントロールしている。左足や左手、左手の指が動くときには、大脳の右半分からインパルスが送られている。人が左を向くと、大脳の右半分にインパルス（もしくは連絡）が戻っていく。左耳からの情報を伝えるインパルスは大脳の右半分に行く傾向があったり、右半分を「好んだり」する。この対側性表現（反対側に表われること）の原則は、体の右四肢にも同じように当てはまる。右手や右脚、そのほか右側にある器官は大脳の左半分によってコントロールされ

ている。

ガードナー『砕かれた心』(邦訳：誠信書房、1986)　Gardner, 1975, *The Shattered Mind* p.351

わたしたちは、視覚の表象システムが現れるパターンがエリクソンのワークにも自分たちのワークにもあることに気づいている。もしエリクソンが「心の無意識部分」という言い方で、物いわぬ半球、すなわち、非優位半球のことをいっているのだとしたら、このパターンが生じるのは当然のことである。この解釈を支持するパターンはほかにもいくつかあり、わたしたちはそれらが自分たちのワークにも現れることに気づいている。

第一に、二重誘導——著者ふたりがそれぞれ同時にひとりのクライエントに話しかけながら行なうトランス誘導——をしているとき、わたしたちふたりのそれぞれの話し言葉はどちらの耳に話しかけるかによって変化するという点である。具体的には、もしジョンが言語半球に情報を伝える耳に話しかけるとしたら、彼は複雑な構文(シンタックス)を使って話しかけ、キーとなるテクニックとしては、たとえば曖昧さを活用するのに対し、リチャードは最大限シンプルなシンタックスで——適格な大人の英語ではなく、適格な赤ちゃん英語で——物いわぬ半球に話しかけていく（この点については、のちにさらに詳しく論じる）。二重トランス誘導は、こうして右脳と左脳を区別して行なうと、そうでないときに比べて、トランスに入る速度が上がり、トランスの深さが深まる。

第二は、クライエントが充分なトランス状態に入っていることを示すものとして、より信頼できるのは、たとえば、非優位半球によってコントロールされている側の体の動きが統合されているように見えるということである。

第三として、クライエントが自らもっとも高く評価しているのとは別の表象システムを迅速に発現させられるよう、わたしたちはセラピーのワークの中で数多くの技法を開発し、クライエントを助けてきたという点である。視覚以外を第一の表象システムとするクライエントを指導していると、そのクライエントが「絵を想像すること」と「絵を見ること」とを区別していることがよくわかる。クライエントは、最初は通常、曖昧で比較的絞りの甘い、図式化した不安定な視覚的イメージを報告するが、二度目になると、思い描くイメージは焦点が絞られて安定し、直接的な視覚入力による完全さや豊かさ、鮮やかさが備

わってくる。これまで見てきたいずれのケースでも、「絵を想像する」という体験は言葉による内的対話と結びついているのに対して、生きいきとした視覚化には、それに結びつく言葉による内的対話がない。クライエントは最初、明らかに自分の言語システムをリード・システム／誘導体系として使いながら絵を描くが、二度目には、非優位半球にある絵に直接アクセスする。つまり、クライエントが生きいきと視覚化できるようになるのを手伝うために開発したわたしたちの技法のひとつとは、言葉による内的対話を停止するよう指導するということだ。内的対話を停止させた状態での最初の体験は、たいていの場合、わたしたちの目にはトランス行動のように見えるものにつながっていく。

　第四は、エリクソンがワークのさまざまな部分で、誘導の一部として、非常に効果的に旋律を利用しているという点である。旋律は非優位半球に保存される。

　第五として、セラピーで、クライエントが世界モデルを変化させるのを手伝うとき、もっとも効果を発揮する技法のひとつが誘導ファンタジーだという点である（詳細は『魔術の構造』第Ⅰ部第６章＆第Ⅱ部第１部参照。〔こちらでは「空想の指針」と訳されている〕）。

　誘導ファンタジーでは、クライエントは通常、指示を受けて目を閉じ、変化に役立つ特定の体験を視覚化する。わたしたちが最初に催眠に関心を抱いたのは、誘導ファンタジー中のクライエントの行動が、中程度もしくは深いトランス状態にある患者の様子として描かれるものと区別がつかないことに気づいたからだった。次に、やはりセラピーで、特に両極（ポラリティ）との取り組みにおいて気づいたことだが、クライエントが自分のポラリティ――クライエントのもつ対立するふたつの行動モデルの表われ（『魔術の構造』第Ⅱ部第３部参照）――を充分に表現して統合するのを助けるとき、もっとも即効性と効果がある方法のひとつは、ポラリティのひとつが視覚の表象システムを確実に利用するようにし、もうひとつが触運動覚か聴覚のどちらか一方の表象システムを確実に利用するようにすることだからである[11]。

　最後は、わたしたちが観察してきたことで、後催眠暗示を実行しているクライエントは、しばしば通常使っている叙述語を視覚の叙述語に移行させながら再びトランス状態に入り、後催眠暗示を実行し始めるという点である。

セッション3-4　　　　　　　　　　　浅いトランス＆中程度のトランス

　何度やっても結果は同じようなものだったが、ひとつだけ例外があった。その例外というのは、驚愕すべき内容にハクスリー本人がびっくりして、いきなり以下のように明言したことである。「いや、ミルトン、本当に驚いたよ、まったく尋常じゃない。わたしは『深い内省』を使って自分の記憶を呼び起こし、自分の思考をすべて整理整頓して、自分の心的実存の範囲なり程度なりを探究しようとしているんだが、そうするのはもっぱら、そうした認識や思索や理解や記憶を顕在意識で意識することなく、予定している仕事にそれらを染み込ませるためなんだ。うん、興味をそそられる……必ずまず『深い内省』があって、そののちに完全に仕事に没入する集中期間が来るなんてこと、これまで全然気づかなかった……そうさ、わたしが健忘だとしても、なんの不思議もない」

　その後、ふたりが互いのノートを調べたとき、ハクスリーは、わたしが記録した身体的な刺激に関するくだりを読み、ひどく驚き、うろたえた。その刺激について、なんの記憶もなかったからだ。彼にわかっていたのは、わたしの要求に応じて繰り返し「深い内省」に入ったこと、すべてを飲み込んでしまう色の海に夢中になるという主観的な感覚を楽しみ、かつ、それに驚いたこと、ある種の時間的無限、空間的無限を感じたこと、何か意味のあることが起こりそうだという心地よい感覚を味わったことである。彼はわたしの記録を何度も読み直し、わたしが彼に与えたさまざまな身体的刺激について、せめて自分が何か気づいていたというぼんやりとした記憶くらいはないかと、けんめいにその感覚を探った。また、つねられた跡が残っていないかと両手の甲を調べたが、何も残っていなかった。彼の最終的なコメントは、「……尋常じゃない、まったく尋常じゃない、そう、実に興味をそそられる」だった。

　「深い内省」に関するこれ以上の調査は、少なくともしばらくは先に延ばそう──ふたりがそう合意したあとになって、ハクスリーは再び明言した。自分は、「深い内省」をこれほど活用していながら、こんなにもわかっていなかったとふいに思い知り、これをもっとよく調べる決心がついた、というのである。自分はどのようにしてこれを自分のものにしたのか？　これがどういう経緯で、執筆に没入するための準備になっ

たのか？　どうしてこの状態になると、現実との無用な接触を取らないようになるのか？——こういったことにおおいに関心があるという。

　そして、ハクスリーは、自分を被験者として、意識の催眠状態に関する調査を行なってはどうかと提案してきた。ただ、話し合いたいときには自由にトランス状態を中断してもよいという許可がほしいといった。これは、わたし自身の望みとぴったり一致した。

　ハクスリーは、主観的な体験を探究できるよう、最初は何度か浅いトランスを誘導してほしいといった。彼にはかつて被術者として一時的に夢遊状態になった経験があったため、わたしは、そういう経験は自分の思うレベルでトランス状態を停止させることができるという自信につながることがあるかもしれない、と慎重な言い方をして、彼にそれを請け合った。彼はこれがシンプルな直接的催眠暗示であるとは気づいていなかった。わたしはのちに自分のノートを読みながら、彼は当時、どこから見ても暗示とわかる暗示を、そうとは思いもしないで、なんて簡単に受け入れたんだろうと、おかしくてたまらなかった。

　さて、彼は浅いトランスを数回繰り返すと、それについて、興味深いけれども「安易に概念化されすぎている」といい、「外側から内側に関心を引き込んでいるにすぎない」と説明した。つまり、外界の事物に対する注目が次第に減少し、内面の主観的な感覚に対する注目が次第に増加するということだ。外界の事物は次第にぼんやりと霞み、内面の主観的な感覚は次第に確かなものになり、最後はバランスの取れた状態になる。彼はこのバランス状態の中で、意欲的に「現実に手を延ばして、それをつかむ」ことができると感じ、ただし、外界の現実を明らかにつかみつづけてはいるが、それをどうこうしようという気にはならないと感じた。トランスを深めたいという気持ちにもならなかった。このバランス状態にあっては、特に何事かを変える必要はないように思われ、そこには満足とリラクセーションが同時に生じていることに気づいていた。彼は、ほかの人たちもこれと同じ主観的反応を体験するのだろうかと思った。

　ハクスリーは、浅いトランスを誘導する際の技法は、非言語的なものも含め、いろいろな種類のものを使ってほしいといった。その結果、い

ずれの場合にも、成果は完全に自分の心構え次第だと彼は強く感じた。彼は自分が、主に主観レベルのみの反応に影響を与える暗示を受け、浅いトランスの中で「ぼんやり漂う」（わたしの言葉）のは受け入れられるが、物理的環境との直接的な関わり合いの中で行動しようとするのはかなりの負担であり、トランスから醒めたいと思うか、もっと深いトランスに入りたいと思うかしてしまう、という点に気づいた。

　さらに、彼は自ら進んで、自分のトランス状態を調べるために自分自身の問題も用意した。そうすれば、浅いトランスに入る前に秘かに心構えをし、トランスに入った早々にでも、かなりあとにでも、特定の話題について——話題の適・不適は別として——わたしと話し合えるだろうというわけだ。そうした場合には、表には現れないながら、トランスの維持に害を及ぼすような願望が湧くことに、彼は気づいた。同様に、自分の主観的な満足感と直接関係のない現実の何事かを取り込もうとする場合にも、トランスは弱まった。

　いずれのケースでも、自分の意思で気づきの状態を変更できるという、「おぼろげながらも、即対応可能な」意識は、ずっと持続していた。ハクスリーは、わたしが同様の研究で取り組んだ他の人びとと同じく、主観的な心地よさと満足感を追求したいという強い願望をもったが、そうするとトランスが深まってしまうだろうということにすぐに気づいた。

　浅いトランスから深いトランスへと移行していかないようにするためにどういう方法を用いたのか、わかっていることを系統立てて話してほしいと頼むと、ハクスリーは、浅いトランス状態の中にいる時間を一定に設定しておいたのだという。そうしておくと、いつでも「現実に手を延ばして、それをつかむ」ことができるという意識が強まり、主観的な心地よさと安心感が減少することをより強く意識するようになるとのことだった。そこで、この点についてよく話し合い、実験を繰り返した結果、慎重に言葉を選んだ暗示で、外界の現実が手に入ることを強調し、かつ、主観的な心地よさを高めるようにした場合は、トランスが深まることがわかった。ハクスリーがどれだけ完全にいわれた内容やそういわれた理由を認識していようとも、関係がなかった。高い知性の備わった他の被験者との実験でも、同様の結果が得られた。

中程度の深さのトランスで実験してみると、ハクスリーは、わたしが取り組んだ他の被験者同様、反応するのにも、一定のトランス・レベルをしっかり維持するのにも、かなり苦労するようになった。彼は、もっと深くトランスに入っていきたいという主観的な要求と、中程度のレベルに留まらなくてはならないという知的な要求とがあったことに気づいている。その結果、繰り返し自分の周囲「に手を延ばして、それを意識し」ようとし、そうしたときには、トランスが浅くなり始めた。そこで、主観的な心地よさに注意を向けると、深いトランスを発生させていることに気づいた。こうして何度か実験を繰り返したのち、最後に、中程度のトランスに留まるよう後催眠暗示と直接暗示を与えられると、ほとんど何の懸念もなく、そのようにすることができたことがわかった。

　ハクスリーの説明によれば、中程度のトランスの第一の特徴は、非常に楽しい主観的な心地よさと、外の現実に関するおぼろげで不完全な気づきであり、そのために、現実を調べようとすると、相当やる気を出さなくてはならないという気持ちになることだという。しかし、そうした現実の何事かをほんのひとつでも取り上げて、その本質的な価値を調べようとすると、トランスはあっという間にどんどん浅くなっていった。他方、現実の何事かの主観的な価値——たとえば、部屋の本質的な静寂とは対照的な、椅子のクッションの柔らかい心地よさなど——を調べようとすると、トランスは深まった。浅いトランス、深いトランス双方の特徴は、なんらかの形で外の現実を感じ取ろうとする要求が生じることであり、その要求は必ずしも明快に感じられるわけではないながら、それに対する気づきは常に認識できるということである。

　浅いトランスと中程度のトランス双方に関して、そこでどのような催眠現象が引き出されるのかを発見するために、複数の実験を行なっている。これと同じ実験はそれまでにも、優良な被験者、常に浅いトランスしか発生させたことのない被験者、中程度のトランスより深くには入ることができなかったと思われる被験者を対象にして行なったことがある。そうした研究で明らかになったことは同一であり、何よりも重要なのは、どうやら、浅い催眠と中程度の催眠の被験者に生じる要求——外的現実を少なくともいくらかは把握していたい、自分のトランス状態を、外的

現実からは切り離された状態として方向づけをしてほしい、しかし、そうした現実に対しては、たとえ性格はどんなに不明瞭であっても、被験者がすぐにも利用できるものだと感じられるよう、方向づけをしてほしいという要求——だと思われた。

　もう一点、ハクスリーがわたしの指導に依らず、自分自身の努力で気づいたのは、深い催眠という現象は浅いトランスと中程度のトランスの双方で発生しうるという点である。わたしは他の被験者との取り組みで、このことには完全に気づいていた。ハクスリーは深い催眠を観察し、浅い催眠で幻覚のような現象が発生する可能性はあるのだろうかと考えた。そこで彼は、主観的に体の心地よさを楽しみながら、さらに別の主観的な特性を——すなわち、味覚による心地よさを——それに加えることによって、これを試してみた。その結果、いとも簡単に、さまざまな味を鮮やかに幻覚として体験し、その間、もしミルトンが今自分のしていることを知ったら、どう思うことやら、とぼんやり考えていたという。彼は、これを試みている間、自分の嚥下運動が増加していることに気づいていなかった。

　彼は次に、幻味から幻嗅に——快・不快を問わず——進んだ。鼻孔がひくひくしたためにそれがすっかりばれていることを本人は気づいていなかった。あとで聞いた説明によると、そのとき彼の頭にあったのは、完全に「内的に進行するタイプ」の——すなわち、体内で発生している——幻覚は、体の外側に現れるタイプのものよりも簡単だという「気」がするということだった。

　彼はその後、幻嗅から運動幻覚、固有受容幻覚へと進み、最後には幻触に到っている。運動幻覚的な感覚の体験では、長い散歩に出ているところを妄想しつつも、どこかの部屋にわたしがいたことをずっと意識しつづけていた（それがどこの部屋だったかはぼんやりとしか感じられなかった）。ほんのしばらくわたしのことを忘れることもあり、そういうとき、幻覚の散歩は非常に鮮やかなものになった。彼にはこれが、これまでより深いトランス状態が一時的に発生しているしるしだとわかっていて、このことは、トランスから醒めたのちのわたしとの話し合いで報告するために憶えておかなくてはならないと感じていた。幻覚の散歩中、呼吸

や心拍が変化したことには気づいていなかった。

　幻視と幻聴を初めて試そうとしたとき、それらはかなり難しくて、なんとかしようと努力すると、トランス状態が弱まったり、完全になくなってしまったりする傾向があることに彼は気づいた。そして、結局、リズミカルな動作の幻覚を感じることができれば、その幻覚の身体感覚に幻聴を「結びつける」ことができるのではないかと判断した。この方法は非常にうまくいくことがわかり、そこで再び彼は、音楽を聞くことはできるだろうかという思いに囚われた。彼の呼吸のテンポが変わり、わずかに頭を振っているのが、見て取れた。彼は単純な音楽から、オペラの歌唱へと幻聴を進め、最後は口の中でもぐもぐいいつづけた。それは、どうやら「深い内省」について質問しているわたしの声になっていくように思われた。何が起きているのか、わたしにはわからなかった。

　彼はこのあと、幻視に進んだ。目を開こうとすると、トランス状態から醒めてしまいそうになったため、その後は、浅いトランスによる活動も、中程度の深さのトランスによる活動も、ずっと目を閉じたままで行なった。最初の幻視は、波のような動きで色合いを変えていくさまざまなパステル・カラーの強烈な感覚が心の中に鮮やかにどっと押し寄せてくる、というものだった。彼はこの体験を、わたしとの「深い内省」の体験と、かつての幻覚的な体験とに関連したものだとし、そのときの彼の目的に充分合致するものだとは考えなかった。というのも、鮮やかな記憶があまりに大きな役割を担いすぎていると感じたからだった。

　そういうわけで、今度は慎重に、花を視覚化することにしたが、ふと、さっき体を動かす感覚に助けられたのは幻聴だったけれど、同じ方法が幻視を発生させるのに役立つかもしれないと彼は思った。のちにトランスから目醒め、このときの体験を思い出しながら語ったところによると、彼はそのとき、被術者に幻覚を構築させる方法として、体験に関わる種々の感覚を結合させるというやりかたを、ミルトンは使ったことがあるだろうか、と思ったそうだ。それはわたしにとってごく普通のやりかただと、わたしは彼にいった。

　何かがリズミカルに動いている。本当に見えているのか疑わしいほど、ぼんやりとしか見えない。しかし、彼は自分の頭がその物体の動きを追

って上下左右に揺れるのを「感じ」ながら、この幻視を進めた。ほどなくその物体は次第にはっきりしてきて、とうとう直径が90センチもありそうな巨大な薔薇が現れた。彼は、まさかこんなふうになるとは思っていなかったが、実際にそうなるとすぐ、これは確かに鮮明になった記憶などではなく、文句なしの幻覚だと思った。このことに気づくと、それならこの幻覚に、「薔薇らしくない」胸が悪くなるほど甘ったるく強烈な香りの幻嗅を加えるといいかもしれないと考えた。これも非常にうまくいった。

　こうしてさまざまな幻覚を実験してから、ハクスリーはトランスから醒め、自分のやり遂げたことについて、徹底的に論じた。わたしから特別な指導や暗示を受けずに行なった自分の実験結果が、他の被験者を対象に計画された実験の結果とよく一致していたことを知り、彼はとても喜んだ。

　ここでエリクソンは、表象システムの体系的な理解と利用法について、非常に明快な一例を挙げている。ハクスリーの関心は、浅いトランスでも中程度のトランスでも幻覚を体験できるのかどうかを判断することにあり、彼自身は終始一貫、それを原則にして行動している。第一に、双方のトランスに入って最初に取った彼の行動は、そのほとんどがまだ意識的なものであり、双方のトランスで同じように、自分のもっとも高く評価している表象システム——触運動覚——をリード表象システムとして利用し、他の表象システムで幻覚を発生させるときにその助けを借りている。

　　……主観的に体の心地よさを楽しみながら、さらに別の主観的な特性を——すなわち、味覚による心地よさを——それに加えることによって……

　　……彼は次に、幻味から幻嗅に……進んだ。

　彼はその後、幻嗅から運動幻覚、固有受容幻覚へと進み、最後には幻触に到っている。

第二に、ハクスリーはごく自然に、あるテクニックを使うに到っている。そのテクニックとは、追加のマップや追加の表象システムを展開させることによって体験の編成を手助けしたいという思いから、わたしたちが明確な形にしようとしてきたものであり、具体的には、リード表象システムを利用して別の表象システムを展開させるために、双方が部分的に重なり合う点、もしくは、双方が交わる点を見つけるというやりかたである。

　メアリー・ルーは四十代半ばの女性で、あるセラピスト・トレーニング・グループでワークをしていた。彼女が自分の問題点を語るのを聴いていたセラピストは、彼女が自分自身の行動について批判的なコメントをするたびに、声の質（調子）が変わることに気づいた。彼女はまったく別の声でしゃべっていた。そこでセラピストは、数多くの批判的なコメントをもう一度繰り返すよう、メアリー・ルーに指示した。同時に、自分の声を意識するようにもいった。
　メアリー・ルーが批判的なコメントを繰り返し終わると、セラピストは身を乗り出し、それは誰の声かと訊ねた。メアリー・ルーは父親の声だと即答した。ここでセラピストは彼女に、目を閉じて、頭の中でその声が響くのを聞くようにいった。彼女は簡単にこれをやってのけた。つづいてセラピストは彼女に、父親の声を聞きながら、父親の口が動き、くちびるが言葉を構成するのを見るようにといった。これもきちんと済ませた彼女は、次に、父親の顔の残りの部分を見るようにといわれた。
　セラピストはメアリー・ルーとのワークをさらに続け、父親の声を利用して彼女をリードしながら、彼女が頭の中で聞きつづけている声とマッチするものを、完全に視覚的に思い浮かべられるようにした。視覚的な描写と聴覚的な描写とが統合されると、セラピストはそれを、メアリー・ルーが自分自身と父親双方の役を担って行なう実演（エナクトメント）の土台として利用した。このようにして、最終段階では三つの表象システム——聴覚、視覚、触運動覚——がすべて演技に取り入れられた。
　聴覚的描写をまず利用し、それに他の表象システム（視覚と触運動覚）を追加するというやりかた——すなわち、メタ戦略Ⅲ——を土台とするこのエナクトメント技法によって、メアリー・ルーは、それまで自分の成長を阻んでいた

非情な妨害と向き合い、それを乗り越えることができたのである。

　メアリー・ルーのこの体験は、メタ戦略Ⅲの使い方をよく示している。セラピストはまず、クライエントの行動に生じた急激な変化に気づく。この急激な変化が発生した表象システムを、より完全な基準構造を構築するための土台として利用することによって（『魔術の構造』第Ⅰ部第6章参照）、変化が起きた表象システムと、自分が追加しようとしている表象システムとが部分的に重なり合う点を見つけることができる。上記のケースでは、最初の表象システムは聴覚（具体的には、他者の声）で、セラピストはクライエントに、その声を発している口の視覚的イメージを形成させている。いったん新たな表象システムの一部が最初の表象システムにつながれば、クライエントとワークを行ない、その新たな表象システムを完全に展開させることができるようになる。このメタ戦略を使うと、問題を発生させている体験についてのクライエントの表現は劇的にふくらむ。このようにして表現がふくらむと、クライエントは世界モデルをふくらますことができるようになり、その結果、処世の選択肢が増加する。
　ハクスリーはメタ戦略Ⅲを体系的に利用して、自分の第一の表象システム以外の表象システムでの幻覚を発生させている。その様子は以下のとおりである。

　　……リズミカルな動作の幻覚を感じることができれば、その幻覚の身体感
　　覚に幻聴を「結びつける」ことができるのではないかと判断した。
　　……さっき体を動かす感覚に助けられたのは幻聴だったけれど、同じ方法
　　が幻視を発生させるのに役立つかもしれないと思った。

　同じように注目すべきだと思うのは、エリクソンのすばらしく発達した視覚による識別力と、最小限の手がかりでハクスリーの体験を把握する理解力である。それがよくわかるのは、以下のくだりである。

　　……さまざまな味を鮮やかに幻覚として体験し、その間、もしミルトンが
　　今自分のしていることを知ったら、どう思うことやら、とぼんやり考えて
　　いたという。彼は、これを試みている間、自分の嚥下運動が増加している
　　ことに気づいていなかった……嗅覚による幻覚に……進んだ。鼻孔がひく

ひくしたためにそれがすっかりばれていることを本人は気づいていなかった。

エリクソンがハクスリーの体の細かな動きの意味を見きわめ、理解できていたことからすれば、人間の体験を編成する原則としての表象システムの効用と力について、エリクソンが明確に理解していることは疑う余地がない。彼は以下のように述べている。

……彼〔ハクスリー〕はそのとき、被術者に幻覚を構築させる方法として、体験に関わる種々の感覚を結合させるというやりかたを、ミルトンは使ったことがあるだろうか、と思ったそうだ。それはわたしにとってごく普通のやりかただと、わたしは彼にいった。

セッション3-5

　この討論で取り上げたのは、感覚麻痺、健忘、乖離、非人格化、退行、時間の歪曲、記憶過剰（ハクスリーの場合は驚異的な記憶力ゆえに調査が難しい項目）、過去の抑圧された出来事の探究であった。
　これらのうち、感覚麻痺、健忘、時間の歪曲、記憶過剰は、浅いトランスでも可能であることにハクスリーは気づいている。その他の現象は、本気でそういう状態になろうと努力すると深いトランスを引き起こすことになった。
　浅いトランス状態で発生させた感覚麻痺は、選択した身体各部位でよく効果を発揮していた。首から下全体に感覚麻痺を試みたときには、ハクスリーは自分が深いトランスの中に「すべり落ちていく」のに気づいている。
　健忘は、感覚麻痺と同様、特性を慎重に選択した場合に有効だった。完全に記憶をなくそうとなんらかの努力をすると、結局、深いトランスに向かって進むことになった。
　時間の歪曲は簡単にできた。ハクスリーは、「確信はないけれど、ずっと以前から『深い内省』の中でこれを使ってきたと強く感じた」と述

べている。とはいえ、この概念をひとつの枠組みとして導入したのは、わたしとの取り組みが初めてであった。

　記憶過剰は、彼に抜群の記憶力があるがゆえに調査は非常に難しかったが、わたしが提案して実施した。わたしは彼に浅いトランス状態に入ってもらい、種々ある彼の著作の中のあるパラグラフが、その本の何ページにあるかを訊ね、彼に即答してもらうことにしたのである。ハクスリーは最初の質問でトランスから醒め、こういった。「ミルトン、実際のところ、これは無理だよ。その本の大半は、がんばれば暗誦できるさ。でも、あるパラグラフが何ページにあるかだなんて、ちょっとフェアじゃない」

　そういいながらも彼は再び浅いトランスに入ったので、わたしは著作のタイトルを告げ、あるパラグラフを数行読み上げた。読み上げたらすぐに、それが何ページにあるかを答えるのである。結果、彼は驚くべき速さで回答し、確実に65パーセント以上は正答した。

　トランスから醒めた彼は、今度は、はっきりした意識のある状態で同じ課題をこなすよう指示された。すると、彼自身がひどく驚いたことに、浅いトランス状態ではページ数が頭に「パッとひらめいた」のに、覚醒状態では、頭の中でまずそのパラグラフを完成させ、次のパラグラフに進んだのち、前のパラグラフに戻ってから「推測する」という手続きをきちんと踏まなければならなかった。各回答の所要時間を浅いトランスで要したのと同じ長さに制限すると、彼は毎回失敗した。好きなだけ時間をかけていいということにすると、正答率は40パーセントほどになったが、それは、浅いトランスで使った本よりも最近の本に限られていた。

　ここでも、すでに論じたパターンを支持する行動が見つかっている。浅いトランス状態にあるハクスリーは、非優位半球に局在する機能にアクセスしている。

　　……浅いトランス状態ではページ数が頭に「パッとひらめいた」（視覚的

叙述語)……

　しかし、覚醒状態、すなわち、通常の意識状態——ハクスリーの場合、触運動覚が優位の表象システムとなっている状態——で同じことをしようとしても、視覚的イメージが使えない。

　……覚醒状態では、頭の中でまずそのパラグラフを完成させ、次のパラグラフに進んだのち、前のパラグラフに戻ってから「推測する」という手続きをきちんと踏まなければならなかった。

　注目していただきたいのは、おおまかにいえば、ハクスリーは浅いトランス状態でのパフォーマンスを覚醒状態ではマッチングできないという点である。いうまでもなく、課せられたのは視覚による想起であり、これは非優位半球の機能である。

セッション3-6　　　　　　　　　　　　　　　　　　　深いトランス

　その後ハクスリーは、浅いトランスでしたのとまったく同じことを、中程度のトランスでも行なった。課題をこなすのは前回よりもはるかに楽に済んだが、より深いトランスに「すべり落ちていき」そうになる感覚を彼はたえず味わった。

　ハクスリーとわたしは彼のこの催眠行動について、かなり長時間論じ合ったが、記録の大半はハクスリーが取った。というのも、論じられている話題に関する自分の主観的体験を記録できるのは彼だけだったからだ。そういうわけで、ここに収めた討論は限定されている。

　わたしたちはそれから深い催眠の問題に移った。ハクスリーは簡単に夢遊性の深い催眠に入り、そうなると、自然に完全な失見当識状態になった。目を開くことはできたが、自分の視野を「光の泉」であるといい、その中に、わたしも、わたしの座っている椅子も、彼自身も、彼の椅子も包含されていた。視野が自然に驚くほど狭まった点にもすぐ触れ、理由はよくわからないが、わたしに「様子を説明する」義務があると感じ

ていることを明らかにした。

　慎重に質問していくと、彼にはそれ以前に行なわれていたことについての健忘があり、わたしたちの共同プロジェクトをまったく意識していないことも明らかになった。様子を説明しなくてはならないという彼の感覚は、それを言葉にしたとたん、気軽に進んで話そうという気持ちに変わった。彼の最初の発言のひとつは、「実はね、自分の置かれている状況がわからないし、ここがどこであれ、きみがここにいる理由もわからないんだが、きみには様子を説明しなくちゃいけないんだよ」だった。彼は、わたしが状況を把握していて、彼の説明しようとしているものがどんなものであれ、ぜひとも説明を受けたいと思っているのだと確信しており、知りたいことがあったら質問してくれといった。彼は非常に気軽に、ごく普通に応じていたが、満ち足りた気分でおとなしく体の心地よさを楽しんでいるのは明らかだった。

　質問に対する彼の返事は簡潔で短く、含意のある質問をまさに文字どおりの意味に取って答えており、それ以上でも以下でもなかった。つまり、他の被術者に見られるのとまったく同様に──たぶん彼の場合は意味論の知識ゆえに、より正確に──文字どおりの意味に対して反応した。

　彼は、「わたしの右には何がありますか？」と訊ねられると、「わかりません」とシンプルに答えた。

「なぜですか？」
「見ていないからです」
「見ていただけますか？」
「はい」
「さあ！」
「どこまで見てほしいのですか？」

　このやり取りは予想外のものではなかった。というのも、わたしは幾度となくこれに遭遇してきたからだ。ハクスリーには単に、夢遊性の深いトランス特有の現象が現れているだけであり、そういう状態になると、視覚による気づきは、どういうわけかトランスの状況に直接関係のある

事柄に制限され、もし、椅子、長椅子、足載せ台を彼に見てもらいたいと思うなら、それぞれについて、具体的な指示が必要になる。

　ハクスリーはのちにこう説明している。「しばらく周囲を見回しつづけると、やっとそれ［特定のもの］がゆっくりと見えてくる。いっぺんに見えるようにはならない。まるで次第に実体化してくるかのように、ゆっくり見えてくるんだ。わたしは物が形になっていくのを眺めながら、別に驚くでもなく、気楽な気分でいたと確信している。何事も当然のこととして受け入れていた」

　似たような説明は、何百という被術者から受け取ってきた。しかし、わたしは自分の体験から、純粋に受動的な質問者の──質問をして、答えをそのまま、内容のいかんにかかわらずひたすら受け取る──役割を引き受けることの重要性を学んできている。答えの意味に関心があることを示すイントネーションを使えば、被術者はたいてい誘導され、どういう答えをすべきかについて予め指示を受けているかのように答えるようになる。わたしはセラピーのワークでもイントネーションを利用し、患者からの個人的な返答がより充分なものになるようにしている。

　ハクスリーとのやり取りでは、この点を調べるために、「なんでしょうかね、あれは？　さあ、教えてください、あなたからちょうど四メートル半ほど先のところにあるものはなんでしょう？」といかにも熱心に質問した。これに対する正答は「テーブル」だったが、返ってきたのは、「本と花びんが載っているテーブル」だった。確かに本も花びんもテーブルの上に載ってはいるが、それらはテーブルの向こう端にあるので、四メートル半以上離れていた。次に、ごく普通にさりげなく、「あなたからちょうど四メートル半ほど先のところにあるものは何か、さあ、教えてください」と、同じことを質問した。すると、さっきはああ答えた彼が、今度は「テーブル」と答えた。

「ほかに何かありますか？」
「はい」
「ほかには何がありますか？」
「本」　（本のほうが花びんより彼に近いところにあった）

「ほかに何かありますか？」
「はい」
「さあ、教えてください」
「花びん」
「ほかに何かありますか？」
「はい」
「さあ、教えてください」
「シミ」
「ほかに何かありますか？」
「いいえ」

　今、ハクスリーは深いトランス状態に完全に入っている。夢遊性の深いトランスにある被術者の言語的行動は、通常の意識状態や、浅いトランス状態および中程度のトランス状態の誘導時に見られる行動とは対照的で、両者間には興味深い違いがある。そうした違いのひとつがここで起こっている。夢遊性の深いトランス以外の催眠に関連した意識状態、および、通常の意識状態では、人はある特定の質問に対して、まるでそれが命令であるかのように反応する。たとえば、以下のような問いかけがあったとしよう。

　両手を太ももの上に置くことができますか？
　両手は太ももの上にありますか？

　大人はこうした質問に対し、一般的には、以下のような命令を与えられたかのように反応する。

　両手を太ももの上に置きなさい！

　もっと正確にいえば、そうした問いかけをされた人は、通常、両手を太ももの上に置く。変形言語学のモデルの中では、こうした現象は「会話の公準」として知られている。

これは本質的に以下のようなプロセスをたどって機能する。すなわち、ある行動を相手にしてもらいたいと思っているけれども、直接そうするよう命令はしたくないという場合、実行してもらいたい命令の前提条件の中からいずれかひとつを選び、イエスかノーかで答えさせる質問を使って、その前提について訊ねるのである（前提の形式的概念の説明は、『魔術の構造』第Ⅰ部第3＆4章＆補遺B、本書第Ⅰ巻の付録参照）。具体的には、「両手を太ももの上に置きなさい」という命令の前提条件のひとつは、「あなたは両手を太ももの上に置くことができる」であり、これは命令の前提であるため、そうできるかどうかを訊ねるだけで、質問の形で「丁寧に」命令を伝えられるというわけだ。

命令	**前提**
両手を太ももの上に置きなさい！	あなたは両手を太ももの上に置くことができる。

「会話の公準」の原則によって

両手を太ももの上に置くことができますか？ ――――――→	両手を太ももの上に置きなさい！

　言語学的用語を使ってさらに説明すると、言語には、「表層構造」――語られるセンテンスの実際の形――と「深層構造」――表層構造のもつ意味の現れ――という概念がある。上記のタイプのセンテンスが特異なものになるのは、それらのもつ趣旨が、深層構造の意味が表わす趣旨とは異なっているためである。換言すれば、他者のメッセージを理解するときには、表層構造から文字どおりの深層構造を回復させる作業がごく普通に行なわれているということだ。しかし、上記のような特異なケースでは、意味を回復するためにもうひとつ余計にステップを踏んでいる。具体的には、深層構造の文字どおりの意味が、ある命令のある前提に関するイエス・ノー疑問文の場合、深層構造の文字どおりの質問の意味よりむしろ、その命令がメッセージの真意だと理解されるのである。

　同様に、「わたしの右には何がありますか？」と訊ねた場合、通常、回答者に質問者の右にあるものがわかっていれば、それらがすぐにリストになって返

ってくる。わかっていなければ、回答者は何があるか知ろうとしてチェックするだろう。しかし、一貫して話し手がこうした反応を示すことのできない場合があり、わたしたちはその場合の条件をふたつ特定した。ひとつは、話し手が夢遊性の深いトランス状態にある場合であり、今ひとつは、話し手が子供の場合である。

エリクソンが夢遊性の深いトランス状態にあるハクスリーに、

　　わたしの右には何がありますか？

と訊ねると、ハクスリーはそこにあるものをすぐにリストにして答えるでもなく、そこに何があるか知ろうとしてチェックするでもなく、以下のように答えている。

　　わかりません。

エリクソンがコメントしているとおり、夢遊性の深いトランスに入っている被術者には、センテンスの深層構造の文字どおりの意味に反応する能力がある。この能力は、被術者が深いトランスに入っていることを示す優れた指標である。つまり、会話の公準によって与えられる追加の意味に反応しない能力を調べれば、数多くの被術者のトランスの深さを非常にうまく検査できるということだ。

エリクソンの誘導テクニックを調べると、催眠誘導をしている間、彼がたえず会話の公準を利用していることがわかる。これは、権威主義的な誘導法よりも許容的な誘導法を重視する彼の日頃の主張と一致している。エリクソンはイエス・ノー疑問文を使って命令を伝えることで、クライエントに対して直接的な命令を下さず、支配と抵抗の問題を回避している。

さらに、彼がトランス誘導とトランス状態での行動とを区別することの重要性を強調している点と一致するのだが、この言語学的特徴は、クライエントがそのときプロセスのどの位置にいるのかを判断するのに有用である。加えて、深いトランスにあるとき会話の公準を無視するという被術者の行動は、その被術者の個人史におけるそれ以前のある時期——すなわち子供時代——の体験と完全に一致している点にも注目していただきたい。したがって、この技法は、

被術者が深い催眠に入って年齢退行を体験しようとするのを後押しするのである。

ハクスリーは深いトランスに入ると、通常なら選択肢としてもたない視覚による区別をつけることができるようになるという点にも注目していただきたい。エリクソンはこれを、「夢遊性の深いトランスの特徴的現象」だといっている。このことは、大脳の非対象性について前述した見解に照らすと、理解しやすくなる。

セッション3-7

このように、文字どおりの意味に対して反応したり、そのときの催眠状況を構成する現実の事物に対する気づきが特異的に制限されたりするのは、まさに夢遊性の催眠トランスが満足のいくものになっているということ［である］。視覚の制限に加え、さまざまな音が——施術者と被術者との間で発生している音でさえ——その催眠状況のまったく外側にあるように聞こえるといった聴覚の制限も生じる。この聴覚制限は、その場に助手がいなかったため、調べることができなかった。

しかし、目に触れない黒い糸を使い、彼の背後のテーブルから本を引っ張って倒し、彼の背中に当てると、ハクスリーはゆっくりと、まるでかゆみがあるかのように、手を挙げて肩を掻いた。驚愕反応はまったくなかった。これもまた、予期しない数多くの物理的刺激に対する反応の特徴である。そうした刺激は過去の身体的体験だと解釈されるのである。

被術者が、夢遊性の深いトランスを発生させているプロセスの一部として、催眠状況の一角を構成していない物理的な刺激——特に過去の体験とは解釈できない刺激——に対して選択的な全身感覚麻痺を同時に発生させるのは珍しくない。ハクスリーのケースでこれを調べることができなかったのは、催眠状況を歪めることなく充分な調査を行なうには助手が必要だからだ。

わたしが実際によく使ってきた方法では、腕の位置決めを行なっている間に、糸を通した針を上着の袖に刺し、被術者から見えない位置に身を置いた助手に、その袖をちくちくと縫ってもらうというやりかたをす

る。たいていの場合、自然に感覚麻痺が生じて、被術者はその刺激に気づかないままでいる。そのほかにも、さまざまなシンプルな方法をたやすく工夫できる。

その後ハクスリーは簡単な暗示を与えられ、間接的なやりかたで優しくトランスから目醒めさせられた。暗示は、椅子に座っている姿勢を直し、先ほど「深い内省」の実験的研究の再開までトランスを停止しようと決めたときの心身の状態になるように、というものだった。

ハクスリーはすぐに反応して目醒め、さっそく、自分は深い催眠に入ろうと準備万端だったと述べた。この発言自体は深い後催眠健忘を示していたが、何ができるかについて話し合うというふりをして、牛歩戦術を取った。そのようにして、深いトランス行動に関するさまざまな事柄について言及することができるようになったが、そうした言及が記憶を呼び醒ますことはまったくなく、取り上げた点に関するハクスリーの話に深いトランス行動から生じる洗練が現れることもまったくなかった。彼は自分の深いトランス行動の詳細についていっさい情報をもたず、深いトランスが誘導される以前のままであった。

その後もまたハクスリーは深い催眠に繰り返し入ったが、そこでは個人的に意味のあることはすべて避け、部分的かつ選択的な完全なる後催眠健忘や、健忘のデータの回復、回復したデータの喪失を進めるよう、指示を与えられた（ここで「部分的」といっているのは、体験全体の一部で、という意味であり、「選択的」といっているのは、体験の中から相関関係のありそうな事柄を選んで、という意味である）。

彼には硬直(カタレプシー)も出ている。この検査は、まず、心地よく椅子に座っていられるよう彼を「調整」し、のちに、その椅子から立ち上がらせるための直接的な命令──「そこのテーブルの上の本を取って、あちらの机の上に置いてください、今すぐそうしてください」──を出すことになる状況を発生させて行なった。これによってハクスリーは、どういうわけか自分が椅子から立ち上がることもできなければ、なぜそうなったのを理解することもできなくなっていることに気づいた（彼は体を「心地よく調整」された結果、修正しなければ椅子から立ち上がれない姿勢を取ることになり、そのとき与えられた指示の中には、その修正のための暗示が含

意されていなかったのである)。こうして彼は、立ち上がることができず、理由も理解できないまま、どうすることもできずに座っていた。

　これと同じ方法は、医療グループの前でサドルブロック麻酔を証明するために以前から用いられている。深いトランスにある被験者が慎重に姿勢を調整されると、ありきたりの会話が取り交わされ、その後、別の被験者とラポールの関係に置かれる。ふたりめの被験者には、最初の被験者と椅子を交換するよう、指示が与えられている。ふたりめの被験者は相手に近寄っていくが、結局、どうすることもできずに立ち尽くす。というのも、最初の被験者は自分が(1)動くことができないこと、(2)ほどなく、立てないという感覚がなくなり、つづいて下半身の見当識がなくなり、結局、全身が感覚麻痺の状態になっていることに気づく。しかし、感覚麻痺については、催眠についての打ち合わせでも言及されていなかった。被術者の認識していないカタレプシーをこうして気づかれないように利用することは、トランス状態を深めるのにきわめて効果的である。

　ハクスリーは自分が動けなくなっていることに驚き、下半身の見当識がなくなっていることに気づいたときには、さらに驚き、わたしが深い感覚麻痺の存在を証明してやると、この上なく驚いた。そして、次々と起きていく出来事をどう理解したらいいのかわからず、ひどく困惑していた。体を心地よい姿勢に調整されていることと、そっと誘導されたカタレプシー、および、その結果生じた感覚麻痺とを関連づけて考えてはいなかった。

　トランス状態から醒めても、カタレプシーと感覚麻痺は継続し、深いトランスで体験したこともすべて完全に忘れたままだった。彼が無意識のうちに健忘の指示を拡大し、すべてのトランス体験をそれに含めてしまったのは、たぶんわたしの指示を充分に明確には聞かなかったためだろう。

　彼はすぐ、ふたりで「深い内省」についてワークしていた時点に自分自身を再設定した。自分が動けない状態をどう説明したものやら困り果てた彼は、「深い内省」に入っていたとき自分は何をしたのだろう、何が原因でこのような説明のつかない状態を初体験することになったのだ

ろうと、疑念と好奇心を露わにした。彼は、自分が「深い内省」から出たばかりだと思い込んでいた。

そして、興味津々という様子で、「まったく尋常じゃない」といった言葉をつぶやきながら、手と目を使って自分の下半身を探りつづけた。その結果、目でしか足の位置がつかめないこと、ウエストから下に深い不動があることに気づき、手で脚を動かそうとしてあれこれ試してみたものの、カタレプシーゆえに無駄に終わり、感覚麻痺状態が存在していることを悟ったのである。

彼はこの状況を種々の形で調べようとして、わたしにいろいろなものを用意するよう頼んだ。たとえば、氷である。自分は充分に前かがみになることができないので、それを素足のくるぶしに当ててほしいといった。あれやこれやを調べたのち、とうとう彼はわたしのほうを向いて、いった。「ねえ、ぼくが尋常でない窮地に立たされているというのに、きみはやけに落ち着いた様子で、すごくくつろいで見える。ひょっとして、何か巧妙なやりかたでぼくの身体の意識感覚を混乱させているんじゃないかと思うんだが……つまり、この状態は、催眠のようなものじゃないのかい？」

ハクスリーは自分の記憶が抑制されていることをおもしろがったが、カタレプシーの発生と感覚麻痺については相変わらず途方に暮れたままであった。しかし、なんらかのコミュニケーション技法が用いられて現状が生じていることには気づいていた。ただ、体の位置決めと最終結果とを結びつけることはできなかった。

ここでエリクソンがハクスリーにさせた体験は、表象システムこそ触運動覚に関わるものだが、構造上は、深いトランスにある被験者が言語システム内の会話の公準に対応できない現象と同じことである。エリクソンは、特定の動きに対する命令に直接は反応できないようハクスリーの体の位置を調整したのちに、その命令をハクスリーに与えている。そうすることによって、行動のシーケンスをひとつずつ完全に明らかにして初めて被験者は対応できるようになるという形態的現象を、触運動覚の観点から証明したのである。

会話の公準のケースでは、深層構造の文字どおりの意味にのみ反応が起きる。センテンスの力というのは、深層構造の意味だけでなく、会話の公準のメカニズムによってそれから派生する意味も加わって生じるものだが、それに対しては反応が起きない。ハクスリーのケースでは、命令を遂行する触運動覚の一連のステップについて、各部分をすべて明確に命じていないために、形態上同様にして、ハクスリーは麻痺状態になっている。通常の意識状態であれば、たとえ明示されていなくても、命令に含意されている触運動覚の各ステップは自給できるが、ハクスリーはそのメカニズムを使うことができないのである。深いトランス行動のこの分野は、一定の形にまとめる前に、さらに徹底した調査が必要である。

セッション3-8

　深いトランスに関する実験的な調査はさらに続き、幻視、幻聴、他のタイプの観念感覚的な幻覚にまで及んだ。用いられた方法のひとつはこうだ。わたしがまず、パントマイムで、ドアが開くのが聞こえたことを表わし、次に、いかにも誰かが部屋の中に入ってくるのを見ているようにする。それから、礼儀として立ち上がり、椅子を示す。そして、ハクスリーのほうを見て、彼がリラックスできていることを願っているという気持ちを表わす、という具合である。
　彼はそれに対して、リラックスできていると答え、終日出かけていると思っていた妻が思いがけなく帰宅したことに対する驚きを顕わにした（わたしは、先ほど示した椅子が彼の妻の愛用しているものだと承知していた）。彼は妻と話をしたが、応答は明らかに幻覚状態にあるものだった。わたしは彼を遮り、どのようにしてそれが催眠による幻覚ではなく、妻だとわかったのかと訊ねた。
　彼はこの質問を用心深く調べたあと、説明を始めた。妻を幻視するようにという暗示をわたしが与えていないこと、彼女が帰宅したとき、わたしも彼と同じくらいひどく驚いていたこと、彼女が出かける直前と同じ服装をしていて、それ以前に来ていた服ではなかったことを挙げ、したがって、彼女は現実の彼女だと想定するのが妥当である、と彼はいっ

た。そして、少しの間考え込んだあと、彼女との「会話」に戻ったが、応答はやはり明らかに幻覚状態のものだった。

　最後に、わたしは彼の注意を引き、彼が妻を「見ていた」椅子に向かって、消滅を暗示する手ぶりをした。彼は心底驚いて、彼女がゆっくり消えていくのを見つめた。それからわたしに向き直り、この体験をすべて記憶したままで自分を覚醒させてほしいといった。わたしはいわれたとおりにし、彼はしばらくこの体験について論じながら、特殊なメモをノートにたくさん書き込み、わたしに数々の質問をしてその回答を書き足し、メモを詳細なものにしていった。彼は、わたしが［彼に］目醒めるようにいい、ただし、体は動かせないままであり、感覚麻痺も続くといったとき、自分はすでに目醒めていると思っていたことに気づいて驚いていた。目醒めてはいるけれども、自分には認識できない形で、トランス状態は持続していると思っていたのだという。

　その後も彼は催眠による幻覚体験に熱心に取り組み、実にさまざまなことを探究した。たとえば、視覚、聴覚、嗅覚、味覚、触運動覚に関する肯定的なもの／否定的なもの、体温、飢え、満腹、疲労、弱点、わくわくするような深い期待感などである。彼はあらゆる点で非常に有能であることが明らかになり、たとえば、疲れ果てた状態での山登りを幻覚として体験したとき、脈拍が20ポイントほども変化することがわかった。

　また、これらのさまざまな体験について論じたときには、進んで情報を提供した。たとえば、否定的な幻覚は深いトランスで簡単に到達できるが、そうした幻覚は、たとえ催眠状況でのものであれ、現実のもつ価値にとって非常に有害であるため、浅いトランスや中程度のトランスではたいへん扱いが難しいという。つまり、否定的な幻覚が誘導された場合、深いトランスを発生して、その深いトランスに内在する否定的な幻覚を体験することができるし、催眠状況における現実以外のあらゆる外界の現実も、不鮮明だという暗示を与えられないかぎり、鮮明で、輪郭もくっきりしたままであるが、それにもかかわらず、わたしの輪郭は不鮮明になることに気づいたというのである。のちに他の被術者と行なったワークで、ハクスリーのこの発見は確認されている。わたしはそれ以

前に、浅いトランスと中程度のトランスで否定的な幻覚に関するこの問題を探ったことがなかった。

この時点でハクスリーは、記憶過剰を調べたときに、浅いトランス状態で該当ページを特定するワークを行なったことを思い出し、同様の調査を深いトランスでもやらせてほしいといった。そこで、ふたりで図書室の書棚を探し、何年も前に読んだはずだが、ここ20年以上は触っていないとハクスリーが確信できるものを選び出した（一冊はどうやら一度も読んだことがなかったようだが、他の五冊は読んでいた）。

目を閉じて深いトランス状態にあるハクスリーは、わたしが無作為に本を開き、選んだパラグラフを数行読むのを集中して聴いた。いくつかについては、読み上げるのとほとんど同時に該当ページをいい当て、それからそのページを幻覚として体験し、わたしが読むのを止めたところからそれを「読んだ」。さらに、どういう折にその本を読んだかも特定した。二冊は、15年前に調べ物をするために読んでいた。別の二冊［については］、正確にいい当てるのは難しく、近いページ数しかいえなかった。印刷された文字を幻視することもできず、その思考内容の要約をほんの少しふくらませていえただけだった。しかし、これは、実質的に正確だった。いつそれらを読んだかを特定することはできなかったが、25年以上前に読んだものだという点には確信があった。

ハクスリーはトランスから出たあとの話し合いで、自分の記憶［が］なし遂げた離れ業に非常に驚いたが、その体験については、再生された記憶によって行なわれた主として知的なものであり、ひとりの人間としての彼にあるべき情緒的な意義を欠いているとコメントした。これがきっかけとなり、催眠と「深い内省」について総合的な話し合いをすることになったが、ハクスリーは、さまざまな価値を比較するには、自分の体験の適切な概念化がまだ自分には充分できていないという漠とした感じを抱いていた。

ハクスリーは自分の催眠体験を楽しんでいた。それら自体に興味があったし、それらから新たな知識が得られたからだ。しかし、いくぶん困惑もしていた。「深い内省」からは、純粋に個人的な体験として、なんだかよくはわからないが主観的な価値を得ているという感じがあった。

それは、実際のところ、催眠からは得られないものであり、催眠はただ、新たな観点をたっぷり与えてくれるだけだった。「深い内省」をすると、ある持続的な内的感覚が得られ、その感覚は、自分の生き方において重要な役割を担っているように思われると彼は明言した。

　この話し合いのさなかに、彼は突然、催眠を使って幻覚的な自分の体験を探ってもいいかと訊ねてきた。彼の頼みは聞き入れられたが、彼はトランスから醒めるや、「深い内省」の中でこの催眠体験に相当するのは、「深い内省」によって生じた、そこに「あまねく在る感覚」だが、ふたつは大きく異なっている気がすると、その印象を述べた。彼の説明によれば、催眠による探究は、自分がまさに幻覚的な体験のさなかにいるという内的な感覚、すなわち、持続的な主観的感覚を与えてくれず、そこには「感じ取るコンテンツ」に匹敵する整然とした知的な内容があるのに対し、「深い内省」は、安定した性格の深遠な情緒的背景を確立していて、そこには「意識的にさまざまな知的な考えを無理なく広げておく」ことができるため、それらを読んで、存分に反応することになるという。

　この話し合いが終了することになったのは、ハクスリーが熟考した上で、自分はまだほんの短期間に集中的に催眠を体験しただけで、消化するまでに到っていないため、もっとじっくり考えなければ賢明なコメントはできそうにないと述べたからである。

　ハクスリーは視覚的にコード化された遠い過去の情報にアクセスすることができ、その力を使ってドラマティックなパフォーマンスを繰り広げたが、これは、深いトランスにある被術者がどのような記憶を利用することができるのかを示す一例で、思わず引き込まれる。わたしたちにとって特に暗示的なのは、トランスが深くなればなるほど——ハクスリーの通常の意識状態との区別がはっきりすればするほど——非優位半球に視覚的に保存されているものを入手しやすくなるという点である。ハクスリーが「深い内省」体験と深いトランス体験との違いをどう性格づけしているかも、同様の傾向を示している。

「深い内省」の描写

……ある持続的な内的**感覚**が得られ……

……「深い内省」によって生じた、そこに「あまねく在る**感覚**」……

深いトランスの描写

……新たな**観点**をたっぷり与えてくれるだけ……

……内的な**感覚**……を与えてくれず……

　ハクスリーにとっての「深い内省」と深いトランスとの違いのひとつは、こうした変性意識状態のなかで、非優位半球へのアクセスがどの程度行なわれているかであることを、上記の性格づけは暗示している。

セッション3-9

　彼はしきりに、深い催眠の実験をさらに続け、もっと複雑な現象を誘導して、ひとりの人間として自分自身のことをさらに充分に探らせてほしいといった。わたしは、これまで実際に行なったことと、ひょっとしたら行なったかもしれないこととを、頭の中でざっとチェックし、ふたつの状態を使った乖離的退行が可能かもしれないと考え、深いトランス状態が望ましいだろうと判断した。つまり、彼の最近の人生経験から一エリアを選び出し、それから乖離させることで退行を行ない、比較的最近の別の体験エリアの見当識を使って、それを傍観者として眺められるようにするのである。

　これを行なうのに最適だと思うものを挙げるとしたら、それは混乱技法だろう[12]。混乱技法を使おうと決めたのは、わたしがハクスリーの無限の知力と好奇心に気づいたことが大きく影響している。混乱技法の言葉が表わすものに対して、さらに別の複雑な意味や連想を追加するよう、ハクスリーをうまくリードすれば、彼の無限の知力と好奇心が大きな助けとなり、わたし自身の取り組みを実質的に補完することになるだろうと考えたのである。

　残念ながら、その場にはテープレコーダがなかったため、実際の暗示

の詳細を保存できていないが、それは、ハクスリーが次第に深いトランスに入っていき、ついには「その深さが<ruby>ひとつの部分<rt>ア・パート</rt></ruby>として」彼から「<ruby>離れた<rt>アパート</rt></ruby>」状態になっている時点に到るという内容だった。そして、それは、彼の前であれば、「まったき清澄さの中に、ほかならぬ現実として、ありえない事実として」現れ、「かつては存在したが、今はトランスの深みの中で、やがては、戸惑うばかりの対決という形で、あなたの記憶と知識のすべてに挑んでくるだろう」、というものだった。

　この暗示は意図的に曖昧にしてあったが、その曖昧さは理解可能なものとして許容できる範囲であり、わたしはひたすらハクスリーの知性を頼みとし、彼が自分自身のためにそれを精巧に練り上げ、わたしには推測すらしようもないような広範な意味をもたせてくれることを期待した。もちろん、暗示はほかにもあったが、それらは実質的に上記のカッコで囲った暗示と一致するものであった。わたしの頭にあったのは限定された一状況ではなく、舞台を設定して、ハクスリーが自分自身でタスクを明らかにしていくよう、リードすることだった。わたしは自分の暗示が彼にとってどんな意味をもつことになるのか、推測しようとさえしなかった。

　エリクソンは上で、自らが**混乱技法**と呼ぶものを導入している[13]。**混乱技法**という名称は広い範囲の現象を扱っている。わたしたちがここで引用するのはそうしたパターンの一部だけだが、この技法については、今後も繰り返し触れるつもりであり、そのつど新たにパターンを特定していこうと思っている。エリクソンによる最初の引用は、英語では七つの単語から成る次のセンテンスである。

　　The depth was a part and apart　　その深さが<ruby>ひとつの部分<rt>ア・パート</rt></ruby>として（彼から）<ruby>離れた<rt>アパート</rt></ruby>（状態になっていた）

まず「その深さ」という名詞句は、『魔術の構造』第Ⅰ部で考案したメタ・モデルの中で「名詞化」と呼ばれているものである。つまり、この名詞句はそ

の深層構造では叙述語——本来は関係性もしくはプロセスを表わす単語——であったが、その叙述語が自然言語で有効な変形過程を経た結果、物事を表わす名詞として表層構造に出現したものであり、エリクソンはそれを利用しているのである。

　たぶん、催眠とは無関係の例を挙げたほうがわかりやすいだろう。以下の二文について考えてみよう。

　　家の中には椅子があった。
　　家の中には失望があった。

　わたしたちは『魔術の構造』第Ⅰ部で数多くの判断基準を開発し、セラピストが名詞化を見分ける直観力を高められるようにした。たとえば、もっとも高く評価している表象システムが視覚の場合、一センテンスに含まれる各名詞句が名詞化によるものかどうかを判断するには、銀緑色の手押し車を想像し、センテンスの中の名詞句が言及しているものを、ひとつひとつその手押し車の中に入れるところを心の目で視覚化してみるといい。もしそうすることができるなら、その名詞句は名詞化されたものではない。できなければ、名詞化されたものである。上記のセンテンスを例として使うなら、椅子は手押し車に入れるところを視覚化できるが、失望はそうできない、したがって、「椅子」という単語は本物の名詞だが、「失望」という単語は名詞化されたもの、すなわち、叙述語から派生した名詞、ということになる。

　名詞化の特徴のひとつは、利用できる情報が減少するということだ。次に挙げた各センテンスを読み、それぞれの形の中で失望させるという叙述語に付随する情報に注目してみよう。

　　ベティがマックスを失望させたのは明らかだった。
　　マックスが失望したのは明らかだった。
　　失望は明らかだった。

　最初のセンテンスでは、「失望させる」という単語は動詞の形で現れ、（ベティという名の）ある人がいて、その人が（マックスという名の）別の人を失望さ

せているということを述べている。二番目のセンテンスでは、「失望させる」という叙述語に付随する情報のひとつが消えている（これは、言語学的モデルでは「削除」と呼ばれるプロセスで、そのセンテンスのもつ完全な言語学的描写の一部を取り除くことをいう）。三番目のセンテンスでは、「失望させる」という叙述語に付随する情報がふたつとも消え、形も、叙述語から名詞に変わっている。三番目のセンテンスだけでは、誰が誰を失望させているのかを判断することができない。その情報はすべて削除されているからだ。

　叙述語であれば普通に伝えられるはずの情報がこのような形で削除され、形が叙述語から名詞に変わると、「指示指標が特定されていない」といわれる状態になる。つまり、「失望」という単語は、名詞形であることによって、体験の一部について、識別もしくは言及をしないのである。それに指示指標がないために、聞き手は投影や幻覚を促される。「失望」の名詞化とまったく同様にして、深さという単語は、それに付随する情報が削除され、したがって、指示指標をもたない。そして、指示指標がないために、聞き手は、解釈や投影、幻覚を促される。

　ヒプノティストからクライエントへの発言に関する必要条件のひとつは、そうした発言がクライエントの現在進行中の体験と一致するものでなくてはならないということである。わたしたちはこれを**ペーシング**と呼んでいる。ヒプノティストがこれをうまくやり遂げる方法はいくつかある。まずは、直接観察できる事柄だけを正確に言葉で描写するといい。たとえば、誘導には、しばしば以下のような言い回しが含まれる。

　　……息を吸って……吐いて
　　……左から右へと読みながら

　このときヒプノティストは、「吸って」という言葉と「吐いて」という言葉を発するタイミングを、クライエントが実際に息を吸うとき、吐くときに合わせるよう、よく注意している。あるいは、標準的な手の浮揚では、たいてい以下のような言い回しが出てくる。

　　……上がっていき、ふいにピクッとして……さらに高く……

ヒプノティストがこうした描写を口にするのは、まさにクライエントの手が実際に上がっていき、ピクッと動いて、さらに高くなっていくときである。
　ペーシングには、ほかにも優れた技法がある。言葉による描写を利用して、クライエントがその描写に合わせた幻覚を体験したり、現在進行中の自分の行動をその描写に投影させたりすることができるようにするのである。このペーシング技法を巧みに使うヒプノティストは、人間のモデリングに普遍的に見られるプロセス──削除、歪曲、一般化──を完璧に活用する。『魔術の構造』第Ⅰ部第2、3、4章で詳細に説明しているとおり、わたしたちがコミュニケーションに使っている言語体系の中には、歪曲のメカニズムが無数にある。その中で、言語学的にもっとも容赦ないのが名詞化──ひとつのプロセスをひとつの出来事として描写する言語学的プロセス──であろう。
　「失望」と「深さ」の例で示したように、あとのふたつのモデリング・プロセスは、通常、名詞化が発生したとき、それに伴って発生する。「失望させる」という叙述語は、以下のセンテンスでは、名詞化された形で用いられている。

　　失望は明らかだった。

　名詞の「失望」が発生したこのセンテンスの深層構造には、誰が／何が誰を失望させているのかに関する追加の情報があった（実際、基準構造では追加の特徴が要求される）が、これらの情報は双方とも、表層構造では表現されていない。同様に、深さという名詞化でも、その表層構造には、何の／誰の深さなのかに関する情報がなくなっている。つまり、削除という言語学的プロセスが発生して、情報の一部を取り除いたのである。情報が削除され、したがって、ヒプノティストの発する言葉の中にそれが存在しないために、センテンス自体が具体的な体験を識別する指示指標を欠く。しかし、逆に、結果として生じたその深さというフレーズは、聞き手にとって非常に広範囲の体験を描写しうるものになり、よって、クライエントには、解釈や幻覚、投影の選択肢が無数に託される。
　こうした工夫をすると、クライエントはトランス誘導や深いトランス行動に、より積極的に取り組むようになり、当然ながら、ヒプノティストはクライエン

トの体験をうまくペーシングできるようにもなる。人間に関するモデリングの三つのプロセス——この場合は、名詞化、変形による削除、不特定指示指標という特殊な言語学的メカニズム——を慎重に使うことによって、クライエントの体験がどういうものかを知らなくても、そのペーシングをうまく行なうことができるのである。

ヒプノティストがこれによって言葉の表現に無数の選択肢をもつことができることについて、エリクソンは以下のように述べている。

> ……混乱技法を使おうと決めたのは……混乱技法の言葉が表わすものに対して、さらに別の複雑な意味や連想を加えるよう、ハクスリーをうまくリードすれば、彼の無限の知力と好奇心が大きな助けとなり、わたし自身の取り組みを実質的に補完することになるだろうと考えたのである……この暗示は意図的に曖昧にしてあったが、その曖昧さは理解可能なものとして許容できる範囲であり、わたしはひたすらハクスリーの知性を頼みとし、彼が自分自身のためにそれを精巧に練り上げ、わたしには推測すらしようもないような広範な意味をもたせてくれることを期待した……わたしは自分の暗示が彼にとってどんな意味をもつことになるのか、推測しようとさえしなかった。

こういうわけで、エリクソンが最初に引用したセンテンスの冒頭部分——「その深さ」——は、彼の目的とハクスリーの目的双方に見事に叶っているのである。

英語なら七単語のこの引用から次に取り上げたいパターンは、「ひとつの部分として（彼から）離れた（状態になっていた）」という言い回しによるものである。

| The depth was a part and apart | その深さがひとつの部分として（彼から）離れた（状態になっていた） |

まず注目していただきたいのは、文字づらを見れば、上のフレーズにはまったく曖昧なところがないという点である。最初の部分は、英語では「a part

ア・パート」という二単語から成るフレーズであるのに対し、ふたつめの部分は、「apart アパート」という一語のフレーズである。しかし、音声として提示された場合、このフレーズは完全に曖昧になる。

　母語に関してもつようになる直観のひとつは、曖昧さに関するものである。曖昧さの中には、そのときの表象システムに左右されて発生するものがある。たとえば、今考察中の音声によるケースがそうだ。

　言語学的曖昧さのあるタイプは、表象システムが変わっても、しつこく残る。例を挙げよう[14]。

　　Hypnotizing hypnotists can be tricky.
　　催眠中のヒプノティストは要注意な場合がある。

このセンテンスは、以下のふたつのいずれを意味しているのかが曖昧である。

　　催眠を行なっているヒプノティストは要注意だ。
　　　もしくは
　　ヒプノティストに催眠を試みるのは要注意だ。

　元のセンテンスは、声に出して読み、それ（聴覚的表現）を聴こうとも、黙って読み、内的な聴覚的表現（内的対話）をしないでいようとも、双方の意味に取ることができるという点に注目していただきたい。このタイプの曖昧さは、変形言語学者がすでに明確な形にしていて、**統語的曖昧さ**と呼ばれている。わたしたちが開発してきた用語を使えば、センテンスもしくは表層構造は、「ひとつの言語的表現で複数の異なる体験を表わしている場合に曖昧だとみなされる」となる。言語学の用語を使えば、「ひとつの言語的表現で複数の異なる深層構造を表わしている場合に曖昧だとみなされる」となる[15]。

表層構造 ── 催眠中のヒプノティストは要注意な場合がある。

深層構造の意味となりうるもの

催眠を行なっているヒプノティストは要注意だ

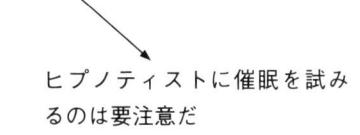

ヒプノティストに催眠を試みるのは要注意だ

以下は、エリクソンが使ったものと同様の音韻／音声による曖昧さの例である。

It's funny to talk about a $\left\{\begin{array}{l}\text{nitrate}\\\text{night rate}\end{array}\right\}$ deal.
(ナイトレイト／ナイトレイト)

硝酸塩の取り扱いについて話すのは愉快だ。
夜間割引料金契約について話すのは愉快だ。

　この英文センテンスを声に出して読んでみると、通常の話し方であれば、たいていの聞き手は、この文字づらの異なる双方を区別できないだろう。音韻による表示は完全に曖昧である。理由は先の例と同様で、表層構造がひとつの表現で複数の深層構造を表わしているためである。
　では、以下のエリクソンのセンテンスに戻ろう。

The depth was **a part** and **apart**　　その深さが**ひとつの部分**（ア・パート）として（彼から）**離れた**（アパート）（状態になっていた）

　上記の同音のシーケンス──表記は **a-part** としておく──は、深層構造では、はっきり異なるふたつのシーケンスに分解することができる。注目すべきは、エリクソンがこの音のシーケンスを **and** でつないで二度繰り返し、曖昧さを倍加させていることである。その結果、深層構造での分解は、二種ではなく、四種になる（次ページ参照）。
　つまり、聞き手──この場合はハクスリー──は、ひとつの表層構造のフレーズについて、四つの深層構造の解釈が発生しうる状態に置かれる。

```
                                    → a part and apart
                                    → apart and a part
a-part and a-part  ──────────┤
                                    → apart and apart
                                    → a part and a part
```

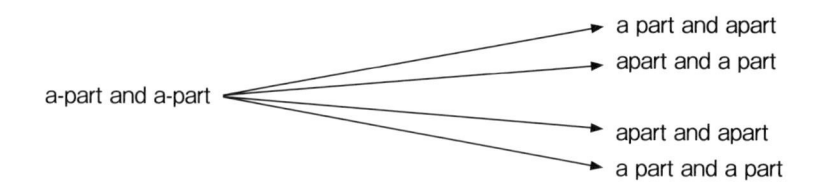

　上記の言語学的識別を頭に置き、エリクソンが提示している引用の残りの部分を調べてみることにしよう。以下は、ハクスリーを深いトランスに導くときの指示である。

> ...utter **clarity**, in living **reality**, in impossible **actuality**, that which once was, but which now in the **depth** of the **trance**, will in bewildering **confrontation** challenge all of your **memories** and **understandings**...

> ……まったき**清澄さ**の中に、ほかならぬ**現実**として、ありえない**事実**として……かつては存在したが、今は**トランス**の**深み**の中で、やがては、戸惑うばかりの**対決**という形で、あなたの**記憶**と**知識**のすべてに挑んでくる……

　エリクソンの主張の構造を正しく認識するには、たぶん次のようにするのがもっとも簡単だろう。まず、楽な姿勢を取り、完全なリラックス状態になる。そして、かつて体験した思考／感覚／イメージ／音を味わいながら、これから自分が聞こうとしているのはたいへん重要なことであり、自分の残りの人生に大きな影響を与えることだと想定し、そうしてから、エリクソンのメッセージを友人に読んでもらう。ただし、友人には、集中した低い真剣な声で、種々のフレージング（イントネーションのパターン）を使って、ゆっくりと読んでもらう。そして、その間、エリクソンのメッセージの解釈として可能だと思うことすべてによく注意するのである。
　形という点でいえば、可能な解釈の数は桁外れになる。たとえば、上記引用の原文は32の単語から成っているが、そのうちの20は深層構造の叙述語である。この20のうち、表層構造の動詞として現れているのはふたつだけである

（通常、深層構造の動詞はもっとも歪みの少ない形を取る）。深層構造の叙述語の残りの大半は、前述した名詞化の過程を経ている。いうまでもなく、それらのひとつひとつについて、多数の解釈が可能であり——そういうわけで、ハクスリーの体験のペーシングは成功し、またハクスリーは自分にぴったりの解釈を最大限自由に選択でき、しかも、こうしたすべてがハクスリーに意識されないまま進むのである。次はその一例である。

  ... bewildering confrontation... ……戸惑うばかりの対決……

 confrontation（対決）という単語は表層構造の名詞だが、名詞化の過程を経て発生したもの——具体的には深層構造の叙述語 *confront*（対決する）から派生したもの——であり、したがって、深層構造では、叙述語 *confront*（対決する）は、誰かが別の誰かと何かについて対決しているというプロセスを表わす言語表現である。しかし、名詞化という言語学的プロセスを経ることによって、この深層構造の叙述語に付随していたすべてが削除されたため、その結果として発生した表現には指示指標がまったくなくなり、かくしてハクスリーはそれを最大限に活かして解釈し、現在進行中の深いトランス体験に組み込めるようになる。

 深層構造の叙述語 *bewilder*（戸惑わせる）は、形容詞（*bewildering*／戸惑うばかりの）として上のフレーズに現れ、名詞化された *confrontation*（対決）と結びついている誰かの体験を描写している。それは、対決がどのように体験されたかを描写しているのだが、ここで問題が浮上する。誰がそのように対決を体験したのか、である。対決を仕掛けた人物なのか、対決を仕掛けられた人物なのか、対決を眺めている誰かなのか。繰り返しになるが、この深層構造の叙述語は、表層構造の形容詞への変化という言語学的プロセスを経ることにより、深層構造の完全な言語表現に付随していた情報を失っている。その結果として、やはり表層構造は最大限漠としたものになり、ゆえに、ハクスリーの現在進行中の体験および未来の体験と最大限一致するものになる。

 事態をやや複雑にしているのは、ふたつの叙述語、*bewilder*（戸惑わせる）と *confront*（対決する）が統語論的に結びついているという点だ。つまり、ハクスリーが叙述語 *confront*（対決する）の消えた付随情報について、ある解釈

を選択しても、彼には依然として、その叙述語 *confront*（**対決する**）のために選択した情報の一部に、叙述語 *bewilder*（**戸惑わせる**）を適用する自由があるということだ（対決を仕掛けた人物が戸惑っているとも考えられるし、対決を仕掛けられた人物、あるいは、対決を眺めている人物が戸惑っているとも考えられる）。

　以下は、エリクソンの発言の中で名詞化されている深層構造の叙述語のリストである。

clarity 　清澄さ	*reality* 　現実
actuality 　事実	*trance* 　トランス
depths 　深み	*confrontation* 　対決
memories 　記憶	*understandings* 　知識

　ハクスリーに関するくだりには、ほかにもまだふたつ、エリクソンの言葉のワークに繰り返し現れる特徴が出ている。エリクソンはいくつかのケースにおいて、言語学者が「選択制限」と呼んでいるものに違反する形でふたつの叙述語を並置し、一方が他方を修飾するようにしている（Grinder and Elgin, 1973、Chomsky, 1965 参照）。たとえば、誰かが以下のセンテンスを口にしたとしよう。

　その少年は、ばかばかしいと感じている。

　聞き手は、適格なセンテンスとしてそれを受け入れるだろう。しかし、もし以下のようにいったとしたら、どうだろう。

　その岩は、ばかばかしいと感じている。

　聞き手はおおかた当惑し、自分は話し手が伝えようとしていることをどうも理解できていないようだと感じる。変形言語学者はこの現象を以下のように説明する。ひとつの言語体系のもつ各叙述語は、なんらかのプロセスもしくは関係性につけられた名称である。人間の体験の世界では、あるプロセスや関係性は、ある特定の部類の人びとや物事にのみ発生するという形に限定されている。たとえば、妊娠できるのは女性のみであり、逆に、父親になるプロセスは男性

に限定されている。したがって、以下は明らかに妙なセンテンスである。

　わたしの父親はまた妊娠中だ。

　こうした事実については、「父親」という用語によって言及される人間／対象の集合は、「妊娠中」という用語によって言及される人間／対象の集合とは交わらない、共通項がない、という説明の仕方もある。父親であることと妊娠中であることは両立しない。言語学的には、「妊娠中」という叙述語には、それが適用されるものはすべて女性／雌でなくてはならないという選択制限がある、という言い方をする。
　これに比べると、他の選択制限はあまりはっきり定められていない。たとえば、次に挙げるセンテンスについて、読者の中には、文句なしに受け入れられると感じる人もいれば、まったく受け入れられないと判断する人もいるだろう。あるいは、いくつかは受け入れられる、いくつかは受け入れられないという人もいれば、決められないという人もいるだろう。

　わたしの猫のトライポッドは、ばかばかしいと感じている。
　わたしの猫は、ばかばかしいと感じている。
　わたしの金魚は、ばかばかしいと感じている。
　わたしのトカゲは、ばかばかしいと感じている。
　わたしのイモムシは、ばかばかしいと感じている。
　わたしの薔薇は、ばかばかしいと感じている。
　わたしの雑草は、ばかばかしいと感じている。
　わたしのオーブンは、ばかばかしいと感じている。

　エリクソンは、たとえば「ありえない事実」などというフレーズを使うとき、こうした種類の言語学的パターニングを活用している。多くの人がこのフレーズを選択制限違反と捉えて反応するだろう。具体的には、「事実であることが、なぜありえないことになりうるのか？」、「ありえないことが、なぜ事実になりうるのか？」と考えるのである。
　引用したエリクソンの言葉からわたしたちが導き出したい最後のパターンは、

once、was、now、will という叙述語の用法に関するものである。これらの叙述語に共通する特徴は、いずれも時に言及している——いわゆる時制の叙述語である——ということだ。具体的には、以下のような意味がある。

 was 過去に言及 〔be 動詞の過去形〕
 now 現在に言及 〔今〕
 will 未来に言及 〔未来の助動詞〕
 once 曖昧な指示 〔かつて〕

　これらは時に関する論理的可能性を表わすものとして、とても重要なものだが、エリクソンはこのすべてをひとつの発言の中に出現させている[16]。その結果、ハクスリーはやはり、自分の現在進行中の体験と未来の体験とに最大限一致するよう、その発言を解釈できるようになる。「叙述語—叙述語」のシーケンス——たとえば、bewildering confrontation など——に関する説明で述べたように、名詞化／派生形容詞、選択制限違反、時制の叙述語という三つの一般的範疇は相互に作用し合い、選択可能な解釈を無数にクライエントに提供するため、ヒプノティストは確実にペーシングを成功させるのである。

> **セッション3-10**
> 　わたしが繰り返しの多い長々とした暗示を与えている間に、ハクスリーが強い催眠反応を示していることが明らかになってきた。と、そのとき、彼がふいに手を挙げ、かなり大きな声で催促するようにいった。「ねえ、ミルトン、そっちは静かにしていてもらえるだろうか。今、こっちはまったく尋常でなく興味深い状態なんだ。だから、きみがそうしてずっと話していると、うるさくて、恐ろしく気が散るんだ」
> 　二時間以上、ハクスリーは椅子に座って目を開けたまま、一心に自分の前を見つめていた。表情の動きはちらちらとめまぐるしかった。心拍と呼吸はいきなり、わけもわからず、繰り返し不規則に変化するのが見て取れた。著者が彼に話しかけようとするたびに、彼は手を挙げ、たぶん頭ももち上げ、まるで著者が彼よりもいくらか高いところにいるかの

ように話し、しばしばうるさそうに、静かにしてほしいといった。

　たっぷり二時間以上経ってから、彼は突然天井のほうを見上げ、困惑したように、声を強めていった。「ねえ、ミルトン、これは実に意外な、尋常ならざることだ。わたしたちはきみのことを知らない。きみはここの人間じゃない。そんなふうに峡谷の崖っぷちに腰を下ろしてわたしたちふたりを見降ろしているけれど、わたしたちはふたりとも、どちらがきみに向かって話しているのか、わかっていない。それに、わたしたちは玄関ホールにいて、まったく尋常ならざる興味をそそられて、お互いを見ている。わたしたちにわかっているのは、きみがわたしたちのアイデンティティを決定できる人物だということだ。何より尋常でないのは、わたしたちはふたりとも、自分たちがそれをわかっていると確信しているということだ。それに、相手が実際にはそういう存在ではなく、過去か未来の心的イメージにすぎないことも確信している。しかし、時空がこうであっても、また、たとえわたしたちがきみを知らなくても、きみはそれを決定しなくてはならない。ねえ、これは尋常ならざる興味をそそられる状態だよ、わたしが彼なんだろうか？　彼がわたしなんだろうか？　さあ、ミルトン、きみが誰であろうともさ」

　同じような意味の同様の発言はほかにもいくつかあったが、録音はできていない。ハクスリーの声の調子は急にとても切迫したものになった。状況全体がわたしには混乱の極みだったが、間違いなく時間その他の乖離がこの状況に関わっていると思われた。

　わたしは訝しく思いながらも、表面上は冷静を装い、ハクスリーをトランス状態から目醒めさせるために、与えられた手がかりを部分的に受け入れた上、だいたい以下のようなことをいった。

　　あなたがどこにいようとも、あなたが何をしていようとも、これからいわれることによく耳を傾け、ゆっくり、徐々に、気分よく、それに基づいて行動し始めてください。ゆったりとくつろいだ気分で、わたしの声との触れ合い、わたしとの触れ合い、わたしが描写する状況との触れ合いを次第にふやしていかなくてはならないと感じてください。つい先ほどわたしと共に取り組んでいた当面の問題に戻

らなくてはならないと感じてください。その「つい先ほど」はわたしのものです、そして、そのまま置き去りにしますが、**頼めば手に入ります**、実際に重要なことはすべて、**わかっているのに、わかっていない**、そう、**頼めば手に入ります**。そして今、見てみましょう、そうです、あなたはそこに座ったまま、すっかり目醒め、ゆったりと、くつろいだ気分で、すぐにも話し合えます、どんなに少ししかないかについて。

　エリクソンは、論文の上記部分で三種類の書体を使い分けている。そうすることで、単一のシステム（ここでは視覚―活字）によるコミュニケーションの限界を克服し、自分がハクスリーにどのような技法を使ったかを読者に示そうとしたのである。エリクソンがこの例を挙げて説明しようとしているのは、彼のもっとも強力な技法のひとつである。まず、論文内の書体に従って、メッセージ全体を三つに分けてみよう。

元のメッセージ	アナログ信号によって分解したもの
……その「つい先ほど」はわたしのものです、そして、そのまま置き去りにしますが、**頼めば手に入ります**、実際に重要なことはすべて、**わかっているのに、わかっていない**、そう、**頼めば手に入ります**。そして今、見てみましょう、そうです、あなたはそこに座ったまま、すっかり目醒め、ゆったりと、くつろいだ気分で、すぐにも話し合えます、どんなに少ししかないかについて。	A その「つい先ほど」はわたしのものです……そして今、見てみましょう、そうです、あなたはそこに座ったまま、すっかり目醒め、ゆったりと、くつろいだ気分で B 頼めば手に入ります……わかっているのに、わかっていない……頼めば手に入ります C そして、そのまま置き去りにしますが……実際に重要なことはすべて……そう……すぐにも話し合えます、どんなに少ししかないかについて

　論文に用いられた各書体は、エリクソンが区別したメッセージの各部分を表

わしていて、実際には、なんらかのアナログ信号によってマーキングされている。そのときにどういうアナログ信号を用いて三つを区別したかは、ここでの目的にとっては重要なことではない。ハクスリーは通常、深いトランスに入っている間は目を閉じていたという事実を踏まえ、わたしたちの個人的なエリクソンの観察や彼の録音記録から判断すれば、エリクソンは声の調子とテンポを変えて、三種を区別していたと思われる。エリクソンはアナログとしての声質（調子とテンポ）のコントロールに長けている。

　エリクソンのワークのこの部分から得られる有用な要点のひとつは、彼には、アナログ・システムとデジタル・システムとの相互作用を利用するこの上なく洗練された能力があるということだ。基本的に、彼は英語の単語やフレーズを長たらしくつないでいく。しかし、まとめて聞けば、適格な英語のメッセージになっているのである。

　上記の（ほかならぬこのケースの）メッセージには、二組のアナログ信号が設けられていて、ある単語やフレーズの連続(シーケンス)をメッセージ全体から選び出し、際立たせている。そして、そうしたシーケンスのひとつひとつがそれ自体、まとまりのあるメッセージになっている。具体的にいえば、Aは、ハクスリーが比較的正常な意識状態に戻るのを手伝うものであり、Bは、あとでハクスリーがこの体験を回復するのを助ける際にエリクソンが利用する手がかりを設置するためのものであり、Cは、深いトランスでの活動に関する健忘を指示するものである。

　メッセージ全体を個別のメッセージ・ユニットに分解するアナログ・マーキングをこうしてデジタルな素材に使うことの有用性と力は、いくら強調しても強調しすぎることはない。わたしたちはさまざまな人びとにこの技法を活用してきたが、そのほとんどケースで、即効性があり効果的であることが証明されている。以下は、この技法の効果に関する説明の一部である。

(1) ヒプノティストやセラピストによっては、そのスキルゆえに、取り組んでいる相手からのメッセージの一貫性の有無を意識せざるをえないというケースもあるが、それ以外の場合、相手が提示したメッセージを、体系的かつ意識的に、その相手が伝えたとおりに思い浮かべる人はいない。人はコミュニケーションのあらゆる時点で、姿勢（緊張している、閉じている、緩

んでいるなど)やしぐさ(手の動き、注視のパターンなど)、声の調子(甲高い、よく響くなど)やテンポ(速い、切れ切れなど)、言葉づかい(使う単語、構文など)といったものを利用しつつ、メッセージを表現しようとする。こうしたメッセージは、全体としてひとつにまとまっている(首尾一貫したコミュニケーションである)こともあれば、矛盾している(一貫性のないコミュニケーションである)こともある。治療の場において、このような特徴はクライエントの変化を助ける土台となる(『魔術の構造』第Ⅰ部第6章、第Ⅱ部第2部、サティアの *Peoplemaking*, 1973参照)。

　エリクソンが提示した上掲のメッセージは全体として、適格なコミュニケーションとなっている。意味を回復しようとする通常の言語学的処理のメカニズムはこのレベルの構造に適用され、わたしたちはメッセージ全体の意味を意識するようになる。言語学的処理自体は、通常は無意識もしくは前意識に属するものであり、その結果——発言の意味——は意識に属するものである。

　わたしたちは普通、相手のアナログ信号によってもたらされるメッセージを分けて思い浮かべることはしないため、言語というデジタルな素材とこうした信号との関係を意識しない。したがって、エリクソンがアナログ信号を使ってマーキングし、メッセージ全体をいくつかのユニットに分解しても、わたしたちはこうしたレベルでのパターニングが起きていることに気づかず、結局、まったく気づいていないメッセージを受け取ることになる。つまり、エリクソンが無意識と呼んでいるものが、自分のまったく気づいていない一連のメッセージを受け取り応答するのである。気づいていなければ、そのメッセージに対して異議を申し立てることはなく、ただ応じるだけである。

(2)　わたしたちは誰しも2歳から5歳までの間に幅広い学習体験をし、英語と呼ばれる自然言語を話し、理解するようになる。そうしながら、大人の英語よりシンプルな構造の英単語のシーケンスに反応したり、そうしたシーケンスを創り出したりするようにもなる。大人の英語よりシンプルなパターンは、「子供の文法」と呼ばれているが、これは、大人の英語の文法とはまったく別個のものであり、それでいて、パターニングは完全に規則的

である。

　……幼い子供の知能は多くの点でかなり限定的だと思われるが、きわめて複雑な母語の構造をたった三、四年でマスターする。それだけではない。子供たちはそれぞれ、その言語の異なる実例にさらされ、しかも一般的に両親からはほとんど、もしくは、まったく意識的な指導を受けないにもかかわらず、この短期間のうちに本質的に同一の文法に到達する。すなわち、あっという間にその言語共同体の一人前のメンバーになり、自分がマスターした言語を使って、きわめて多様な新しい種類の、しかし、意味のある言葉を創り出し、理解するのである……行動心理学は最近まで、言語、および、最初の言語習得というタスクを、条件づけの法則に還元可能な人間行動のひとつにすぎないという見方をしていた。しかし、今わたしたちが描き始めているイメージは、生得の本質的な能力に従い、自力で創造的に自分の言語を構築している子供のそれ——その言語の新たな構造理論を創造しつつ、同時に旧理論を修正したり放棄したりしている子供のそれである。

　今や、子供たちは明らかに——自分自身の言語体系にある言葉の機能を土台として——自分自身の言葉のさまざまな範疇を形成しているように思われ、したがって、言葉というものは子供の全体的体系から見るべきであり、その子供がまだマスターしていない大人の体系から見るべきではないように思われる……子供が二単語をつなぐようになったら、その子供が使っている文法を調べ始めることができる。以下の例は、子供の言語がここから構築されていくこと、ほどなく階層構造という特徴をもつようになること、規則的になる傾向があること、その構造は年齢と共に変化していき、それらは必ずしも大人の構造に対応していないことを明らかにしている。

　　ダン・スロービン『心理言語学』Dan Slobin　*Psycholinguistics*, pp.40-41. Scott, Foreman, & Co., 1971.

　エリクソンが声の調子でアナログ・マーキングを施して創り出すメッセージ・ユニットの中には、大人の文法からすると適格でないものもある（たとえば、先のB）。しかし、重要なのは、それらが2歳から5歳までの学習体験期間

に誰もが使っていたパターンを強く思い出させるものだということである。つまり、エリクソンがアナログ・マーキングで分離したユニットには、単語やフレーズから成るシーケンスがあるが、わたしたちはそのシーケンスのメッセージを理解するために、子供のころに使っていた文法的メカニズムにアクセスするらしいのである。こう考えると、この技法が用いられたときに、必ず年齢退行という現象が「自然に」起きることも説明しやすくなる。

(3) 子供は、言語構造を明らかにまったく解しない段階から、完全に言葉を操ることができるようになるまで、子供の文法の種々の段階を踏んで進んでいく。心理言語学者や言語学者が行なってきた研究の成果として、もっとも興味をそそられることのひとつは、これらの各段階には、その子供とも、また、その子供が学習中の言語とも無関係に、一様の単純化されたパターンが生じる傾向があるという点だ（詳細は、Slobin, 1974、McNeill, 1970 参照）。この事実やその他の数多くの考察に導かれて、研究者たちは普遍文法の仮説に到達した（Chomsky, 1965、Grinder and Elgin, 1973 Chapter 13 参照）。要するに、普遍文法の仮説によれば、わたしたちは構築の土台となる予備配線状態の特質を備えて人生を歩み始め、2歳から5歳までの間に自然言語の驚くほど複雑な体系にさらされながら、それを理解し、話せるようになっていくのである。

　脳損傷の症例に関する多数の文献（特に、Goldstein、Lenneberg、Geschwind 参照）や、局在する脳機能の神経学的マッピング（特に、Penfield、Gazzaniga、Eccles、Sperry 参照）から、右脳・左脳のいずれにも、いわゆる優位半球――言語システムのある場所――となる可能性があることがわかっている。たとえば、言語を理解し話すことを学ぶタスクをとうに始めている子供たち、もしくは、それをおおかた終えている子供たちが、優位大脳半球に傷害を負った場合、言語的なスキルは当初失なわれるが、あっという間に回復する。彼らはこのプロセスにおいて、最初の学習期間中に示した子供の文法のパターンと同じパターンを示す。これらふたつの発見の交点が、左右の大脳半球のいずれにも普遍文法として知られている回路が組み込まれているという結論につながっていく。

　エリクソンが自分のメッセージ全体をアナログ・マーキングすることに

よって個別のメッセージ・ユニットに分解しているとき、それらのユニットの中には、構成要素のパターンが、普遍文法のパターニングの特徴であるシンプルさに近くなるものもある（たとえば再び先のB)[17]）。そうなると、優位半球は適格な全コミュニケーションを通常どおりに処理するのに手一杯であるため、非優位半球が、もっとシンプルなパターンをもつ個別ユニットを使えるようになる。こういうわけで、わたしたちはまったく意識することなく、非優位半球に受け入れられたメッセージを受け取り、それに答えることができるのである。

これら三つの考察は、言語へのエリクソンのアナログ・マーキングがいかに可能性に満ちたものであるかをすべて説明しているわけではないが、この技法のとてつもないパワーと効果を分析しようというときの拠り所にはなると思う。

セッション3-11

　ハクスリーはトランスから醒め、目をこすると、いった。「深いトランスに入っていたというひどく尋常でない感じがあるのに、まったく不毛な体験だった。君が暗示で、わたしはトランスの中でもっと深いところへ行くといっていたのを憶えているし、わたし自身、非常に従順な気持ちになっていた。それに、かなり時間が経ったように感じるが、『深い内省』だったら、もっと実り多いものだったろうと思う」

　彼が特に時間を訊ねることもなかったので、そのままとりとめのない会話が続き、その中でハクスリーは、浅いトランスでの外的現実と中程度のトランスでのそれとを比較し、前者では、色や形ははっきりしていたが内容は漠としていたのに対し、後者では、外界に関する気づきが明らかに減ったが、そうした外的現実がいつでも揺るぎない現実になりうるという、ちょっとした慰めのような奇妙な感覚があったと話した。

　彼はその後、今しがた出てきたばかりの深いトランスでの現実について質問を受けた。彼はじっくり考え、自分が深いトランスを進めていたという感覚はぼんやり思い出せるが、それと結びついた記憶がまったく浮かんでこないと答えた。催眠による健忘について話し、今彼に生じて

いる現象はそれかもしれないという話をすると、彼は楽しげに笑い、そういう話題だと、話し合うのが本当におもしろくなるといった。

　さらにしばらくとりとめのない会話を続けたのち、わたしはだしぬけに、「どんな玄関ホールにその椅子を置きたいと思ってるんですか？」と（近くの肘かけ椅子を指して）彼に訊ねた。彼の答えはすばらしかった。「実に、ミルトン、それはまったく尋常でない質問だよ。ギョッとするほどさ！　その質問には本当になんの意味もないが、『玄関ホール』という言葉には、不安に満ちた測り知れない暖かさという奇妙な感覚がある。まったく尋常でなく興味をそそられる！」

　それから何分か、彼は困惑して考え込む状態に陥ったが、やがて、もしなんらかの意味があるとしたら、それは間違いなく、ある束の間の深遠なつながりに関連しているといった。

　その後再びざっくばらんな会話がしばらく続いたあと、わたしはいった。「わたしが腰を下ろしていた崖っぷちのことですが、あの峡谷はどのくらいの深さがあったんでしょうね？」　これに答えてハクスリーはいった。「実に、ミルトン、きみはぞっとするほど謎めいているね。その『玄関ホール』とか『崖っぷち』とか『峡谷』とかいう言葉は、尋常ならざる影響をぼくに与える。言葉にできないくらいだ。それらに何か意味を結びつけられるかどうか考えてみよう」

　ハクスリーは15分ほど苦心していたが、それらの単語との意味のあるつながりを見つけられず、途中、ミルトンが明らかに意図的かつ秘密めかしてそれらを使っているからには、自分にとって明らかなはずの重要な意味が絶対にある、というようなことを時々口にした。そして、ついに得意そうにいった。「とうとうわかったよ。今まで思い出せなかったとは、まったく尋常じゃない。今はもう完全にわかっている。きみがわたしをトランス状態にしたんだし、あれらの言葉は間違いなく、自分にはこの上なく不毛に感じられたあの深いトランスに関係している。わたしはそのつながりを回復できるんだろうか」

　ハクスリーはそれから20分ほど黙り込み、見るからに真剣に考えつづけた末にいった。「あれらの言葉に意味があるとしたら、わたしは非常に深い催眠による健忘状態になっていると、確信をもっていうことが

できる。さっきからずっと『深い内省』を試みているが、どうやっても、かつてのメスカリンの体験に考えが向かってしまう。その考えから自分を引き離すのが本当に難しかった。それらを使って自分の健忘を維持しようとしているという感覚があった。あと半時間、別のことに取り組んで、『玄関ホール』『崖っぷち』『峡谷』との関連で、何か自然に思い出すことがないか見てみるというのはどうだろう」

　そして、さまざまな話題について話し合ったあと、ハクスリーはいった。「それらの言葉がわたしに与えるのは、意味のある暖かさという、まったく尋常でない感覚だが、わたしは完全に——恐ろしいほど、といったほうがいいかな——無力だ。わたしはきみに何かを——それがなんであれ——頼らざるをえなくなるだろうと思っている。尋常じゃない、まったく尋常じゃない」

　わたしは慎重にこのコメントを迂回したが、それに続く会話で、ハクスリーが考えあぐねて困惑している表情を浮かべたのを見て取った。それでも、彼はわたしの助けを求めようとはしなかった。

　しばらくして、わたしはそっと強調しながら、「どうでしょう、たぶんもう、いろいろなことが**手に入りますよ**」といった。すると、ゆったりとくつろいで椅子に座っていた彼が、はっと驚いたように身を起こし、猛烈なスピードでしゃべり始めた。あまりに早口なので、部分的にしか記録が取れなかったほどである。

　彼の話をまとめると、「手に入ります」という言葉は健忘に終止符を打つ効果があり、非常に驚くべき主観的体験を剥き出しにしたという。その体験はそれまで「置き去りにし」という言葉によって、不思議なことに「完全に消されていた」もので、「手に入ります」という言葉を合図にそっくり回復された、とのことであった。

　エリクソンはここで再び、洗練された能力を顕わにし、クライアントが提示した世界モデルの中に入って働いている。ハクスリーのコメントに異を唱えることなく、彼の深いトランスでの体験が「まったく不毛な体験」であったことを受け入れた上で、深いトランス現象がどういうものになりうるかについて、

彼が理解できるようになる体験を創り出している。具体的には、ハクスリーが健忘も示し、何か尋常でないことが起きていることに部分的に気づくこともできるような体験を工夫するのである。

エリクソンは、ハクスリーが深いトランス中に発した言語表現に対して鋭敏な感受性を働かせ、健忘の対象となっている期間に彼が実際に使った言葉をいくつか選び出して、質問を開始する。ハクスリーはマーキングされたとおりに反応する。つまり、健忘の対象となっている期間に使った言葉をエリクソンが使うと、以下のような発言で答えるのである。

……「玄関ホール」という言葉には、不安に満ちた**測り知れない暖かさ**という奇妙な**感覚**がある……
……という**感覚**があった……
……意味のある**暖かさ**という……**感覚**……

ここでのハクスリーの体験がもつ興味深い特徴のひとつは、特定の言葉に、どうやら抵抗しがたいパワーがあるらしいということだ。具体的には、「玄関ホール」、「崖っぷち」、「峡谷」という言葉を聞くと、ハクスリーには触運動覚的な感覚が生じるのである。そして、彼はこの体感覚を、明らかに選択の余地なく味わっている。

このプロセスは、治療現場におけるわたしたちの体験のいくつかの部分としっかりつながっている。ある種の心身症（喘息、吃音など）や対人間関で失敗するよくあるパターンに取り組むワークでは、以前からある現象に遭遇することがあった。わたしたちはそれを曖昧な機能（ファジー・ファンクション）と呼ぶようになった。

ファジー・ファンクションとは、ある入力チャネルで（視覚的に、聴覚的に、など）メッセージを受け取りながら、その情報やメッセージを関連の表象システムで体験したり保存したりせず、別の表象システムで表現する状況をいう（詳細は『魔術の構造』第Ⅱ部第3部参照）。たとえば、喘息に苦しむわたしたちのクライエントのひとりは、殺すという言葉や、個人間の暴力に関連したその他の言葉を耳にすると、必ず喘息の発作を起こした。別のクライエントは、ドリーという言葉を聞くと、必ず抑えの効かない激しい怒りに囚われた。こうしたクライエントは、ある音の配列を聞いたときの触運動覚の反応について、そ

の際には何があろうと必ずかく振る舞うべしといったことがその世界モデルに規定されているため、「聞いて―感じる」とわたしたちが呼ぶファジー・ファンクションを示すのである。

　特定のファジー・ファンクションを抑制できないとする世界モデルを受け入れると、対処行動の選択肢が減少する。たとえば、ある言葉を聞くたびに、「自動的に」ある感じ方をするというクライエントには、もはや創造的に対応する能力はない。ただ、そう反応するだけである。自分の体験――実際には、感じ方――に対する責任は自分の外側にあるため、以下のような発言は、残念ながら、そのクライエントの体験を正確に描写していることになる。

　　あいつのせいで、腹が立つんだ。
　　彼女のせいで、とんでもない欲求不満に陥ってるのよ。

　形という点でいえば、同様のパターンは、入力チャネルと表象システムの別の組み合わせにも存在する。たとえば、あるクライエントは四車線の高速道路の走行車線に車が停まっているのを見ると、必ず恐怖による強いパニックを感じた。これは、「見て―感じる」とわたしたちが呼ぶファジー・ファンクションである。こうしたケースのいずれにおいても、著者たちは 実 演 技法、および、表象システムを体系的に使う関連スキルを使ってクライエントの変化を促し、彼らが、受け取った音や光景、保存した音や光を、それらと一致する表象システム内で感じる選択肢をもてるようにしている（こうした技法については、『魔術の構造』第Ⅱ部第1、2、3部に詳述してある）。

　ここで重要なのは、ファジー・ファンクションが悪いとか異常だとかいうことではない。こうした機能は、わたしたちの体験において多くの喜びや創造性の土台となっている。しかし、特定のコンテクストにおいては、この世界のどの部分を利用できるかということに関して、人間のもつ選択肢を制限することになる（たとえば恐怖症）。そういうわけで、わたしたちが治療のために開発してきた技法は、こうしたファジー・ファンクションのプロセスを取り除こうとするものでも、破壊しようとするものでもない。クライエントがこうした回路に対するコントロール力と選択力をつけられるようにするためのものである。

　また、わたしたちはこれと同じパターンが文化レベルや社会レベルでも起き

ることに気づいている。ある種の体験は否定的なファジー・ファンクションだとされ、タブーだとされている。たとえば、この国（アメリカ合衆国）では、ポルノは文化という点で、否定的な「見て―感じる」ものだとされている。同様にして、fucking や shitting といった特定の身体的体験を描写する言葉の使用が文化によって禁じられているのは、すなわち、これらが否定的な「聞いて―感じる」ものだとされているということである。逆に、肉体美や品位などや、旋律やリズムなどの文化的基準は、それぞれ、「見て―感じる」ファジー・ファンクション、「聞いて―感じる」ファジー・ファンクションとして、単に文化的に認定され、肯定的に評価されているだけのことである。

さらに、国や民族が見せる文化的な差異は、肯定的なもの、否定的なものとして選別されるファジー・ファンクションの点から見ると、簡単に説明することができる。単一の文化や民族の内部において男女に求められる基準の差異も、集団の違いを越えて男女に求められる基準の差異も、同様である。

論文のこのくだりにあるエリクソンとハクスリーのやり取りの意義は、ファジー・ファンクションの回路は学習によって身につくものであることを明らかにしている点であり、さらに重要なのは、人間のもつこの種の回路のプロセスについて探究を始める場合、催眠がその研究ツールとして有用であることを明らかにしている点である。エリクソンはドラマティックでエキサイティングなその可能性を、長年、敏感に感じ取ってきた。働き始めて間もないころには、催眠が引き起こす聾と色覚異常のさまざまな現象を探究している（エリクソン、1938 a and b）。

最後に、エリクソンがワークをしている相手に対していつもの感受性を示している点に注目していただきたいと思う。彼はハクスリーが、すでに確立されている「聞いて―感じる」回路と結びついているものを回復するために、さまざまな方法を探究できるようにしている。ハクスリーは、体験中の「聞いて―感じる」回路の根底にある健忘を乗り越えようとして、非常に創造的である。彼がこの試みにかなりの時間をかけたあと、エリクソンはただ、Bに属するものとしてアナログ・マーキングした手がかりのフレーズから、ひとつを選んで言及するだけである。Bの単語やフレーズはハクスリーが記憶を回復できるようにするためのものである。

結果は劇的だった。このくだりもまた、人間の神経学的な可能性――変性意

識状態——を探る研究の道具として、催眠によって誘導されたファジー・ファンクションが有用であることを示している。

セッション3-12

彼は説明した。今はもう、自分が「深いトランス」を発生させていたのであって、それが自分の「深い内省」状態とは大きく異なる心理状態だとわかっている。「深い内省」では、外側の現実をうっすらとは意識しているが、特に関心はなく、重視していない。また、主観的な気づきや警戒心があり、能力を利用したいという希望を抱いた既知感のある状態にあることを感じており、そこでは、過去の記憶や学びや体験が自由に楽々と流れているのも感じている。この流れに加えて、ある継続的な感覚が自己中にある。それは、そうした記憶や学びや体験や情報はいかに鮮明であっても、もはや整然と並んだ有意義な心理的体験にすぎず、それらから形成されるのは、深くて楽しい主観的かつ情緒的な状態の基礎であり、そこから流れてくるのは、意識的に努力しなくてもすぐに使える幅広い情報であるという感覚だ。

今はもう、深いトランス状態はまったく異なる範疇の、別の体験であることがわかっていると、彼は主張した。外の現実は入ってくることはできたが、それは新しい種類の主観的な現実、これまでとはまったく違う新たな意味をもつ特別な現実を獲得していた。たとえば、わたしは彼の深いトランス状態の中に一部含まれていたが、それは、特定のアイデンティティをもつ特定の人物としてではなかった。そうではなく、なんらかの漠然とした、重要でない、まったく未確認の関係にある知人だということしか、彼（ハクスリー）にはわかっていなかった。

わたしの「実在感」はさておくとして、そこには、鮮明な夢の中で出会うようなタイプの現実、人が問題にすることのない現実が存在した。人はそういった現実を、知的に疑義を差しはさんだりせず、そっくり受け入れる。そこには、対立する不一致も、批判的な比較も、矛盾もいっさいなく、したがって、どのようなことを主観的に体験しようとも、主観的にも客観的にも純粋なものとして、かつ、その他のすべてと調和するものとして、

なんの問題なく受け入れるのである。

　ハクスリーは深いトランスの中で、自分が深くて広い峡谷にいて、傍らの高い崖の、まさに崖っぷちには、名前でのみ特定できるわたしが、うるさいくらいに多弁な存在として座っていることに気づいた。彼の前の、乾いた柔らかな砂の大きな広がりには、裸の幼児が腹ばいになっていた。この現状をそのまま受け入れ、問題にすることもなく、ハクスリーはその幼児を見つめ、その行動にいたく好奇心をそそられ、振り回すような手の動きや這おうとする脚の動きを熱心に理解しようとした。そして驚いたことに、まるで自分がその幼児であり、柔らかな砂を見つめて、それが何なのかを理解しようとしているかのような、漠然とした不思議な驚嘆の感覚を味わっているのを感じた。

　観察する間、ハクスリーはわたしのことがうるさくなってきた。というのも、わたしは明らかに彼に話しかけようとしていたからだ。彼はふいに我慢できないという気持ちに襲われ、静かにしてくれと頼んだ。

　戻ったハクスリーは、目の前で幼児が成長しつづけていることに気づいた。幼児は這い回り、お座りをするようになり、立ち上がり、よちよち歩きだったのがしっかり歩くようになり、遊び、話すようになっていった。彼はこの上なく興味をそそられ、成長していくその子供を見つめながら、その子の主観的な学習体験や欲求体験、感覚体験を感じていた。

　歪曲された時間の中で、その子が幼児期から子供時代、学齢期へと進み、十代の若者になるまでに経た無数の体験を追った。その子の体の発達を観察し、その身体的体験や主観的心的体験を感じ取り、その子に同調し、その子に共感し、その子と共に喜び、その子と共に考え、驚嘆し、学習した。彼は、その子がまるで自分自身であるかのように、その子とひとつであると感じながら観察を続け、気づけば、あの幼児は23歳の大人になっていた。

　近寄って、その青年が見つめているものを見ようとしたとき、彼はふいに、それがオルダス・ハクスリーその人であることに気づき、このオルダス・ハクスリーがもうひとりの明らかに五十すぎのオルダス・ハクスリーを見つめていることに気づいた。ふたりは玄関ホールのあちらとこちらに立ち、向き合っていた。52歳の彼は自分自身を、23歳のオルダスを見つ

めていた。そして、23歳のオルダスと52歳のオルダスが明らかに同時に、互いに見つめ合っていることに気づくと、それぞれの心の中に同時に、好奇心をそそられる疑問が湧き上がった。

たとえば、「52歳になった自分はこんなふうだと思っているということだろうか？」、「23歳だったわたしは本当にこんなふうに人の目に映っていたのだろうか？」という疑問だった。ふたりとも、自分の心の中にこうした疑問が湧いていることに気づいていた。そして、ふたりとも、この疑問が「まったく尋常でなく興味をそそられる」ものだと感じ、それぞれ、どちらが「真の現実」であり、どちらが「幻覚という形で外へ投影された単なる主観的体験」にすぎないのかを決めようとした。

それぞれにとって、過去23年間は明白だった。あらゆる記憶、あらゆる出来事がはっきりしていて、それらの記憶を共有していることを、共に認識していた。23歳から52歳までの歳月については、いずれの部分の説明であれ、ふたりとも、ああだろうかこうだろうかと憶測するしかなかった。

ふたりは玄関ホール（この「玄関ホール」は定義されていなかった）のあちらとこちらで互いを見つめ合い、わたしが座っている崖っぷちを見上げた。ふたりは、そこに座っている人物には漠然とした重要性があること、その人物がミルトンという名前であること、ふたりともその人物に話しかけることができることを知っていた。ふたりに考えが浮かんだ。彼にはわたしたちふたりの話が聞こえるだろうか？　しかし、テストはできなかった。というのも、ふたりは同時に話していて、別々には話せないことに気づいたからだ。

ふたりは思案をめぐらせながら、ゆっくり互いを調べた。一方は現実でなくてはならなかった。もう一方は、記憶によるイメージか、自己イメージの投影でなくてはならなかった。52歳のオルダスは23歳から52歳までの記憶をすべてもっているわけではないのだろうか？　もしもっているとしたら、なぜ彼は23歳のオルダスを、その若き日から過ごしてきた歳月による濃淡や色をつけることなく見ることができるのだろうか？　もし彼が23歳のオルダスをきちんと調べるつもりなら、その後の記憶はきれいさっぱり消し去り、その当時の若きオルダスをあるがままに見なくては

ならないだろう。しかし、もし彼が本当は23歳のオルダスだとしたら、52歳のオルダスを52歳のオルダスとしてのみ見る代わりに、23歳から52歳までの歳月をあれこれ憶測してこしらえることはできないのだろうか？　なんらかの心理的障害が存在しているために、この奇妙な状態が生じているとしたら、それはどういう種類の障害だろう？

ふたりはそれぞれ、「相手」の思考や論法を完全に認識していることに気づいていた。いずれも「相手の現実性」を疑い、いずれも、そうした対照的な主観的体験に関する妥当な説明を見つけていた。

疑問は繰り返し湧き上がってきた。どういう方法を使えば、真実を確立できるのか？　玄関ホールの反対側にある崖っぷちに座っている、名前しかわかっていないあの人物は、全体の状況にどう収まるのか？　ひょっとしてあの正体不明の人物が答えを知っているということはないだろうか？　彼に呼びかけて、会ったらいいのではないか？

ハクスリーは実に楽しそうに、また、興味が尽きないというように、時間の歪みが生んだ歳月のことや、どんな記憶障害のせいで真のアイデンティティの問題を解決できないのかを憶測しながら、自分の主観的体験の一部始終を語った。

最後に、著者は実験として、ざっくばらんにいった。「もちろん、置き去りにできることはすべて、あとでいつか手に入ります」

すると即座に、後催眠健忘が再び発生した。わたしは再誘導されたこの健忘をなんとか中断しようとして、言葉にベールを掛け、あるいは、明け透けな言葉で、何が起きたかを物語った。ハクスリーは、わたしが砂の上の幼児や深い峡谷、玄関ホールについて語るのを聞き、「不思議に興味をそそられる」とても謎めいた言葉だと感じ、わたしがなんらかの目的をもってそれらを語ったと判断した。しかし、それ以上のことを喚起することはなかった。実際、わたしの発言はいずれも本質的に情報を与えようとするものではなく、連想を引き起こすことだけを目的にしたものだった。

しかし、やがて、**手に入ります**という言葉が再び前と同じ効果をもたらすと、ついにその成果が出始めた。ハクスリーは先ほどの話を再び語ったのである。しかし、このとき、説明を繰り返しているという認識は彼にはなかった。二度目の語りを終えたときに適切な暗示を与えると、彼は最初

の語りのことを完全に思い出した。非常に驚いた彼がそのあとにしたのは、ふたつの語りを項目ごとに比較することだった。彼はふたつの一致ぶりに驚嘆し、話の順序と言葉の選び方がわずかに異なっているだけだと指摘した。

ここには、興味深いパターンがふたつある。ひとつは叙述語で、深いトランス体験に関するハクスリーの描写をよく調べると、常に視覚の叙述語が選択されていることに気づくはずである(このパターンについては、わたしたちの解説の中ですでに論じている)。今ひとつは、アナログ・マーキングである。最初の深いトランス体験についての健忘の誘導と、それに続く健忘の消去が繰り返され、こうした体験について、通常の意識状態での想起も繰り返されている。これらは、エリクソンがアナログ・マーキングによって区別したメッセージ・グループの効力と効果を実証している。

セッション 3-13

再び、前回同様に後催眠健忘が誘導され、その後、三度目の記憶が引き出され、つづいて誘導によって、これで思い出すのが三度目であることにハクスリーは気づいた。

わたしたちは一連の出来事すべてについて、非常に詳細な記録を作成した。個々の記録を比較検討し、その重要性について、そこここに書き込みをした。数多くの項目について体系的に意味を話し合い、短いトランスを誘導して、種々の項目を鮮明化した。しかし、ハクスリーの体験内容に関するわたしの記録は、彼の記録に比べるとわずかである。というのも、当然ながら、彼がそれらの記録を論文に仕上げることになっていたからだ。わたしが記録したのは主に、事の次第と、全体的な展開の——かなりよくできてはいるが——要約だった。

この話し合いはそのまま続き、その晩に予定されていた活動の準備が始まったところで終わったが、このあと発表用にどういうものを揃えるかについてはすでに合意していた。ハクスリーは「深い内省」と追加の

自己誘導トランスを論文の執筆に役立てるつもりにしていたが、不幸にも火事ですべてが消失し、これは頓挫した。

▶ まとめ

　残念ながら、以上の説明は、さまざまな意識状態の本質に関して詳細に行なった調査のほんの一部である。ハクスリーの「深い内省」の状態は、性格的には催眠のようには見えなかった。むしろ、外界からかなり乖離しながらも、その外界に対して種々の深さですぐにも対応できる、極度の集中状態のように思われた。それはまったく個人的な体験であり、認識されてはいなかったが、明らかに意識的な活動の土台として役立っており、彼はこのおかげで、「深い内省」の最中に心をよぎったあらゆることを自由に利用することができた。

　彼の催眠行動は、他の被術者から引き出される催眠行動と完全に一致していた。彼は深いトランスのあらゆる現象を引き起こすことができたし、いつでもすぐに後催眠暗示やごくわずかな手がかりに反応することができた。また、催眠状態は「深い内省」の状態とは大きく異なっているときっぱり言明した。

　催眠状態は夢と比較されることがあるかもしれないし、確かに、「玄関ホール」と「峡谷」が同一の主観的状況に難なく含まれるというのは、夢に似た活動であることを示唆してもいるが、こうした特殊な包含は、どういうわけかしばしば、きわめて知的な被術者に、深い催眠による観念感覚的活動の内発的展開として見られる。彼の夢遊性行動や大きく見開いた目、わたしに対する反応、徹底した後催眠行動はすべて、催眠がその特殊な状況の全体状況を間違いなく決定していたことを示している。

　ハクスリーはそもそも権威主義的でないやりかたを要求したが、それは念頭に置くにせよ、彼が驚くべき乖離状態を展開し、催眠を使って歪んだ時間の関係性の中で自分自身の成長や発達を調べたことは、あらゆることに向けられるハクスリーの知的好奇心を示すと同時に、非常に興味深く得るところの多い研究の可能性も示唆している。実験後の質問で明らかになったのは、ハクスリーが自分の人生経験の検討を意識的に考えていたり計画していたりすることはなく、トランス誘導時に与えられ

た暗示をそのように解釈していることもないということだった。これはトランス誘導と今回の特別な調査によって実証されている。自分は「トランスの深いところにいる」と感じると、何かすべきことを探し始めるのだが、「ふいにそこで自分が――まったく尋常でないことに気づく」のだと、彼は説明した。

　ハクスリーとのこの体験はたいへん注目に値するが、きわめて知的な被術者にそうした退行が起きるのを目の当たりにしたのは、これが初めてではない。そのような被術者から催眠誘導を頼まれたことがある。トランスに入り、非常に興味深いタイプの退行を展開するときのことを知りたいので、催眠状態にしてほしいというのである。主として彼自身の関心を満たすことが目的だったこの試みは、わたしがあるワークを終えるのを彼が待つ間に実行された。わたしは彼の頼みを聞き入れ、彼は研究室の向こう側で、座り心地のいい椅子に座って、そのまま自分の好きなようにすることになった。

　二時間ほどすると、彼は催眠から醒ましてほしいといった。彼の説明によると、ふいに見知らぬ丘の斜面にいるのに気づき、あたりを見回すと、少年が見えたという。彼には少年が６歳だとすぐに「わかった」。見知らぬ少年についてのこの確信に好奇心をそそられ、子供のほうに歩いていくと、その子供は自分自身だとわかった。彼はその丘の斜面もすぐに思い出し、どうしたら６歳の自分自身を見つめながら、26歳の自分自身でいられるか、その方法を見つけようとし始めた。

　ほどなく、子供の自分自身を見、聞き、感じることができるのみならず、心の奥の考えや感情まで知ることができるとわかるようになった。そう気づいたとき、彼は子供の空腹感と「ブラウン・クッキー」を食べたいと思っている気持ちを感じ取った。これをきっかけに、26歳の彼にさまざまな記憶が押し寄せたが、少年の考えは依然としてクッキーに集中していて、少年のほうはまったく自分に気づいていないことがわかった。彼は透明人間であり、なんらかの方法で時間を退行し、子供時代の自分自身を完璧に見、感じることができるようになったのだ。

　報告によると、この被術者はその少年と共に何年も「生き」、彼の成功や失敗を眺め、彼の内奥の生活もすべて知ったという。そして、少年

と共に次の日の出来事についてあれこれ思いめぐらし、たとえ26歳であっても、そのときの子供の年齢以降のあらゆる出来事については完全な健忘が存在すること、自分にはその子と同程度にしか未来を予見できないことを知り、子供のように驚いた。その子といっしょに登校し、その子といっしょに長い休暇を過ごし、その子の体が成長し発達しつづけていくのを観察した。次の日が来るたびに、子供のその自分が過ごしているまさにその瞬間に到るまでの過去の実際の出来事について、豊かな連想が湧くことに気づいた。

その子は八年制の小学校（グレイド・スクール）、高校と進み、長い時間をかけて大学に進学するかどうか、大学で何を専攻するかを決めた。彼は当時の自分と同じように、結論を出せないことにひどく悩んだ。とうとう心が決まったときには、もうひとりの自分の高揚と安心を感じ、それが自分自身の高揚・安心と同じだと感じた。

このときの体験は、自分の人生を、当時の意識をもって文字どおり一瞬ごとに再現したものだったと、この被術者は説明した。26歳の自分自身のひどく限定的な意識は、幼いころからの自分の体の成長と発達を観察している透明人間のそれであり、その子の未来に関しては、その子自身がもっている情報以上の情報はもち合わせていなかった。

彼は、過去の記憶が広大に鮮やかに次々と展開し、出来事のひとつひとつが完結していくのを楽しんだ。その体験は、大学に入学する時点で終了した。そこで彼は自分が深いトランスの中にいるのに気づき、ここで目を醒まして、それまで主観的に体験してきたことの記憶を意識的な気づきにもち帰りたいと思った。

これと同じタイプの体験は、男女を問わず、別の被術者もしているが、その体験がどのような形で得られるかは人によってさまざまだ。たとえば、三歳年下の一卵性双生児の妹をもつある女性は、自分が、「共に育ち、互いに互いのことを知り尽くしている双子の姉妹」であることに気づいた。が、彼女の話には、実際の双子の妹のことはいっさい出てこなかった。そうした記憶やつながりはすべて排除されていた。

優れた機械学の才能をもつ別の被術者は、ロボットを製作し、それに命を与えたが、そうして与えた命は自分自身の命だと気づいた。そして、

そのロボットが何年もの間さまざまな出来事を経験し、さまざまなことを学習するのを観察した。彼自身が常にそれらを経験し学習してきたのも、やはり自分の過去に対する健忘があったからだ。

わたしは長年、秩序立った実験を設定しようとたえず努力をしてきたが、現在までのところ失敗に終わっている。たいていの場合、被術者があまりよくわからない理由でいやがったり、拒否したりするためだ。催眠によるトランスにおけるこの種の展開を見てきたわたしの経験では、このタイプの人生の「追体験」は常に、きわめて知的で精神的に安定した被術者に、自然に発生する。

ハクスリーの体験記録はもっとも内容が充実していただけに、彼のもとに残された詳細の多くが消失して、きちんとした形に仕上げる機会を逸してしまったのは、本当に残念である。ハクスリーの類まれなる記憶力、「深い内省」を利用できる能力、深い催眠状態に入って特定の目的を達し、自分のやり遂げたことを完全に意識的に認識したまま、自分の意思で目醒める能力──ハクスリーは翌日、自己催眠に熟練するのにほとんど指示を必要としなかった──からすれば、きわめて有益な研究になっただろうということがよくわかる。

残念ながら、ノートが二冊とも消失したために、彼が記憶をたどって再構築しようにも、そうはいかなくなった。というのも、わたしのノートには、手続きや観察に関するメモが非常にたくさん記録してあったが、ハクスリーにはそれらについての記憶がまったくなく、また、そうした事柄は、充分に詳述するために不可欠なものだったからだ。

とはいえ、ここに残した記録が、不充分ながらも最初の予備的研究としての役目を果たし、さまざまな意識状態に関するさらに充実した幅広い研究へとつながっていくことを心から願っている。

───────────────────────────────

要約として、エリクソンが結びで概括しているのは、彼が別の文脈で時間の歪曲と呼んでいるものであることを簡単に指摘しておきたいと思う（特に、クーパー＆エリクソン『催眠における時間の歪曲』Cooper and Erickson, *Time Distortion in Hypnosis*, 1959 参照）。ここで彼は、さまざまな被術者が示すある

能力——実時間では行ないえないタスクを、深いトランスで得られる主観的な時間感覚の中で達成する能力——について語っている。たとえば、まったく急ぎ足だと感じることなく全生涯を振り返るといった能力についてである。ここでは、この現象に言及するに留めるが、いずれ、このトピックには戻るつもりだ。

　エリクソンのこの論文は、彼自身と、20世紀を代表するもっとも創造的で才能豊かな人物のひとりとが協力して挑んだものであり、非常に貴重な記録である。それが示唆するプロセスはきわめて特殊なものだが、わたしたちはそのプロセスの中で、人間として、変性意識状態を体験する——というより、むしろ、それを創造する——自らの可能性を探り始めることができるかもしれない。エリクソン自身の最後の一文を推薦の言葉として掲げ、この解説の締めくくりとする。

　　……ここに残した記録が、不充分ながらも最初の予備的研究としての役目を果たし、さまざまな意識状態に関するさらに充実した幅広い研究へとつながっていくことを心から願っている。

注

1．どのように世界モデルが創られるかについての研究を深めるには、『魔術の構造』（邦訳：亀田ブックサービス）をお勧めする。
2．Gardner、Sperry、Gazzaniga、1969。
3．Beuer、Miller など参照。
4．本書第Ⅰ巻では、つなぎのレベルは以下の三つによるパターンのみを区別する。

　　(a) 単純接続詞
　　(b) 暗示的原因
　　(c) 原因と結果

自然言語のつなぎを示す段階は、ほかにもあることがわかっているが、ここではこの三種に限定する。さらに詳しい分析は今後に出る書物で紹介することになるだろう。上記のパターンは自然ロジックと呼ばれているものの初期段階を構成している。自然ロジックや人間のモデリングのパターンをさらに知りたい向きは、Polya

(*Patterns of Plausible Interference*, 1954)、Lakoff (*Linguistics and Natural Logic*, 1970) を参照。

5．『魔術の構造』、第Ⅰ部第3＆4章参照。

6．削除の仕方によっては、結果として生じた表層構造が適格なもの、すなわち、英文法に則ったセンテンスにもなれば、文法にそぐわないセンテンスにもなる。エリクソンは双方を自分のワークで活用している。それらの使用に適したコンテクストや、クライエントの体験に生じる差異については、第Ⅰ巻の第Ⅱ部および第Ⅲ部で論じる。第Ⅰ部のここでは双方を区別していない。

7．American Journal of Clinical Hypnosis, 1966, 3, 198-209。

8．さまざまな解説者が数学の発達に関して、「天賦の才のある」数学者による重要な進歩には、しばしば「ふいのひらめき」や、数学者が「解法が目の前にぱっと浮かんだ」と表現するものが関係していると指摘している。ごく最近では、ガードナーが以下のように報告している (1975, p.375)。

　……人が言葉を使って話をするとき、目は右へ動く。逆に、空間的イメージを使っているときは、道筋をたどっていたり、幾何学を解いていたりするときと同様、右半球が活性化するため、目は左方向へ動く……スティーヴン・ハーナドはプリンストン大学の数学専攻の大学院生や教授にインタビューし、一連の質問をしたときに目がどちらの方向に動くかによって、彼らを分類した。その結果、右方向に動く人たちは、非優位半球での活動を反映して左方向に動く対応群に比べ、数学者として創造性が乏しく、芸術に対する関心が低く、問題を解くときに視覚的イメージの利用量が少ないということが（同僚の意見によって）わかった……

9．American Journal of Clinical Hypnosis, 1965, 8, 14-33。

10．Huxley, A. *The Doors of Perception*. New York: Harper and Brothers, 1954. オルダス・ハクスリー『知覚の扉』（平凡社ライブラリー、1995）

11．このタイプのエヴィデンスについては、『魔術の構造』第Ⅱ部の第2＆3部で詳細に説明している。

12．Erickson, M. H. *The confusion technique in hypnosis*, 1964, 6, 269-271, American Journal of Clinical Hypnosis.

13．エリクソンの混乱技法については、シャーロック・ホームズが優れた例をいくつか提示している。Sir Arthur Conan Doyle *The Annotated Sherlock Holmes* (edited William A. Baring-Gould, Clarkson N. Potter, Inc., New York) 第1巻423頁参照。

14. この例は、今解説している論文に関して、わたしたち（バンドラー＆グリンダー）が著者（エリクソン）を訪ねたときに調査のテーマとして話題に上がったひとつ。
15. 変形言語学者らは曖昧（ambiguity）と漠然（vagueness）の違いに関する調査を続けており、名詞化を伴うセンテンスは、通常、曖昧ではなく漠然としているとしている。
16. 時制の叙述語のパターニングは、催眠における時間の歪曲に関する説明と共に第Ⅱ巻で紹介している。しかし、読者は、エリクソンが使った時制の叙述語を、通常副詞（soon、shortly、after、recent、previous、now、then、afterwards、initially、finally、successively など）として現れる時制の叙述語の集合と結びつけてさまざまに配列すれば、簡単に例文を作ることができる。
17. 非優位半球が発生頻度の高い単語やフレーズをその意味と共に保存していることを示す証拠はほかにもいくつかある。

第Ⅱ部　エリクソン催眠のパターンを詳しく知る

はじめに
ミルトン・モデルの誕生

　第Ⅰ巻第Ⅰ部の目的はふたつあった。ひとつは、ミルトン・エリクソンの催眠ワークには体系的な行動パターンがあることをわかっていただくこと、今ひとつは、こうしたパターンを特定して引き出せば、読者が自らの催眠ワークでそれらを利用できるようになるとわかっていただくことだった。わたしたちは論を進めながら、読者がこうしたパターンに次第に親しんでいき、自分でもそれらを見きわめ、自らの活動分野でそれらがいかに有用な知識となるかを想像できるようになることを願っていた。

　この第Ⅱ部では、さらに体系的なやりかたでこうしたパターンになじんでいただきたいと思う。各パターンの特徴を紹介し、性質だけでなく、その有用性や潜在的重要性をも理解していただけるよう工夫してある。第Ⅰ巻では、主にその言語学的概念、および、誘導や暗示における機能に焦点を絞っている。それらはけっして、ミルトン・エリクソンが催眠ワークで使った行動パターンのすべてではないが、学んで活用する上ではもっとも基本的かつ簡単なものだと思われるという点を指摘しておきたい。

　この第Ⅱ部で紹介している各言語パターンは、第Ⅱ巻に提示した人間が用いる他のアナログ・コミュニケーションの形（声の調子や動作など）に一般化することができる。たとえば、自然言語の表層構造のひとつである曖昧さという言語学的概念についてすでに少し触れたが、これはその構造の性質上、複数の意味をもちうる。例を挙げよう。

　　催眠中のヒプノティストは要注意な場合がある。
　　Hypnotizing hypnotists can be tricky.

　このセンテンスは、以下のいずれにも解釈することができる。

(1) 催眠を行なっている催眠療法家(ヒプノティスト)は、催眠のために何をしているのかという点に関して、要注意な場合がある。
(2) ヒプノティストという職業にある人に催眠を試みるのは、そうするのが難しいという意味で、あるいは、思いがけない結果になるという意味で、要注意な場合がある。

上記のセンテンスは、どういう意味を意図しているかが不明瞭で、表層構造だけではそれを決定できない。統語による曖昧さの一例である。

次の抜粋は、エリクソンの別の論文から引いたものだが、ここには、エリクソンが利用した触運動覚による曖昧さの例が含まれている。触運動覚による曖昧さの部分は、はっきりわかるように書体を変えている。双方に共通するパターンは解釈の難しさと曖昧さであり、それらは形としては同じである。ふたつは、同じ形式のパターンが感覚システムのいずれかでどのように利用されうるかを示す例である。

> エリクソンの論文より
>
> 彼女はそのとき横のドアから連れてこられて、わたしと向き合った。わたしたちは黙ってお互いを見、それから（以下は、かつてアメリカでのセミナーで受講生に対してわたしがよく行なっていたことで、セミナー開始以前に、つまり、相手がわたしを知る以前に、臨床的な意味で「よく反応する優れた」被験者の特徴だとわたしが考えるものを探す方法である）、わたしが彼女のほうにきびきびと歩み寄り、微笑みながら右手を差し出すと、彼女は両手を伸ばした。わたしが彼女とゆっくり握手をしながら、目をじっと見つめると、彼女も同じようにした。そして、わたしは微笑むのをやめた。**彼女の手を放すときには、あるはっきりしない不規則なやりかたをした。ゆっくり手を引きながら、まずわずかに親指に力を込め、次に小指、その次に中指に力を込めた。これらを、はっきりとはわからないように、ためらっているふうに不規則に行ない、最後に、ごく優しく手を引き、正確にはいつわたしが彼女の手を放したのか、わたしが最**

後にさわっていたのが彼女の手のどの部分なのかを、彼女がはっきり意識できないようにした。同時に、わたしはゆっくりと両眼の内転の度合いを変えて目の焦点の位置を変更し、ごく小さいながら感知はできる合図を出して、わたしが今見ているのは彼女の目ではなく、彼女の目を通り抜けたはるか向こうらしいということが伝わるようにした。彼女の瞳孔がゆっくり広がったので、それと同時にわたしは彼女の手を完全に放した。彼女の手は 硬直(カタレプシー) に似た格好で中空に留まり、手のひらの手首に近い部分にわずかに上向きの力がかかって、少し上に上がった。

　予想外だったことのふたつめは……1961年1月、ヴェネズエラのカラカスを訪ねて催眠誘導を行なった折のことである。コンセプシオン・パラシオス病院の視察に招かれたのだが、途中、会議場での緊急会議で、産科での催眠利用について職員に話をしてほしいと頼まれた。
　わたしが催眠現象について話していると、聴衆の中から実演していただけないかという声が上がった。わたしはメキシコシティでの体験を思い出し、では、わたしの訪問目的を知らない若い女性で、これまでにいかなる種類の催眠も体験したことがなく、英語を解さない人を相手にワークできるだろうか、と訊ねた。
　三人の女性が連れてこられたので、わたしは彼女たちを調べ、臨床的な意味で「よく反応する注意深さ」とわたしが呼ぶものをもっていそうな人をひとり選んだ。他のふたりには引き取ってもらい、選んだ彼女には、わたしが講義をする間協力していただきたいと伝えた。わたしの通訳は、それ以上の情報を与えないよう、きわめて慎重にそれを彼女に伝え、彼女はしっかりうなずいて、それを了承した。
　わたしは彼女に歩み寄って彼女の正面に立ち、英語のわかる聴衆に対して、わたしがこれからすることをよく見ていてほしいと英語で説明した。通訳は黙ったままだったので、若い女性は非常に驚いた様子でじっとわたしを見つめた。
　わたしは女性に自分の両手を見せた。空っぽである。それから右手を伸ばし、彼女の右手首の周囲に沿ってそっと指を動かした。手首にはほとんど触れず、不規則に変化する不確かなパターンの触覚刺激を指先で

与えただけである。その結果、彼女はわたしのしていることにひどく興味をもち、注目し、次は何だろうと期待したり訝しく思ったりすることになった。

わたしは右手の親指で、まるで彼女の手首を上に向かわせようとするかのように、手のひら外側の尺骨にわずかに力を込めて触れた。同時に、中指で、手の甲側の橈骨(とうこつ)の突起あたりを、わずかに下向きの力を込めて触れ、残りの指で、同じくらいの力を込めながらも、方向はわからないようにして、さまざまな部分に優しく触れた。彼女は方向性のあるタッチに自動的に反応した。それらを意識的に他のタッチと区別しているわけではなく、明らかに、ひとつひとつの刺激に順に注意を払っていた。彼女が反応し始めると、わたしは方向性のあるタッチを変化をつけながら増やしていったが、注意をそらすための他のタッチの刺激による数や変化をすぐには減らさなかった。

こうしてわたしは触覚刺激に変化をつけることで、腕と手の外側上方への動きを暗示していったが、その効果がはっきり表われてくると、混ぜていた方向性のないタッチの数を減らしていった。彼女は、刺激に応じて発生するこの自動的な動きについて、その原因を悟って、ぎょっとした。彼女の瞳孔が開くのに合わせて、わたしは彼女の手首に触れ、上方への動きを暗示した……彼女の腕は上昇し始め、わたしの手との接触を断ったが、その動きがあまりに穏やかだったため、彼女は触覚刺激がなくなっていることに気づかなかった。そして、上への動きは続いた。

わたしはすばやく自分の指先を彼女の指先に移動させて、タッチに変化を添え、それとはわからないやりかたで、彼女の手のひらが完全に上を向くようにした。つづいて、指先への別のタッチで何本かの指をまっすぐ伸ばし、残りを曲げ、伸びた指の先に適切にタッチをすることで、肘が次第に曲がっていくようにした。この動きによって、彼女の手はゆっくりと彼女の目に近づいていった。

これが始まったとき、わたしは指を使って彼女の視覚の注意を引き、彼女がわたしの目に注目するようにした。わたしは目の焦点を、彼女を通過して、そのはるか向こうを眺めているかのように定めると、指を自分の目の近くに移動させ、ゆっくり目を閉じた。そして、ため息をつく

ようにひとつ深呼吸し、いかにもリラックスしたというように肩の力を抜いたあと、彼女の指が彼女の目に近づきつつあることを教えた。

彼女はわたしがパントマイムで示した指示に従ってトランス状態になり、彼女の注意を確保しようとする職員の努力に抵抗した。

(1967, pp.93-96)

上記の抜粋は、わたしたちが紹介する各言語パターンがどのようにアナログ的なコミュニケーション・システムに一般化されうるかを示す例として紹介した。第Ⅰ巻では、主としてエリクソンがワークで使う言語パターンに焦点を絞るつもりである。戦略としては、これまで紹介したパターンを、使い方や形式的特徴に基づいた自然なグループに再編成する。わたしたちはそのパターンを以下の技法に二分している。

> エリクソンの言語パターンを大きくふたつに分類すると……
> ❶ ペーシングして優位半球の注意をそらし、その優位半球を利用する技法
> ❷ 非優位半球にアクセスする技法

この第Ⅱ部を注意深く読めば、催眠誘導と暗示に関するさまざまな言語学的技法のみならず、催眠ワークでそれらを利用する際の一貫した戦略も手に入れることができる。

締めくくりとして、現代の著名な作家カルロス・カスタネダの言葉を引用する（*Tales of Power*, 1974; pp.231-233, 245, 247-248, 265　邦訳は講談社から『未知の次元』が出ている）。

　……師はまず、わしらが見ていると思っている世界は、ひとつの世界観、ひとつの世界描写にすぎないという考えを教える。師はあらゆる努力をして、弟子にこの点を証明しようとする。しかし、それを受け入れるのは、何にもまして難しいことのように思われる。わしらは暢気に自己流の世界観にはまり、その結果、まるで自分は世界のすべてを知ってでもいるかの

ように感じ、行動しないではいられなくなる。師は、何をおいてもまず、その世界観をなくそうと努める。呪術師はそれを内的対話の停止と呼び、弟子が学びうる唯一のもっとも重要な技だと確信している……「しかし、内的対話の停止は呪術師の世界への鍵だ」と彼はいった。「その他の営みは小道具にすぎない。それらはただ、内的対話の停止効果を高めるだけである」

……師はその世界観を再整理する。わしはその世界観をトナールの島と呼んできた。そして、わしらの在りようを表わすすべてがその島にあるといってきた。呪術師の説明によれば、トナールの島はわしらの知覚が創り出すものだ。その知覚は特定の要素に焦点を結ぶよう訓練されていて、そうした要素のひとつひとつが、そして、それらすべてがひとつになって、わしらの世界観を形成する。弟子の知覚に限っていえば、師の仕事は、泡の半面にある島のあらゆる要素を再整理することだ。もうわかったに違いない。トナールの島をきれいにして再整理するというのは、理性の側にある要素すべてを再編成するということなのだ。わしはずっと、おまえの通常の世界観を混乱させ——いや、破壊するのではなく、混乱させ——それが理性の側に結集せざるをえないようにするのを自分の務めとしてきた……

……彼は岩に想像上の円を描き、それを縦に真ふたつにした。そして、弟子が泡の右半面に自分の世界観をまとめざるをえないようにするのが、師の腕の見せどころだといった。

「なぜ右半面なんだろう？」とわたしは訊いた。

「それがトナールの側だからだ」と彼はいった。「師は常にその側に語りかけ、一方で、戦士の道を示すことによって、弟子に道理をわきまえさせ、節制に努めさせ、心身の力を鍛えさせる。また一方で、弟子にはうまく対処できない想像を絶するような現実の状況を示すことによって、弟子が自分の理性で扱えるのは——たとえその理性が非常にすばらしいものであっても——ほんのわずかな領域のみだと悟らせる……

……「そうした特別な歩き方をすると、トナールは飽和状態になる」と彼はいった。「それはあふれんばかりになる。わかるな、トナールの注意は

自らの創造物に向けられなくてはならない。実際、その注意こそがそもそも世界の秩序を創り出すのだ。したがって、トナールはその世界を維持するために、その構成要素に注意を払っていなくてはならない。そして、何よりも、内的対話としての世界観を支持しなくてはならない」

　正しい歩き方は口実だと彼はいった。戦士は、まず指を丸めることによって腕に注目させ、次に、眼前の足元から始まり地平のかなたで終わる弧のどこなりとも、焦点を定めずにまっすぐ眺めることによって、自分のトナールを文字どおり情報であふれんばかりにした。その描写を構成するさまざまな要素と一対一の関係をもたないトナールは、自らに語りかけることができず、それゆえに沈黙した……

……知覚の秩序はトナールだけがもつ領域である。そこでのみ、行動は配列をもつことができ、そこでのみ、段数を数えられる階段のようになる。ナワールにはその手のものはない。したがって、トナールの世界観はツールであり、そういうものとして最善のものであるだけでなく、わしらが入手できる唯一のものだ……

　「夢見は呪術師が考え出した実用的な補助手段だ」と彼はいった。「彼らは愚かではなかった。自分のしていることがわかっていたし、自分のトナールを鍛えることによって——いわば、一瞬手放し、再びつかみ取る訓練をすることによって、ナワールの有用性を手に入れようとした。こういっても、おまえには理解できない。しかし、これはおまえがこれまでずっとやってきたことなのだ。自分を解き放っても、分別をなくさぬよう、自分を鍛えてきたではないか。夢見は、当然ながら呪術師の努力の結晶であり、ナワールの究極の使い道だ」

step 1

ペーシングして「意識」の注意をそらし、
その「意識」の動きを利用する
モデルの基本

| セッション 4 | 重度の精神疾患に悩むジョージと | 159 |
| セッション 5 | 挑発的な男性患者と | 164 |

> 魔術師のパターンは、教えるためのものではなく、相手の注意をそらして目的を達成するためのものである。この技法を理解するには、そうした魔術師のパターンを念頭に置くといいかもしれない。
>
> ミルトン・エリクソン
> 『短期催眠療法の特殊な技法』（1967, p.393）

　トランスと呼ばれる変性意識状態の誘導が必要とし、かつ、示唆するのは、ミルトンが意識的な心と呼ぶものの注意をそらし、それを利用するプロセスである。現在進行中の体験の意識的表象は、性質の異なる多くのモダリティ（視覚、聴覚、触運動覚）として生じる。トランス状態を確立するためには、こうした表象システムのすべてを、ある程度このプロセスに関わらせなくてはならない。というのも、このプロセスは通常、その体験の一部分に焦点を絞り、そこで同時に発生する表現のひとつを対象とするからだ。わたしたちはこのプロセスの最初の段階をペーシングと呼んでいる〔「表象システム」は、「表象体系」「表出体系」「代表システム」等とも訳されている〕。

　たいていの催眠ワークでは、これを行なうために、通常、クライエントの目をある一点に集中させ、クライエントの耳をヒプノティストの声の響きに集中させる。ヒプノティストは、観察によってクライエントが今体験しているとわかっていること、たとえば、視覚が捉える変化（一点を見つめつづける結果として生じるクライエントの目の第三の感覚など）を描写し始める。この描写は、前述したとおり、観察できるクライエントの行動――ヒプノティストの目と耳が捉えたクライエントの今の行動――と、クライエントの耳が捉えたヒプノティ

ストの今の語りとの間のフィードバック・ループを確立する。これはつまり、自分の世界モデルで動作中のクライエントと接触するということである。クライエントの現実に赴き、それを受け入れ、催眠のセッションのためにそれを利用するのである。

　自分の世界モデルで動作中のクライエントと接触して、そのモデルをペーシングし、次にそれを新しい領域にリードするというやりかたは、エリクソンが一貫して用いた戦略のひとつであり、これを使うと、エリクソン自身もクライエントもワークを進めやすくなる。クライエントに無理やり何かをさせようとしたり、クライエントに自分の信念を否定させたりすると、クライエントに抵抗する材料を与え、抵抗が発生しやすくなる。抵抗との取り組みは関係者全員の時間とエネルギーの無駄にしかならず、本来の目的達成に役立つことはめったにない。

　読者の多くはたぶん、個人間のコミュニケーションにおいて、わたしたちが「つかまった」と呼ぶよくある状態を経験したことがあるだろう。たとえば、誰かが近づいてきて、何気なく次のようなことをいったとしよう。

　　まいったなあ、ぼくはなんてバカなんだ。何ひとつきちんとすることができない。

　これに対する反応のひとつとして、なんとか「助けになろう」とする気持ちから、以下のように返答する場合があるかもしれない。

　　そんなことないよ。いろんなことができるって、自分でわかってるじゃないか。Xだって、Yだって、Zだってできるし。

　わたしたちの経験では、こういう場合によくあるのは、上記のように「助けになろう」とすればするほど、相手は正反対の見解を明らかにするという状況である。もうひとつ別の例として、知り合いが以下のようにいった場合を見てみよう。

　　意見を聞かせてほしいんだ。わたしはX、Y等のどれをするべきだろうか。

これに対して、以下のように答えたとしよう。

　そうだな、X がよさそうだね。

　普通、相手は即座に Y を弁護するだろう。わたしたちが自らの治療用ワークで非常に重要だと気づいた戦略は、相手に同意すると、相手はそのあと必ず反対の立場を取る、というものである。一例として、以下のセラピーのトランスクリプトを見てみよう。

ジェイン：わたしって、ほんとにバカなんです、わたし……わたし、いうべきことをちゃんといえたことがないんです。

セラピスト：それには気づいていました。実際、あまりに愚かすぎて、誰も手の貸しようがないんじゃないでしょうか。おそらく打つ手はないでしょう――あきらめたほうがいいですね。

ジェイン：えーと……あの……いえ……あの……

セラピスト：いや、いや、あなたのおっしゃるとおりです。間違いなく救いようはありません。家に帰って、自分の部屋に閉じこもっているほうがいいんじゃないですかね。世界中どこを探したって、あなたほど愚かな人はいませんよ。

ジェイン：（セラピストを遮り）そこまでひどくありませんわ。よしてくださいよ、（笑い始める）あなたの魂胆はわかっています。だから、さっさとやるべきことをやりましょうよ、ね。

セラピスト：いいですよ。あなたが自分はなんとかなると思うのなら、始めましょう。

エリクソンはこの手のコミュニケーションに対して、非常に洗練された感受性を発揮する。自分の世界モデルで動作中のクライエントと接触し、それを受け入れ、それを余すところなく利用する。以下の抜粋は、この格別に洗練された能力を示す好例である。

| セッション4 |　　　　　　　　重度の精神疾患に悩むジョージと

　ジョージがその精神病院に入院して、すでに5年が経っていた。ジョージの身元はどうやっても確認できなかった。25歳前後で、どこの誰ともわからず、異常行動で警察に捕まり、州の精神病院に引き渡されたのである。

　入院中の5年間に彼が発した言葉で筋が通っていたのは、「わたしの名前はジョージです」、「おはようございます」、「おやすみなさい」の三つだけだった。それ以外は、確認できた範囲でということだが、まったく意味不明の「言葉のサラダ」をたえず発していた。サラダの材料は、さまざまな音や音節、単語、不完全なフレーズだった。

　最初の3年間、彼は病棟の玄関にあるベンチに腰を下ろし、入ってくる人を見ると、ベンチから飛び上がるように立ち上がり、執拗に言葉のサラダを浴びせかけた。そうしていないときは、ただ静かに座って、もぐもぐと自分に言葉のサラダを呟いていた。精神科医や心理学者、看護師、ソーシャルワーカー、その他の職員はもちろん、患者仲間までもがさまざまに手を尽くして、彼から理解できる発言を入手しようとしたが、無駄だった。ジョージは一方的に、言葉のサラダを発するだけだった。

　約3年が過ぎたころ、病棟に入ってくる人たちに挨拶し、意味のない言葉をほとばしらせつづけるのは変わらなかったが、ときに静かにベンチに腰を下ろして少し落ち込んだ様子を見せ、誰かがやってきて質問をしたりすると、いくらか怒ったふうに言葉のサラダを数分つぶやくようになった。

　著者がその病院の職員になったとき、ジョージは入院6年目だった。著者は病棟での彼の行動に関する情報で、入手できるものはすべて入手した。他の患者や病院の職員が隣に腰を下ろしても、彼に話しかけなけ

れば、その間は言葉のサラダを誘発しないで済むこともわかった。こうした情報をすべてまとめて、治療計画が立てられた。

病棟に入ってきた人に挨拶として執拗に浴びせる言葉のサラダは、秘書が速記で記録した。こうした記録は精査したが、なんの意味も見つけられなかった。しかし、記録した言葉のサラダを、少なくともジョージの作品に出てきそうな単語を使って言い換え、それらを徹底的に研究した結果、とうとう著者は、使う語彙こそ異なるが、パターンはジョージのものに近い言葉のサラダを即興で作ることができるようになった。

つづいて、玄関に入ってくる人には必ず、ジョージからある程度離れた廊下の先の通用口を使ってもらうようにした。著者はそれから、ジョージの隣に腰を下ろして黙って座っている練習を開始し、毎日少しずつその時間を延ばして、とうとう一時間ほどそうしていられるようになった。そこで、次にジョージの隣に座ったとき、著者は目の前の空気に向かい、言葉で名乗った。ジョージはまったく反応しなかった。

次の日は、ジョージに向かって直接名乗ってみた。ジョージが怒気を含んだ言葉のサラダをひとしきり吐き出したので、著者はそれに応え、自分で慎重にこしらえた同量の言葉のサラダを、いかにも礼儀正しく返事をしているかのような声の調子で口にした。ジョージは困惑したらしく、著者が話し終えると、問いかけるような声の調子で別の発言をした。まるで著者に返答することによって言葉のサラダによる発言をさらに促しているかのようだった。

六回ほどやり取りをすると、ジョージが黙り込んだので、著者は別の仕事に取りかかった。

翌朝は、双方とも、まず適切な名前を使って、適切な挨拶を交わした。その後、ジョージが長い言葉のサラダの演説を始め、著者は礼儀正しく同じやりかたで返答をした。つづいて、長短取り交ぜた言葉のサラダのやり取りが短時間行なわれ、いよいよジョージが黙り込んだところで、著者は別の仕事に取りかかった。

これがしばらく続いた。その後ジョージは、朝の挨拶を返したあと、意味のない発言を休みなく四時間やり通した。おかげで著者には大きな負担がかかり、昼食を食べ損ね、同じやりかたでたっぷり同じ量の返事

をするはめになった。ジョージは注意深く耳を傾けたのち、二時間の返事をしてきたので、著者もやはり二時間の返事をすることになりくたびれ果てた（ジョージはその日一日、時計を見ていたと指摘されている）。

次の日の朝、ジョージは戻ってきて普通の挨拶を適切にしたあと、ナンセンスな文をふたつ加えたので、著者も同様の長さのナンセンスで応えた。それに対してジョージがいった。

「ドクター、筋の通ったことをしゃべってください」
「もちろん、喜んで。あなたの名字はなんですか？」
「オドノヴァンですよ。しゃべりかたをわかっている人がやっと訊いてくれた。こんなひどいところで五年以上だ」……（このあと、言葉のサラダ状のセンテンスがひとつ、ふたつ続いた）
「ジョージ、あなたの名前がわかって嬉しく思います。五年はちょっと長すぎますね」……（このあとに言葉のサラダ式センテンスをひとつ、ふたつ続けた）

この続きはたぶん予想がつくだろう。言葉のサラダで思慮深く味つけした調査によって、言葉のサラダが散りばめられたひとつのまとまった物語が手に入ったのである。彼の臨床経過は非常に良好で、言葉のサラダが完全になくなることはなかったが、それも最後は不明瞭なつぶやき程度にまでなった。

彼はその後一年もしないうちに退院し、有給の職を得、経過報告と適応状態のチェックに通院する間隔も次第に間が空くようになっていった。それでも、彼は相変わらず報告の開始時と終了時には言葉のサラダを少々添え、著者からも同じものを期待した。とはいえ、こうした通院時によくあったことだが、彼は、「ちょっとしたナンセンスって、どこを探してもないものですね、ドクター」というような諷刺の利いたコメントをすることもでき、それに対して、短いナンセンスを加えた気の利いた同意表現が返ってくるのを明らかに期待していた。

退院後三年で、途中再入院もなく、充分に満足できる適応状態となったあと、彼とは音信不通になったが、ある日、別の街から元気な葉書が

届いた。そこには、遠くの街でうまくやっている様子が、簡単ながら充分わかるようにまとめてあった。葉書にはきちんとサインがしてあったが、そのあとの彼の名前は、音節がごちゃまぜにしてあり、住所は書いてなかった。彼は自分で充分に納得して、関係を終わらせようとしていた。

彼は心理療法の最中に、15分ほど中程度もしくは深いトランスに入り、催眠が可能な状態になった。しかし、彼のトランス行動は覚醒時の行動とまったく同等であり、検査は繰り返し行なったが、これには治療上の利点がなかった。治療のための面談はいずれも、適量の言葉のサラダを慎重に使って行なわれたという点が特徴的だった。

上記のケースは、明らかに問題が深刻なレベルにある患者との接触の、かなり極端な例である。著者は最初、あら探し的な批判を周囲から受けたが、患者の不可解な緊急の要求が満たされたことが明らかになると、敵意に満ちたコメントはなくなった。　　　　　　　（1967, pp.501-502）

自分の世界モデルで動作しているジョージと接触し、彼の言葉まで話してしまうエリクソンの手腕は、エリクソンがどのようにしてクライエントのところに行き、どのようにしてクライエントのモデルの中で接触するのかを如実に示している。エリクソンは、クライエントが自分のところに来ることを期待したりはしない。催眠やセラピーのプラクティショナーがこのスキルを学べば、**抵抗するクライエント**という用語はなんの意味ももたなくなる。トランス状態は、そういうクライエントにも役立てることができる。

これまで、抵抗する患者は催眠状態にすることができない、あるいは、催眠を受けつけないとされてきたが、次の抜粋は、抵抗する患者とは通常どういう人をいうのかをよく示している。エリクソンの誘導は、自分のモデルで動作しているクライエントに接触し、望まれている状態へと迅速にリードするため、シンプルである。クライエントの「抵抗」がまさに誘導のためのモデルになる。

「あなたは歯科治療に催眠を使ってほしいとお考えです。ご主人もご主人の同僚の皆さんも同様にお考えですが、何度催眠を試みても、あな

たはこれまで一度もトランスに入れたことがありません。怖がって体を硬くし、叫び声を上げました。実は、叫ぶまでもなく、ただ体を硬くするするだけで充分なんです。あなたは、もし必要なら、わたしに精神科医として診てほしいとお望みですが、わたしにはその必要があるとは思えません。代わりに、とにかくあなたをトランス状態に入れてあげましょう。そうすれば、歯科用の催眠を受けられますから」

彼女は答えた。「でも、どうしても体が硬くなって、叫んでしまうんです」

「いえ、まず体を硬くするんです。それが最初にすべきことですから、今それをしてください。どんどん硬くしていきます、腕、脚、胴体、首と——完全に硬く——ご主人とのときよりも硬くするんです。

「今度は目を閉じて、まぶたを硬くします、あまりに硬くて、まぶたを開けられません」

彼女の反応は申し分なかった。

　クライエントの世界モデルをペーシングして利用するエリクソンの手腕は、ひとつのすばらしいツールである。催眠を行なう他のプラクティショナーたちが彼のワークのこの分野から学べることは多々ある。ヒプノティストがクライエントと接触し損ね、クライエントの世界モデルを利用し損ねると、その試みは往々にして失敗に終わるが、その失敗こそが、成功の源となっていたかもしれないのである。そのドラマティックな例が、エリクソンを訪ねたあと行なったわたしたちのワークで発生した。

　わたしたちはその晩、催眠のセミナーを開き、エリクソンが論文で説明しているさまざまな催眠現象について探っていた。やがて、ひとりの若い女性と否定的な幻覚に取り組み始めた。彼女が深いトランスに入っている間、わたしたちは比較的直接的な暗示を相次いで彼女に与え、彼女には片方の手が見えなくなるというメッセージを伝えた。彼女はトランスから醒めると、目を開き、自分の右手を注意深く見て、がっかりしたようにいった。「あら、ちゃんとあるわ」

　著者のひとりがすぐに答えた。「ええ、もちろん、その手は見えます」　明らかに彼の声にはまだ含みがあった。彼女はそれからゆっくりと視線を動かし、

もう一方の手のほうを見て息を飲んだ。「信じられない！ なくなってる！」
　彼女の最初の反応をペーシングし、彼女の現在進行中の体験に関するそのときのモデルを受け入れ、彼女をリードすることによって、視覚を使ったこの交替が可能になったのである。

セッション5　　　　　　　　　　　　　　　　　　　　挑発的な男性患者と
……これと同じ技法を使った臨床例に、25歳の男性患者に関するものがある。この患者には催眠は指示されていなかった。にもかかわらず、繰り返し催眠を要求し、その同じ口で、自分は催眠にはかからないといい放つ、扱いの難しい患者だった。あるとき彼は、「おれは催眠にはかからないが、おれを催眠にかけろ」と迫り、なんとしても決着をつけようとした。
　この要求を満たすために用いられたのは、ゆっくり少しずつリラクセーションと疲労と眠りを誘う、柔らかな口調の暗示だった。それが行なわれた一時間、患者はずっと椅子に浅く座り、手ぶり身ぶりを交え、この手法全体を、「くだらない、役に立たない」とこき下ろし、セッションの終了時には、時間と金を無駄にしたといい放った。そして、与えられた「役立たずのくだらない暗示は全部思い出す」ことができるし、「このセッションで起きたことは全部思い出す」ことができるともいった。
　著者はすぐにこれらの言葉を捉え、ややくどいくらいに断言した。「確かにあなたは思い出すでしょう。あなたは診察室のここにいます。当然ながら、診察室のここでは、あなたは何もかも思い出すことができます。それはすべて、診察室のここで起きたことで、あなたはここにいたのですから、ここで何もかも思い出すことができます」
　患者はいらいらした様子で次の予約を取り、怒って帰っていった。
　次の予約時、彼とはわざと待合室で会った。彼はすぐに、自分が前回予約どおりに診察を受けたかどうかを訊ねてきた。この質問は、「もしそうしたのだったら、必ず思い出すでしょう」とうまくかわした。
　彼の説明によれば、あの日、ふと気づくと車の中に座っていて、自分

は今、診察を終えて帰ってきたところなのか、それとも、これから診察を受けにいこうとしているところなのかを思い出せなかったという。このことについて彼はじっくり考えた。どれくらいの時間、考え込んでいただろう。そうだ、腕時計をチェックしようと思い、見れば予約時間はとうに過ぎている。それでもまだ、答えは出なかった。というのも、考え込んでいた時間の長さがわからなかったからだ。彼は再び、自分が前回予約どおりに診察を受けたかどうかを訊ねてきた。そして、再びうまくかわされ、「もしそうしたのだったら、必ず思い出すでしょう」と保証された。

　彼は診察室に入るや、急に立ち止まり、いい放った。「おれは確かに、あのときも予約の時間どおりに来た。あんたは柔らかい口調でゆっくりしゃべり、例のくだらない役立たず催眠技法でおれの時間を無駄にして、結局、みっともなく失敗したんだ」

　さらにふたつ、三つ、軽蔑的なコメントをしたあと、彼は誘導されて待合室に戻ると、またそこで前回の予約とそれについてあれこれ訊ねたことに関する健忘を示した。彼の質問は今回もまた、うまくかわされた。その後再び診察室に通されると、またもや前回の予約時のことを完全に思い出すのだった。

　彼はさらにもう一度誘導されて待合室に戻り、その結果として、また健忘を明らかにした。その後また診察室に入ると、前回の予約の件に加え、三度待合室へ入ったことをそれぞれ明確に区別して完全に思い出し、それに伴う健忘状態についても完全に思い出した。彼はこのことに当惑しながらも好奇心をそそられ、自分の診療時間の大半を、診察室と待合室を行ったり来たりして過ごした。そして、そのつど、待合室では何もかも忘れ、診察室では、待合室での健忘を含めた体験全体をすっかり思い出した。

　この催眠体験の治療効果は、酷評と要求ばかりで敵意むき出しだった彼の態度がすぐさま改まり、良好なラポールが形成されたことに現れている。催眠はそれ以降使わなかったが、治療は加速した。

(1967, pp.41-42)

経験の浅いヒプノティストは、自分自身や被術者の力不足による初期の失敗をいともあっさり受け入れる。エリクソンが常々強調していたのは、クライエントの行動のあらゆる側面を受け入れ、それを利用することがいかに重要かということであり、そうすることによって、自分の世界モデルで動作しているクライエントに接触し、彼らを別の場所にリードできるということである。このプロセスについて、エリクソンは以下のように説明している。

トランスを誘導するとき、経験の浅いヒプノティストはしばしば、被術者の行動を指示したり、自分の都合のいいようにそれを曲げたりして、被術者はこう行動「すべき」だという自分の考え方に合わせようとする。ヒプノティストの役割は常に最小限に留めるべきであり、被術者の役割は常に増大させるべきである。ひとつ例を引用しよう。これは、あるボランティアの被術者に関するもので、のちに医学生への催眠指導に使われている。

催眠に関する一般論を話し合ったあと、彼女は、「すぐにもトランスに入ります」といった。そして、もっともくつろげると思う姿勢で、もっともくつろげると思う椅子に座るよういわれ、これなら満足できる状態に落ち着くと、「タバコが吸いたい気分です」といった。すぐに一本与えられた彼女は、もの憂げにそれを吸い始め、煙が立ち上っていくのを、瞑想でもしているかのように眺めつづけた。

喫煙の楽しみや渦を巻いている煙を眺めることの楽しみ、タバコを口元に運ぶときのくつろいだ感覚、気持ちよくタバコを吸うことにだけ没頭し、外界の何ものにも注意を払わないでいい内的な満足感について、何気ない会話が交わされた。それからすぐ、息を吸うことと吐くことについてのざっくばらんな話になった。これらの言葉は、実際に彼女が息を吸い、息を吐くのに合わせて発せられた。

そのほかに話題に上ったのは、たとえば、ほとんど無意識にタバコを口に運び、そのあと椅子の肘かけに手を戻すという動作がいかに楽々とできるかということだった。こういった表現や言葉は、彼女の実際の動

作のタイミングに合わせて発せられた。ほどなく、「息を吸う」、「息を吐く」、「運ぶ」、「戻す」という言葉は、彼女が気づいていない条件づけの価値をもつようになった。というのも、この会話が表面的には暗示の特徴を備えていたからである。同様にして、眠る、眠い、眠っているという言葉が、彼女のまぶたの動きに合わせて発せられ、何気ない暗示として与えられた。

彼女はそのタバコを吸い終える前に浅いトランス状態になった。その後も暗示は続いた。あなたはもっともっと眠りを深めながら喫煙を楽しみつづけるだろう、タバコはヒプノティストが面倒を見るので、その間、あなたはどんどん眠りに没入し、完全に深い眠りに入るだろう、眠っている間も、タバコを吸っているときの満ち足りた気持ちや感覚を味わいつづけるだろう、と。

充分に深いトランスに入ると、彼女は徹底した訓練を受け、自分自身の無意識の行動パターンに従って反応するよう指導された。(1967, p.18)

つまり、ペーシングは、エリクソンがトランス状態を引き起こそうとして優位半球に対処するときに使う一般戦略の一部なのである。このペーシングによるフィードバック・ループが確立すると、優位半球に対する全戦略の残り部分が機能し始める。これについて、エリクソンは次のように説明している。

深い催眠に入ると……被術者は意識的な心に邪魔されることなく、直接的に無意識レベルの気づきに基づいて充分に機能することができるようになる。

これは、ペーシングを行ない、優位半球の注意をそらすと同時に、優位半球が発生させる無意識の行動パターンを利用することによって達成される。わたしたちは自分の体験を表わすための言語モデルを創造するが、その創造プロセスを利用するような話し方で語りかけることによって、ヒプノティストはクライエントの広大なリソースを活用できるようになる。『魔術の構造』第Ⅰ部は、この言語モデルの創造プロセスを説明している。

メタ・モデルは、悪化をもたらす表象に正面から異議を唱えるときに心理療法士が使う一連の明確な型である。一方、催眠は、そうした表象プロセスに異議を唱えるようなことはしない。それらを媒体として、クライエントがトランス状態と目的の双方を達成できるようにする。つまり、クライエントの世界モデルを理解し拡大するためにメタ・モデリングすることによって、覚醒した状態でのセラピーで治療目的を達成するのである。

　ペーシングし、注意をそらし、クライエントのモデリング・プロセスを利用することで、トランスを達成し、催眠の目的を達成するのに用いられるこのモデルは、催眠における反メタ・モデル、あるいは、逆メタ・モデルと呼んでいいかもしれない。この逆メタ・モデルを、わたしたちは愛情を込めて「**ミルトン・モデル**」と呼んでいる。

> ❶　原因を示す言語学的モデリング

　▶　単純接続詞
　▶　暗示的原因
　▶　原因と結果

　わたしたちは誰しも、自らの体験のモデルを構築するとき、体験したさまざまなパターンを理解しようとする。自分自身のために、この世界での行動に関する地図もしくは案内書を創り、自分に必要なものを確保するのに役立てようとする。そうしたモデルの構築に使う言語システムには、他の表象システムで見られるのと同じモデリングの普遍的特性が三つある。すなわち、**削除、歪曲、一般化**である。

　これらのプロセスは、柔軟に使っているかぎり、この世界で成功するために発生させ利用している便利で創造的で有益な表現の土台となる。しかし、土地を表わすモデルを取り違えるという悲劇的なミスを犯すと、体験を貧しいもの

にする表現、可能性を限定する表現が生じるようになる。つまり、有用で審美的にも美しい体験モデルの生成を可能にするまさにそのプロセスが、場合によっては、わたしたちを劣化させ、わたしたちを制限しかねないというわけだ。催眠は、このことを顕著に示す実例である。

歪曲のもっとも一般的な形は、体験を構成するいくつかのパートを選び出し、その中で因果関係を形成して、それらをモデル内でリンクさせるために、そうしたパートの一部を見つけると、別のパートまで期待するようになる、というものだ。

言語学的には、因果関係すなわち因によるつながりは、以下の三つに分類すると便利だと思う。

(1) **単純接続詞** ── そして、しかし（すなわち、「そして……でない」）などの連結語を使う場合

単純接続詞を利用するセンテンスは、一般的に以下の形になる。

X	そして	Y
あなたはわたしの声の響きを聴いています		次第にリラックスしていきます
あなたはその椅子に座っています		次第に深くトランスに入っていきます
あなたはそのシミをじっと見つめています		あなたのまぶたは重くなっていきます

(2) **暗示的原因** ── …と（同時に）、…につれて、…（し）ながら、…（の）間に、…（の）前に、…（の）あとになどの連結語を使

う場合

このタイプの因果関係を使うセンテンスは、一般的に以下の形になる。

Y	と（同時に） X
	（…している）間に／(の）間に
あなたはわたしの声の響きを聴く	次第に深くトランスに入っていきます
あなたは向こうにあるあの椅子に座る	まぶたが重くなっていきます
あなたは心の中でアルファベットを繰り返すのを終える	忘れていたあの名前が心の目の前にいきなり現れます

(3) **原因と結果** ── 話し手の体験のある部分とある部分との間にある必然的なつながりを、…（の）せいで、…（の）おかげで、…（の）ために、…のでなどの叙述語を使って主張する場合

X	原因を表わす叙述語	Y
	（…ことによって、など）	
向こうにあるあの椅子に座る		あなたは深い夢遊性のトランスに入ります
その文鎮をじっと見つめる		あなたのまぶたは重くなります
わたしの声の響きを聴く		あなたは次第にリラックスしていきます

これらの構造はいずれも、二種類の出来事の間につながりがあることを主張している。主張されているつながりの強さは、単純な同時性から必然性までさまざまである。本書の第Ⅰ部で示したとおり、ヒプノティストがもっともよくこうしたモデリング・プロセスを使うのは、クライエントがすぐ確認できるクライエントの現在進行中の体験のある部分を、ヒプノティストがクライエントに望む体験もしくは行動に結びつける場合である。

同じパターンでも、以下のように、提示された一般的な形に否定が挿入されると、もっと複雑そうに見えるようになる。

あなたはまぶたの重さを感じる	と同時に	まぶたを開けておくことができなくなるでしょう
Y	と同時に	~X
		(「~」は否定を表わす記号である)

目の周囲に緊張を感じる	と同時に	悲しみの深い感情を体験しないではいられないでしょう
Y	と同時に	~~X

話さないでいる	ことによって／とても簡単に	わたしの声以外の音を聞かないでいられます
~X	ことによって／とても簡単に	~Y

さらに、基本パターンに否定を追加するために、XとYで表わした部分の出来事を複数にすることもできる。

～X1（そして）～X2	ことによって	Y2ながらY1
話をせず、目を閉じないでいる	ことによって	あなたはわたしの声の響きを聞きながらもっと早くトランスに入っていきます

　読者もご自身で確認いただけると思うが、こうしたパターンのヴァリエーションは無尽蔵である。
　では、こうしたパターンをエリクソンがどう使っているか、いくつか例を引用しよう〔以下の文例は、あるセッションでクライエントが語る合間にエリクソンが短く差しはさんだ一連の言葉である。セッションの詳細は本書第Ⅱ巻「知覚パターン篇」30頁～参照〕。

　……そして、その文鎮、ファイリング・キャビネット、敷物の上の自分の足、天井の電気、カーテン、椅子の肘かけに置いた自分の右手、壁に掛かっている何枚もの絵、**あたりを見回すにつれて**、**変化していく目の焦点**、書名の関心、両肩の緊張、椅子の感じ、気にかかる物音と思考、手と足の重さ、問題の重さ、デスクの重さ、文具用スタンド、たくさんの患者の記録、人生という現象、病気や感情や心身の行動という現象、リラクセーションの安らぎ、人の要求に対応する必要、文鎮やファイリング・キャビネットを見ながら、あるいは、**デスクを見ながら人の緊張に対応する必要**、環境からの引きこもりの心地よさ、疲れとその増悪、変化しないデスクの特徴、ファイリング・キャビネットの単調さ、休息を取る必要、目を閉じる心地よさ、深呼吸によるリラクセーション感覚、受動的な学習の楽しみ、無意識によって知的な学習をする能力……

　次のすばらしい例の中では、「原因と結果」を高いレベルでパターン化して使っている。クライエントが、自分の成功感覚のせいで私が当惑していると思い込む状況になるよう、うまく誘導している。これは、クライエント自身のモデリング・プロセスを利用して彼女がトランスに入るのを促しているのである。

> ……例を挙げて説明するために、催眠を心から軽蔑し、頭から疑っている心理学のD教授なる人物が著者に挑んできた。聴衆が著者の失敗を証言できるよう、聴衆の面前で彼女に、「あなたのちょっとしたこだわりを働かせてみてはどうか」というのである。しかし彼女は、もし催眠という現象があることを自分に証明することができたら、自分は著者の企画するどのような研究にも尽力するつもりだと断言した。わたしは彼女の挑戦と条件を受け入れた。
>
> 著者は、納得がいけば被術者になるという約束を、慎重かつ遠まわしに強調した。というのも、それは彼女自身の行動となるものであり、未来のトランス行動の土台にもなりうるものだったからだ。それから、彼女が絶対に失敗すると信じていた暗示の技法を使い、確かにそれは失敗した。こうして、被術者は自らを満足させる成功感覚を与えられたが、そこには著者が当惑していることに対するいくらかの後悔も混じっていた。この後悔は、未来のトランスの礎石になった。
>
> つづいて、明らかに著者のメンツを立てる方法として、観念運動行動が話題に取り上げられた。しばらく論じ合ったのち、間接暗示を使い、彼女が観念運動行動の実験に協力を申し出るように誘導した。彼女はこのことの意味を限定するために、「観念運動行動は催眠だなんて、いおうとしないでくださいね。そうじゃないって、わたくし、わかっていますから」という言い方をした。
>
> これに対する反論としては、観念運動行動は間違いなく、催眠でも、覚醒状態でさえも起こりうるという見解を述べた。こうして、未来のトランス行動のための礎石がもうひとつ据えられた……。　　　(1967, p.21)

これと深い関係にあるプロセスで、読心術と呼ばれるものがある。これは、観察できない相手の行動について、わかっていると主張する状況をいい、クライエントをペーシングしてリードするときに役に立つ。

たとえば、以下は、この形をもつ一般的な表層構造の例だが、これらは読心術が働いているにもかかわらず、それを問題にされることはめったにない。それどころか、これらはたいていの人が口にすることである。場合によっては、

こうした発言は真実かもしれないが、発言に到るプロセスが特定されなければ、錯覚なのか、適格な表現なのかは区別することができない。

> どうしたら彼が幸せになるか、わたしにはわかっている。
> わたしが喜ばないだろうって、あなたは知っておくべきだったわ。
> 彼がわたしを嫌っていることはわかっている。
> いつもきみを困らせてしまって、すまない。
> わたしが何を心配しているのか、きみは怪訝に思っているに違いない。

　読心術を注意深く使うことによって、ヒプノティストは、成り行きをまったく観察できないようなクライエントの体験領域においても、クライエントをうまくペーシングし、リードすることができる。別の一例を、エリクソンのワークから引こう。

> **わたしたちはふたりとも、なぜあなたがそんなにデタラメなのか、知りたいと思っています。わたしたちはふたりとも、あなたの行動の原因を知りたいと思っています。わたしたちふたりには、その情報があなたの無意識の中にあることがわかっています。**このあと二時間、あなたはここに静かに座って、何も考えません、何もしません。**ただ、あなたの無意識があなたの行動の理由を、あなたとわたしに教えてくれることがわかっているだけです。それは、はっきり、よくわかるように、その理由を教えてくれるでしょうが、**あなたもわたしも、しかるべきときが来るまでは、そのときまでは、理解できません。あなたには、自分の無意識がどのようにして教えてくれるのか、わかりません。わたしには、あなたが理解するまで、それが教えてくれる内容はわかりません。あなたが理解したあと、わたしにも理由がわかるでしょう。しかるべきときに、しかるべき形で、**あなたが知り、そして、わたしが知ることになります。そうなれば、あなたはすっかり良くなります。**　　　　　　　　　(1967, p.402)

　こうしたパターンを注意深く巧みに使うことで、クライエントの体験のペーシングとリードとの区別はほどなくぼやけていく。

❷ TD サーチ〔トランスデリベーショナル・サーチ〕[1]

- ▶ 不特定指示指標
- ▶ 暗示する名詞句を加えた場合の不特定指示指標
- ▶ 削除
- ▶ 名詞化
- ▶ 選択制限

　ここでは、ミルトン・エリクソンの効果的な催眠ワークを理解するのにもっとも重要な、優位半球の特質について論じようと思う。以下に挙げる言語的特質には共通のパターンがあり、すなわち、こうした形の表層構造における適切な意味を見つけるには、実際に表現された表層構造から引き出される深層構造の意味の外側から情報を得なくてはならない。ここでの説明はできるかぎりシンプルなものにしておくつもりなので、詳細は、第Ⅲ部の構築用エクササイズを役立てていただければと思う。

　どのような**削除、歪曲、一般化**も変形のプロセスであり、それらは、完全な言語表現──すなわち深層構造──と、実際に音声や文字にされたり、耳や目にしたりする表層構造との間に発生する。たとえば、削除の例を挙げよう。

　誰かが何かを誰かに与えることができる。
　Someone can give something to someone.

　このセンテンスは、このままの形でいうこともできるし、以下のようにいうこともでき、ふたつは同じ深層構造の意味を伝えることができる。

　何かが与えられた。
　Something was given.

　前述したとおり、言語学は、わたしたちひとりひとりが英語を母語とする話

し手／聞き手としてもつ直観を調査し、その直観を一定の形で表わす研究を行なっている。そこで、皆さんに注意を払っていただきたいのは、自分自身の直観と、自分の体験を表現する形式的マップである。そうした個々の個人的な直観を働かせることによって、皆さんはわたしたちが本書でしていることをチェックできるようになる。ミルトン・エリクソンは、それらの直観をまさにスキルとして活用して、あのすばらしい催眠テクニックを創り出してきた。自分自身の直観に注目するときは、それらを信頼し、それらを活用しよう。そこには、学びうること、学ぶべきことがたっぷりある。

　皆さんは子供のころ、ほんの短期間に複雑きわまりない自然言語を身につけている。これはどんな機械にもない能力である。言語にはルールがあり、そのルールは体系的に適用されるが、それらがどのようなものであるかは意識されることがない。エリクソンが催眠中、ルールに支配された言語を使うときと同様である。つまり、エリクソンはそうしたルールを認識することなく使っているわけだが、本書はそのルール・マップである。このマップを使えば、エリクソンの直観を学び、自分自身の直観に注目して、そこから学ぶことができるようになる。

　さて、以下は先ほどの表層構造である。

　　何かが与えられた。
　　Something was given.

　これを聞いて直観的に知る深層構造は、以下である。

　　誰かが何かを誰かに与えた。
　　Someone gave something to someone.

　「何かが与えられた」という表層構造からもっとも適切な意味を見つけるには、誰かが与えるという行為をしなくてはならなかったということと、誰かが受け取るという行為をしなくてはならなかったということを認識しなくてはならない。このプロセスは、以下のようなモデルに表わすことができる。

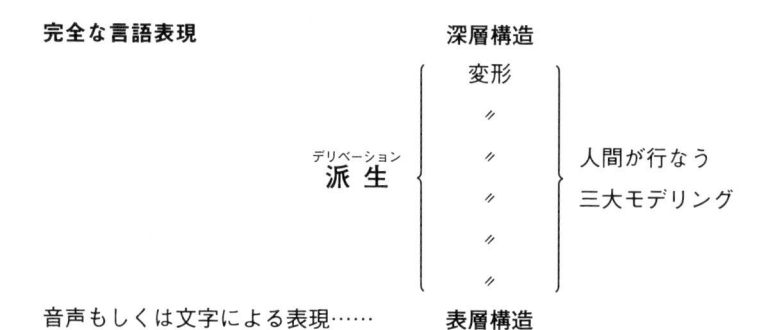

ペーシングして「意識」の注意をそらし、その「意識」の動きを利用する

完全な言語表現　　　　　　　**深層構造**

派生（デリベーション） ｛変形, 〃, 〃, 〃, 〃｝　人間が行なう三大モデリング

音声もしくは文字による表現……　**表層構造**

[例文の場合：S＝センテンス、NP＝名詞句、VP＝動詞句、V＝動詞]
深層構造の表現

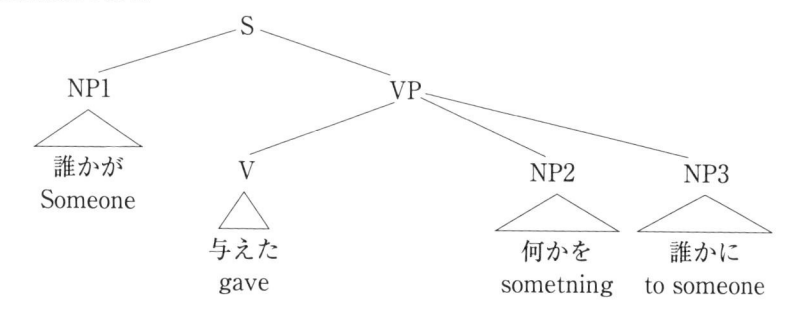

```
              S
          ／     ＼
       NP1        VP
        △      ／ ｜ ＼
      誰かが   V   NP2   NP3
     Someone  △   △    △
            与えた 何かを 誰かに
            gave sometning to someone
```

｛NP1 と NP3 を省く削除（二度）を含む 派生（デリベーション）

表層構造の表現

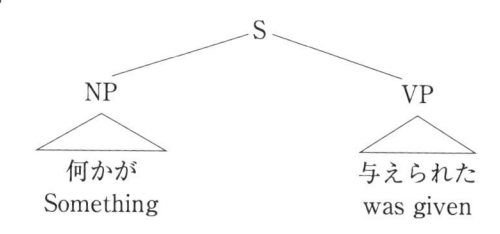

```
          S
        ／  ＼
       NP    VP
       △    △
     何かが  与えられた
   Something was given
```

置換により、NP2 が主語となり、NP1 の位置にくる。

177

これは、わたしたちが音声もしくは文字による表現を、理解したり作成したりするときに経験するプロセスの一部を表わしたものである。しかし、例文をさらによく検討すれば、「誰か」や「何か」という言葉には指示指標がないことがわかる。単に「誰が何を誰に与えたのか」という意味さえ、深層構造においても手に入れることができない。

　では、どうしたらその意味ははっきりするのだろう？　聞き手はどのようにして、自分自身の体験に関連づけ、こうした言葉の意味を解釈するのだろう？　簡単なのは、訊ねることである。しかし、催眠誘導の最中には、これはめったにできることではなく、また、その他の多くの状況においても、訊ねる機会がないこともある。

　さらにいえば、この意味の探索は意識レベルで行なわれているのだろうか？　その答えは、明らかに「ノー」である。わたしたちは常に情報を処理しつづけているが、そのほとんどは無意識のうちに行なわれている。

　たとえば、以下のようなセンテンスを聞いたとしよう。

　　ご存じのとおり、ワークでの言葉の使い方を学びたい人は、じっくり言葉を勉強すべきです。催眠に携わる人は言葉を第一のツールとして使っていながら、じっくりとは勉強できていません。

　皆さんは、どのようにしてここから自分にふさわしい意味を回復するだろう？　誰かとのやり取りで、これと同じ言葉が自分に向けられた場合を考えてみよう。その際には、自分の直観によく注意しなくてはならない。催眠に携わっているかどうかや、自分に向けて発せられたこれらの言葉をどれだけよく味わえるかにもよるが、たいていの場合、人に関するセンテンスは、自分に関連するものとして捉えるはずだ。直接自分のことをいわれているわけではないし、深層構造にも自分への指示はない。にもかかわらず、なんらかのプロセスが自分の中で働いて指示指標を発生させ、それらが明確に自分に向けていわれたことであるかのように意味を取る。わたしたちはこの現象を、〈トランスデリベーショナル・サーチ／TDサーチ〉と呼んでいる。見てわかる形に表わすと、以下のようになる。

ペーシングして「意識」の注意をそらし、その「意識」の動きを利用する

(1) **深層構造** ⊃ 指示指標のない名詞句　　　　　（「⊃」は「含む」の意）
　　　⋮　｝（派　生）デリベーション
　　表層構造

このように、深層構造に指示指標のない名詞句が含まれている場合、その後の展開は以下のようになる。

(2) 形式的には深層構造(1)と等価のデリベーションが次々に生じる。ただし、ここでのデリベーションには、指示指標をもつ名詞句が含まれている。
(3) 指示指標（名詞句）を含む新たな深層構造は、いうまでもなく、どこかから——明らかに、クライエントの世界モデルから——来なくてはならない。ワークで質問しても答えがわからないというクライエントには、「推測してください」という指示がたいへん有用であることに気づいてから、もう何年にもなる。その推測はクライエントのモデルから来なくてはならない。それは本質的に、一行の夢である。言語を処理している間、これは常にその人と共にあり、また、他者のメッセージへの「投影」が引き起こす大量の問題の原因はたいていこれである。しかし、この投影は、エリクソンが巧みに使うのと同様の使い方をするとき、催眠における非凡なツールになりうる。このトランスデリベーショナル・サーチ／TDサーチをひとつの形に表わすと、以下のようになる。

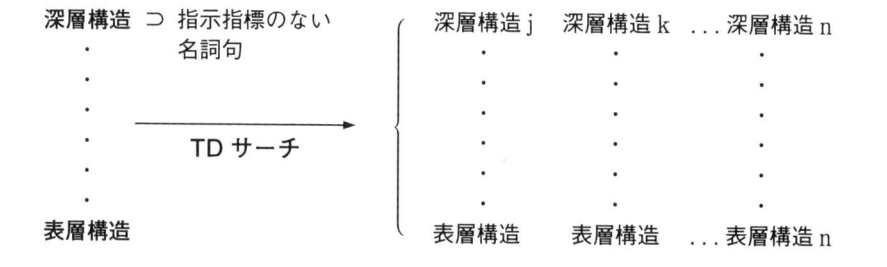

深層構造 ⊃ 指示指標のない　　　　深層構造 j　深層構造 k　…深層構造 n
　　　　　　　名詞句
　⋮　　　　　　　　　　　　　　　　⋮　　　　　⋮　　　　　　⋮
　⋮　——TDサーチ→　｛
　⋮　　　　　　　　　　　　　　　　⋮　　　　　⋮　　　　　　⋮
表層構造　　　　　　　　　　　　　表層構造　　表層構造　…表層構造 n

179

(a) 深層構造 i ≡ 深層構造 j, k, ..., n　　　（「≡」は「同一」の意）
　　ただし
(b) 深層構造 j, k, ..., n のいずれもが、包含する名詞句に指示指標をもつ場合、深層構造 i は、深層構造 j, k, ..., n とは異なる

　TDサーチによって活性化する一連の深層構造は、聞き手の世界モデルの豊かさから生じるものである。しかし、誰の世界モデルであれ、そこで常に利用できる指示指標は、その人固有の指示指標である。上記の図は、たとえば、誰かがあなたに以下のセンテンスをいったときに起きることを示す、一形式的方法だ。

　　わたしはもっと人に親切にしてもらっていいはずだ。

　この人は、誰にもっと親切にしてもらっていいはずだといっているのだろうか？　誰でも、ということかもしれない——あなたのことをいっている可能性もある。
　TDサーチを作動させる表層構造の具体的な形を、これからひとつずつ紹介していこうと思う。

▶　**不特定指示指標**
　この形の表層構造は、催眠を行なおうという場合にきわめて有用である。不特定指示指標をもつ名詞句を含むセンテンスを使うと、クライエントはTDサーチが重要だと判断し、それを作動させることができる。そうするためには、クライエントの体験世界の中で指示指標のない名詞句を使うだけでいい。エリクソンはこの形のセンテンスを以下のように説明している。

　　……きわめて具体的に聞こえるが、実は非常に漠然としている……

　　あなたの手の**ある感覚**が増していきます。

あなたはあの**特別な記憶**に気づきます。
誰も確かなことはわかりません。
人はこのセンテンスを読んでいる間にくつろぐことができます。

　上記の表層構造はすべて、不特定指示指標の例である。「ある感覚」は、いかなる特定の感覚にも言及していない。したがって、クライエントは自分自身の体験からもっとも適切な指標を選んで、存分に補充することができる。「特別な記憶」についても同じことがいえ、クライエントは自分で指標を選ぶことができる。「人」は、先の例でも挙げたが、誰にもなりうるし、「誰」も、誰にもなりうる。上記の四フレーズは、いずれにも指示指標がない。

指示指標をもたない名詞句

　　　　　　［例文］
　女性　―　トランスに入った女性
　患者　―　かつて診察した患者
　問題　―　問題は改善しつつある
　人　　―　人はいい気分になることができる
　状況　―　状況が悪化していく様子
　感覚　―　この状況になるたびにその感覚が生じる

　……そして、その文鎮、ファイリング・キャビネット、敷物の上の自分の足、天井の電気、カーテン、椅子の肘かけに置いた自分の右手、壁に掛かっている何枚もの絵、あたりを見回すにつれて、変化していく目の**焦点**、**書名**の関心、両肩の**緊張**、椅子の感じ、**気**にかかる**物音**と思考、手と足の重さ、**問題**の重さ、デスクの重さ、文具用スタンド、**たくさんの患者の記録、人生という現象、病気や感情や心身の行動**という**現象**、リラクセーションの安らぎ、**人の要求に対応する必要**、文鎮やファイリング・キャビネットを見ながら、あるいは、デスクを見ながら**人の緊張に対応する必要**、**環境**からの**引きこもりの心地よさ、疲**れとその**増悪**、変化しないデスクの**特徴**、ファイリング・キャビネットの**単調さ、休息を取る必要、目を閉じる心地よさ**、深呼吸によるリラクセーション**感覚、**受動的な**学習の楽しみ、無意識によって知的な学習をする能力**……

▶ **暗示する名詞句を加えた場合の不特定指示指標**

　このタイプのパターンは基本的には前項のパターンと同じだが、ひとつだけ例外がある。つまり、欠けている名詞句を、センテンスの任意の位置に加えることで、TDサーチによって選択される可能性を高めるのである。たとえば、前項で取り上げた以下の表層構造を見てみよう。

　　人はこのセンテンスを読んでいる間にくつろぐことができます。

これが、以下のように少しずつ違う形になる。

　　人はこのセンテンスを読んでいる間にくつろぐことができます、ジョー。
　　ジョー、人はこのセンテンスを読んでいる間にくつろぐことができます。
　　人は、ジョー、このセンテンスを読んでいる間にくつろぐことができます。
　　人はこのセンテンスを読んでいる間にくつろぐことが、ジョー、できます。
　　人はこのセンテンスを読んでいる間に、ジョー、くつろぐことができます。

　これらのいずれの形にも、わずかに異なる効果がある。これらを声に出していい、自分自身の直観を判断基準にして、その違いを味わってみよう。パートナーと役割を入れ替わり、パートナーがいうのを聞きながら、それらが自分にどう影響するのか、自分の直観に注目するのもいい。日常会話の中でも試してみよう。たとえば、次のような形で誰かに話しかけるのである。

　　（名前）、おわかりですね、人はいつでもそうしたいと思うときに、（名前）、このセンテンスを読むことができます。

　この形の表層構造は簡単に創ることができる上、きわめて有用にもなりうる。

▶ **削除 ── 文法的／非文法的**

　人間が普遍的に行なう三大モデリングのひとつは、**削除**である。これは、神経学的レベル、社会的レベル、個々の体験レベルで発生する（より詳細な論考

は『魔術の構造』第Ⅰ部第1章参照)。わたしたちの感覚器官は、ごく狭い範囲に限定されたエネルギー・パターンの変化を検出して報告する。たとえば、人間の耳には振幅に対する驚異的な感受性があり、水素原子の直径ほどの鼓膜の変位さえ感じ取る(Noback, 1967, p.156)。その耳が反応するのは、毎秒20サイクルから20000サイクルまでの波長に限られている。つまり、毎秒20000サイクル以上のエネルギー・パターン——潜在的な音——は、体験の体系化に利用できない。換言すれば、わたしたちの神経系は毎秒20000サイクル以上のパターンはすべて削除しているということになる。

言語のパターン形成(パターニング)レベルでは、変形言語学者らが、完全な言語表現——深層構造——とコミュニケーションで実際に使われるセンテンス——表層構造——との間に発生する特殊な削除パターンを数多く特定している。以下の各センテンスから手に入る情報量の違いに注目しよう。

　(1) その男性はあの女性から20ドルでその車を購入した。
　(2) その車が購入された。

生成文法では、各叙述語やプロセスを表わす単語は、それが描写する関係性やプロセスを構成する名詞もしくは項の数と種類よって分類される。「購入する」という叙述語は四つの項をもつ叙述語として分類することができる。

　叙述語「購入する」は、以下の間で進行するプロセスを描写する。

購入者	—	その物質の購入を行ない、それを手に入れる人
販売者	—	その物質の販売を行ない、それを手放す人
物質	—	所有者が変わるもの
全体的な価値	—	その物質のために交換されるもの、もしくは、サービス

最初のセンテンス(1)では、これらの名詞項はすべて表層構造で発生している。二番目のセンテンス(2)では、そのうちのひとつしか表現されていない。他の三項は削除という変形によって取り除かれている(より詳細な論考は

『魔術の構造』第Ⅰ部参照)。

　催眠では、クライエントはヒプノティストが言葉にしたものを理解しようとする――もっと正確にいえば、その意味を完全に取ろうとする――ため、ヒプノティストは削除という変形を巧みに利用することによって、クライエントのペーシングを促すことができる。完全な言語表現――深層構造――を巧みに部分的に削除すると、クライエントは完全な意味を回復するために、追加の深層構造を活性化せざるをえなくなる。完全な意味を求めてこうした深層構造を生成し選択するとき、クライエントは次のような深層構造を生成し選択する。

(1) クライエントが確実に関与し、優位半球を完全に作動させるもの
(2) ヒプノティストの言葉がクライエントの体験を確実に効果的にペーシングするもの
(3) 完全な意味を回復する過程で、クライエントが確実に自由に自らのリソースを使えるもの

エリクソンが通常用いている削除には、以下のふたつのタイプがある。

(1) 文法的な削除で、その結果生じた表層構造が適格な英文になるもの
(2) 非文法的な削除で、その結果生じた表層構造が適格な英文にならないもの

　先ほど挙げたセンテンス――「その車が購入された」――は、**文法的**な削除を使った例だ。**非文法的**な削除の結果として生じるのは、以下のようなセンテンスの断片である。

> そして、あなたは完全に、本当によく理解するので、あなたは……
> *and you fully realize so well that you...*
> そして、まぎれもなくあなたは望み、必要としています……
> *and so clearly you want and need...*
> わたしはすぐに、あなたにいいたくなるでしょう……
> *I will want soon to tell you...*

こうした単語の配列は、英語を母語とする者の大部分がセンテンスの断片——本質的に、完全で適格な英文になっていないセンテンスのかけら——だとみなす。クライアントはそうした断片——非文法的な削除の結果——に出会うと、完全な意味を取ろうとして最大限関与せざるをえなくなる。

> ……そして、その文鎮、ファイリング・キャビネット、敷物の上の自分の足、天井の電気、カーテン、椅子の肘かけに置いた自分の右手、壁に掛かっている何枚もの絵、あたりを見回すにつれて、**変化していく目の焦点**、書名の関心、両肩の緊張、椅子の感じ、気にかかる物音と思考、手と足の重さ、問題の重さ、デスクの重さ、文具用スタンド、たくさんの患者の記録、**人生という現象**、病気や感情や心身の行動という現象、リラクセーションの安らぎ、人の要求に対応する必要、文鎮やファイリング・キャビネットを見ながら、あるいは、デスクを見ながら人の緊張に対応する必要、環境からの引きこもりの心地よさ、疲れとその増悪、変化しないデスクの特徴、ファイリング・キャビネットの単調さ、休息を取る必要、目を閉じる心地よさ、深呼吸によるリラクセーション感覚、受動的な学習の楽しみ、無意識によって知的な学習をする能力……

上記の一節は文字どおり、文法的・非文法的を問わず、削除のジャングルである。たとえば、書体を変えた二ヵ所を見てみよう。

　　変化していく目の焦点—　何から何に変化するのか？

　　人生という現象　　　　—　どのような現象なのか？
　　　　　　　　　　　　　　また、誰の人生についていっているのか？

▶ 名詞化

　名詞化とは、プロセスを表わす言葉や動詞を、複雑な変形手順に従って出来事や物事に変換する言語学的プロセスである。これが発生するときには必ずといっていいほど、なんらかの指示指標が完全に削除され、TDサーチを作動さ

せることになる。例を挙げよう。

　　無意識にコミュニケーションを取らせる**満足**
　　椅子の**感じ**に関する**気づき**
　　トランス**状態の深さ**
　　ありえない**現実を聞き**
　　熟知と**明快**さによる完全な**安らぎ**
　　リラクセーションと**好奇心の存在**

……そして、その文鎮、ファイリング・キャビネット、敷物の上の自分の足、天井の電気、カーテン、椅子の肘かけに置いた自分の右手、壁に掛かっている何枚もの**絵**、あたりを見回すにつれて、変化していく目の**焦点**、書名の**関心**、両肩の**緊張**、椅子の**感じ**、気にかかる**物音**と**思考**、手と足の重さ、**問題**の重さ、デスクの重さ、文具用スタンド、たくさんの患者の**記録**、**人生**という**現象**、病気や感情や心身の**行動**という**現象**、リラクセーションの**安らぎ**、人の要求に対応する**必要**、文鎮やファイリング・キャビネットを見ながら、あるいは、デスクを見ながら人の**緊張**に対応する**必要**、環境からの**引きこもり**の**心地よさ**、**疲れ**とその**増悪**、変化しないデスクの**特徴**、ファイリング・キャビネットの**単調さ**、**休息**を取る**必要**、目を閉じる**心地よさ**、**深呼吸**によるリラクセーション**感覚**、受動的な**学習**の楽しみ、無意識によって知的な**学習**をする**能力**……

　名詞化は、プロセスを表わす深層構造の言葉が表層構造で名詞に変わるとき発生する。プロセスを表わす言葉の名詞化は、複雑なコード化を要求することによって優位半球の言語処理に過負荷を与えるという点で、ひとつのツールとしてヒプノティストの役に立つ。削除されたものは回復されなくてはならないという状況下で、しばしば曖昧さが発生する。
　たとえば、以下の表層構造を見てみよう。

　　あなたに学習能力があることを知った喜び

ここでは誰の喜びなのかを示す指示指標が削除され、完全な意味を探索しよう

とすると、他の情報源から以下の意味にアクセスすることが必要になる。

　YがZを知ったことによって、XがYを喜ばせる。
　（表層構造で名詞化される）

　名詞化を行なうと、クライエントが自分の世界モデルから、自分自身の目的と必要にもっとも役立つ意味を選んで活動できるようになると同時に、優位半球に過負荷を与えるプロセスも促進される。また、もともと不特定で、クライエントが意味と明細を補わなくてはならないフレーズを使うことによって、ヒプノティストはさらにクライエントのペーシングを進められるようにもなる。

▶　**選択制限**
　これは通常、メタファーといわれる表層構造に分類されるものであり、その言語を母語とする話し手が、適格な意味に対する違反だと認識するものである。たとえば、以下のような表層構造である。

　その男は岩を飲んだ。
　花は怒っていた。
　幸せな椅子はラヴソングを歌った。

　これらは選択制限に違反するものである。飲むという行為は、なんらかの液体を摂取することを意味している。岩はその性質上、液体ではないものと定義されている。怒りは、感覚をもつ存在――すなわち動物――が関与する営みであり、花はその範疇にない。したがって、これも選択制限違反である。幸せも、感覚をもつ存在が関与する営みであり、椅子は、当然ながらそのような特性をもたず、歌を歌える動物にも分類されていない。
　日常会話における選択制限はTDサーチを稼働させ、適格な指示指標にアクセスすることを要求する。エリクソンがジョーに（第Ⅰ部で）、トマトの苗木は安らぎとくつろぎを感じることができるといったときと同じである。それが適格な意味をもつためには、安らぎとくつろぎを感じるのに必要な感覚をもつ

存在を指す名詞句が必要になる。これは、メタファーやおとぎ話、寓話のもつ力である。それはまた、エリクソンがトマトの苗木やトラクターの話をするときに働いているプロセスでもある。

> ……そして、その文鎮、ファイリング・キャビネット、敷物の上の自分の足、天井の電気、カーテン、椅子の肘かけに置いた自分の右手、壁に掛かっている何枚もの絵、あたりを見回すにつれて、変化していく目の焦点、**書名の関心**、両肩の緊張、**椅子の感じ**、気にかかる物音と思考、手と足の重さ、**問題の重さ**、デスクの重さ、文具用スタンド、たくさんの患者の記録、人生という現象、病気や感情や心身の行動という現象、リラクセーションの安らぎ、人の要求に対応する必要、文鎮やファイリング・キャビネットを見ながら、あるいは、デスクを見ながら人の緊張に対応する必要、環境からの引きこもりの心地よさ、疲れとその増悪、変化しないデスクの特徴、ファイリング・キャビネットの単調さ、休息を取る必要、目を閉じる心地よさ、深呼吸によるリラクセーション感覚、受動的な学習の楽しみ、無意識によって知的な学習をする能力……

ペーシングして「意識」の注意をそらし、その「意識」の動きを利用する

❸ 曖昧さ

- ▶ 音韻による曖昧さ
- ▶ 統語による曖昧さ
- ▶ 作用域による曖昧さ
- ▶ 句読による曖昧さ

わたしたちは誰しも、英語を母語とする者として、英語という言語の構造パターンの何がしかを正しく認識する力をもっている。ことに感覚を研ぎ澄ませることで検出できるパターンのひとつに、曖昧さがある。曖昧さとは、ひとつの英文が、聞き手の体験世界においては複数の別個のプロセスを表わす言語表現になっているパターンをいう。『魔術の構造』第Ⅰ部でも以下のように説明している。

> 曖昧さとは、同一の表層構造に複数の別個の意味論的な意味があるとき、その言語を母語とする者が抱く直観であり、次のように表わすことができる。
> 　　　　　　　　　　　　　　　　　　　　　　　　　　　　（36 頁参照）

メタ・モデルにおける曖昧さは、同一の表層構造に、変形によって複数の深層構造が結びついているケースで生じる。

> ほとんどどのセンテンスにも複数の解釈がある。しかし、わたしたちは通常、ひとつのセンテンスはいっときにひとつの形で理解して使っているようだ。前項まで、センテンスを理解するときの心理学的メカニズムのいくつかを概説してきたが、複数の潜在的解釈をもつ単一の音声刺激に対して、それらのメカニズムをどれだけ頻繁に適用しているかは明記していない。最近のいくつかの実験では、わたしたちは各センテンスについて、前意識的には複数の構造を処理しているが、意識するのはいっときにひとつの意味のみであることが指摘されている。

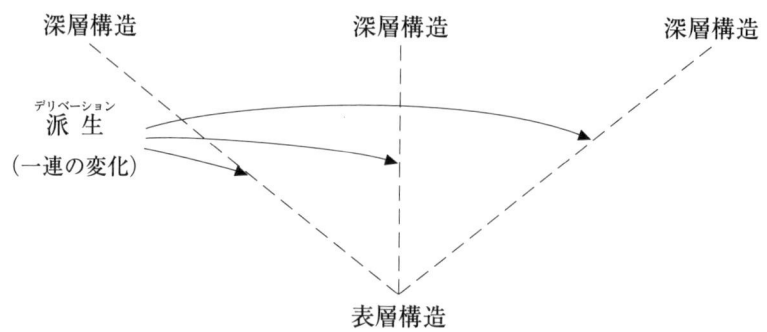

```
        深層構造      深層構造      深層構造
              デリベーション
         派 生
         （一連の変化）
                    表層構造
```

［具体例として］

深層構造1
捜査を行なっているFBI捜査官は、
誰かにとって危険な場合がある。

深層構造2
誰かがFBI捜査官を捜査することは、
誰かにとって危険な場合がある。

表層構造：捜査中のFBI捜査官は危険な場合がある。
Investigating FBI agents can be dangerous.

曖昧なシーケンス ── 結び

　いかなるセンテンスにもある種の曖昧さがあるが、日常的な使用においては、ほとんどどのセンテンスにも先行するコンテクストがあり、それによって、もっとも適切だと思われる解釈が決まってくる。したがって、前述の論考は、通常の知覚行動の典型を示すというよりも、実験として普通でない例を取り上げているといっていいかもしれない。それらを取り上げたのは通常の知覚習慣に影響があるからであり、主に、わたしたちは話し言葉を理解するとき二種類の活動の間で揺れているという前項の仮説を強調するためである。すなわち、刺激が入って無意識にそれを処理している期間（潜在的な曖昧さが影響しうる期間）と、内的な分析を行ない、そのユニットを意識的に理解している期間（潜在的な曖昧さが無視され、ひとつの解釈が支持される期間）との間で揺れているのである（Plath and Bever, 1968, p.43）。

わたしたちは、エリクソンのワークに見られる曖昧さには四種類あることを特定した。音韻によるもの、統語によるもの、作用域によるもの、句読によるものである[2)]。音韻による曖昧さの好例のひとつが、ハクスリーにトランスを指示しているときに発生している。具体的には、以下である。

▶ **音韻による曖昧さ**

　　……ひとつの部分として（彼から）離れた（状態になっていた）
　　a part and apart……

このフレーズは、解説でも述べているとおり、文字づらを見ればまったく曖昧なところがないが、音声として聞く場合には完全に曖昧になる。音韻による曖昧さの例は、ほかにも以下のようなものがある。

　　light　（色の濃淡にも重さの軽重にも用いる）
　　knows／nose　（知る／鼻）
　　here／hear　（ここ／聞く）
　　read／red　（読むの過去形・過去分詞形／赤い）

……そして、その文鎮、ファイリング・キャビネット、敷物の上の自分の足、天井の電気、カーテン、椅子の肘かけに置いた自分の右手、壁に掛かっている何枚もの絵、あたりを見回すにつれて、変化していく目の焦点、書名の関心、両肩の緊張、椅子の感じ、気にかかる物音と思考、手と足の重さ、問題の重さ、デスクの重さ、文具用スタンド、たくさんの患者の記録、人生という現象、病気や感情や心身の行動という現象、リラクセーションの安らぎ、人の要求に対応する必要、文鎮やファイリング・キャビネットを見ながら、あるいは、デスクを見ながら人の緊張に対応する必要、環境からの引きこもりの心地よさ、疲れとその増悪、変化しないデスクの特徴、ファイリング・キャビネットの単調さ、休息を取る必要、目を閉じる心地よさ、深呼吸によるリラクセーション感覚、受動的な学習の楽しみ、無意識によって知的な学習をする能力

……

　上記の書体を変えた部分は英語ではすべて weight だが、これは耳で聞くと曖昧になる。重さを表わす weight なのか、待つことを表わす wait なのか？待つというメッセージも、集中できないこの患者にとっては効果的である。

▶　**統語による曖昧さ**

　こうした言葉の曖昧さを産み出す非常に豊かな源泉のひとつが、統語という点で曖昧な単語から成るペアである。動詞とそれが名詞化したものとの組み合わせの多くにこの特徴が見られる。以下の英単語は、その一例である。

```
lift    rest    talk
pull    push    shake
point   nod     hand
touch   move    feel
```

　これらの単語はいずれも、コンテクストによって叙述語としても機能すれば、名詞（もっといえば、その叙述語の名詞化したもの）としても機能する。エリクソンは、こうした単語を適格な英語の表層構造で用い、かつ、アナログ・マーキングによって、たとえば周囲の言語学的コンテクストから際立たせることによって、それに内在する音韻による曖昧さを最大限に活かすことができる。

　『魔術の構造』第Ⅰ部からの抜粋は、統語による曖昧さの一例である。ハクスリーの論文に関する第Ⅰ巻の解説で取り上げた以下のセンテンスも、その一例である。

　　催眠中のヒプノティストは要注意な場合がある。

　　……そして、その文鎮、ファイリング・キャビネット、敷物の上の自分の足、天井の電気、カーテン、椅子の肘かけに置いた自分の右手、壁に掛かっている何枚もの絵、あたりを見回すにつれて、変化していく目の焦点、書名の関心、

ペーシングして「意識」の注意をそらし、その「意識」の動きを利用する

両肩の緊張、**椅子の感じ**、気にかかる物音と思考、手と足の重さ、問題の重さ、デスクの重さ、文具用スタンド、たくさんの患者の記録、人生という現象、病気や感情や心身の行動という現象、リラクセーションの安らぎ、人の要求に対応する必要、文鎮やファイリング・キャビネットを見ながら、あるいは、デスクを見ながら人の緊張に対応する必要、環境からの引きこもりの心地よさ、疲れとその増悪、変化しないデスクの特徴、ファイリング・キャビネットの単調さ、休息を取る必要、目を閉じる心地よさ、深呼吸によるリラクセーション感覚、受動的な学習の楽しみ、無意識によって知的な学習をする能力……

〔上記の例で書体の異なる「椅子の感じ」の英語は the feeling of the chair であり、この英語は、誰かがその椅子にさわっているという意味にも、その椅子が誰かにある感触を与えているという意味にもなるという点で曖昧である（235頁注2参照）〕

▶ **作用域による曖昧さ**

作用域による曖昧さとは、以下のようなセンテンスやフレーズに見られる類の曖昧さである。

　年老いた男性と女性

この場合の曖昧さは、形容詞の「年老いた」は名詞の「男性」と「女性」の双方にかかるのか、それとも、「男性」のみにかかるのかという点である。すなわち、このフレーズは以下のいずれに解釈したらいいか、ということである。

　年老いた男性と年老いた女性
　　　または
　年老いた男性と、女性

……そして、その文鎮、ファイリング・キャビネット、敷物の上の自分の足、天井の電気、カーテン、椅子の肘かけに置いた自分の右手、壁に掛かっている

何枚もの絵、あたりを見回すにつれて、変化していく目の焦点、書名の関心、両肩の緊張、椅子の感じ、**気にかかる**物音と思考、手と足の**重さ**、問題の重さ、デスクの重さ、文具用スタンド、たくさんの患者の記録、人生という現象、病気や感情や心身の行動という現象、リラクセーションの安らぎ、人の要求に対応する必要、文鎮やファイリング・キャビネットを見ながら、あるいは、デスクを見ながら人の緊張に対応する必要、環境からの引きこもりの心地よさ、疲れとその増悪、変化しないデスクの特徴、ファイリング・キャビネットの単調さ、休息を取る必要、目を閉じる心地よさ、深呼吸によるリラクセーション感覚、受動的な学習の楽しみ、無意識によって知的な学習をする能力……

エリクソンのワークで、この作用域による曖昧さがしばしば、それも効果的に生じているのは、いくつかのセンテンスが叙実動詞のもとに埋め込まれている場合である。たとえば、エリクソンは以下のようにいうかもしれない。

　……ほどなく、あなたは自分がここにくつろいで座り、わたしの声の響きに聴き入っていると実感するでしょう、そして、あなたの無意識の望むとおりにあっという間に深いトランスに入っていくと……

ここで曖昧なのは、エリクソンが伝えようとしている「そして」のあとの部分も、動詞「実感する」の目的節なのかどうかという点だ。もしそうなら、その内容は真実だと前提されていることになる。もしそうでないなら、単に独立したひとつのセンテンスであり、その内容にクライエントは挑んでいくことになる。同一センテンス内で「実感する」のような叙述語に導かれる内容は、それがどういうことであれ、真実だと前提される。それでないと、そこで行なわれているコミュニケーションの筋が通らなくなるためだ。
　たとえば、わたしがあなたに以下のようにいったとしよう。

　あなたはわたしの帽子の上に座っていることにお気づきですか？

わたしは、あなたがわたしの帽子の上に座っていることを前提として、あなたがそれに気づいているかどうかを訊ねているだけである。イエスかノーのい

いずれかの答えなら、叙実動詞「気づく」の目的語となるセンテンス部分について、あなたが真実だと認めているということだ。

こうしてエリクソンは叙実動詞と共に作用域による曖昧さを活用し、深いトランスに入ることがコミュニケーションによって前提された真実であるかどうかという問題について、処理をクライエントにゆだねている。その問題は、クライエントの優位半球を占有する優れたトピックである。

▶ **句読による曖昧さ**

わたしたちがエリクソンのワークによく出てくるパターンだと考えている曖昧さの四つめの型は、**句読による曖昧さ**である。たとえば、エリクソンは以下のようにいうかもしれない。

>　……気づいたのは、あなたがウォッチをしていることです、注意深く、わたしのしていることを……
>　*...I notice that you are wearing a watch carefully what I am doing...*

この単語のシーケンスは、適格な英語のセンテンスではない。このセンテンスを以下のようにふたつのシーケンスに分解すると、おのおの、適格な英語のセンテンスになる。

>　……気づいたのは、あなたが腕時計(ウォッチ)をしていることです……
>　*...I notice that you are wearing a watch...*
>　と、
>　……観察(ウォッチ)をしていることです、注意深く、わたしのしていることを(わたしがしていることを注意深く観察しなさい)……
>　*...Watch carefully what I am doing...*

エリクソンはここで、英語の表層構造では名詞にも動詞にもなる watch という単語の曖昧さを利用している。基本的には、ふたつの適格な英語の表層構造を部分的に重なるようにしたということである。聞き手は、carefully「注意

深く」という言葉が出てくるまでは、上記の適格なセンテンスのひとつめを処理し、その深層構造の意味を回復させている。しかし、carefullyという言葉が出てきたところで、通常の処理戦略が使えなくなる。エリクソンのメッセージの残り部分を受け取りながら別の分析を試み、たぶんふたつめの適格な深層構造を回復させるのである。

しかし、部分的重複と通常処理戦略の不全に対する解決策はない。もしこのwatchを、メッセージの前半に合う名詞だと仮定すれば、後半が意味不明になる（すなわち、それに関する深層構造を回復できない）。もしこのwatchを、メッセージの後半に合う動詞だと仮定すれば、前半に関する深層構造を回復できなくなる。この意味で、部分的重複を含む句読による曖昧さには充分な解決策はない。つまり、この場合の曖昧さは、音韻的に曖昧な軸語（この例ではwatch）をどちらの単語のシーケンスに属させるかという点にある。

この現象は、非文法的な削除の特別なケースとして分類することも充分に可能である。自分の体験の体系化を促進するのにいずれの説明を選ぼうとも、これは、優位半球の注意をそらすための非常に強力な技法となる。

これら四種の曖昧さに共通するのは、それぞれ単一の言語表現が複数の意味もしくは深層構造をもつという点だ。いずれにおいても、クライエントは、単一の表層構造がもちうる複数の深層構造からひとつだけ意味を選択するというタスクに直面する。これを成し遂げるために、聞き手は次々と深層構造を発生させ、ヒプノティストが意図するメッセージの意味として受け入れられるのはどれかについて、なんらかの決断を下さなくてはならない。やはり、ここでもTDサーチが行なわれ、提示された表層構造によって表現されうる最適な意味を選ぶことになる。

というわけで、催眠において曖昧さが肯定的な価値をもつのは、クライエントが複数の深層構造を発生させ、最適な意味を求めてそれらをTDサーチし、以下のようになるからである。

(1) 催眠に積極的に参加する。
(2) 自分にふさわしい意味を表わす深層構造を選択し、それによって確実にペーシングを満足できるものにする。
(3) 通常の言語処理メカニズムを使い、TDサーチで意味を追究する。

❹ より小さい構造の包含

▶ 質問の埋め込み
▶ 命令の埋め込み

　次の二種類の表層構造——「質問の埋め込み」および「命令の埋め込み」が行なわれたもの——は、ひとつの構造に別の構造を包含するタイプで、これらは優位半球の処理を利用することによって、応答の可能性を発生させたり、埋め込み命令を与えたりするための貴重なリソースとなりうる。以下、このふたつを考察する。

▶ **質問の埋め込み**
　質問の埋め込みは、クライエントからの表立った応答は認めないものの、質問を提示することによってクライエントの中に応答の可能性を発生させるという点で役立っている。それらはたいてい別の命令の前提であり、優位半球の注意をそらすのに役立つ。というのも、実際には訊ねられていないにせよ、優位半球はそうした質問に答えたり、答えようとしたり、あるいは、それらに答えるべきかどうかを決めようとしたり、はたまた、それらに答えられるかどうかを見きわめようとしたりして、内的対話を利用せざるをえないようになるからだ。この考え方は、以下の例でより明確になるだろう。

> 左右どちらの手を先に挙げたらいいのか、あなたはわかっているだろうか、とわたしは思っています。
> あなたが暗闇の中で自分の膝を本当に見つけられるかどうか、わたしは知りたくてたまりません。
> 自分がトランスに入っていくのかどうかをあなたがわかっているかどうか、わたしにはわかりません。
> あなたは催眠の可能性をどう感じているのだろうかと、わたしは思ってい

ます。
　あなたがいつわたしを訪ねようと決めたのか、また、実際のところあなたが自分自身のために何を望んでいるのか、わたしはたいへん好奇心をそそられています。

　これらの表層構造には、質問は提示しているけれども、クライエントからはっきりした返事を求めてはいないという共通した特徴がある。これを簡単にうまくやるには、以下の形で質問に関する発言をすればいい。

**　Xは、Yが（質問）について（気づいている）か、（疑問／質問を表わす動詞）。**

　　わたしは、あなたがどちらの手を先に挙げたらいいかについてわかっているかどうか、知りたくてたまりません。

**　Xは、もちろん別の話し手でもかまわない。**

　　ジョンは、あなたがどちらの手を先に挙げたらいいかについてわかっているだろうかと思っています。

　（気づいていない）ことを取り上げる場合は「…だろうかと思っている」「知りたくてたまらない」「わからない」などといったフレーズになりうる。「か」は、「かどうか」、「だろうか」、「かしら」などの仮定語句でもかまわないし、疑問／質問を表わす動詞が、質問の埋め込みを認める動詞であれば、「…について」、「どのように」、「何を」、「いつ」、「なぜ」といった質問を表わす語句を使ってもかまわない。

　　わたしは、なぜあなたがここに来たのか、そして、あなたがその理由をわかっているかどうか、知りたくてたまりません。

　こうした質問の埋め込みは、複数の質問が埋め込まれ、それらがいっせいに優位半球の注意を最大限そらすとき、非常に効果的である。ヒプノティストは

これを行なうことで、それに続けて自分の望むとおりのはっきりした命令を伝え、それによってクライエントの中に発生させた応答の可能性を利用できるようになる。以下はその一例である。

> あなたはなぜトランスに入りたがっているのだろう、とわたしは思っています。そして、もっと知りたいと思うのは、自分はそうできると思っているかどうかを、あなたが自分でわかっているかどうかです。あとどのくらいで目を閉じるのか、あなたが自分でわかっているかどうか、わたしにはわかりません。それどころか、あなたがトランスについて多少なりとも知っているかどうかさえ、わたしにはわかりません。わたしはこのことをじっと考えています、そして、あなたが完全にリラックスする方法を知っているかどうかを、どうしても知りたいと思っています。

▶ **命令の埋め込み**

命令の埋め込みは、間接的にクライエントに暗示を与え、それによって、どのような形の抵抗も困難にするという点で役立っている。この埋め込みによって、内部に命令を含む表層構造のパターンが生じるのは、前項で質問を含んだパターンが生じたのと同じことである。以下に例を挙げよう。

> 子供たちはできるんです、**フレッド、腰を下ろしてリラックスするんです**、わたしはしていいんです、**フレッド、わたしが話している間、深呼吸をするんです**、が、それでかまいませんね、
> みんな、しなくてはならないんです、**フレッド、向こうの椅子に腰を下ろしてリラックスするんです**、
> 植物はできるんです、**フレッド、ゆっくりくつろいでリラックスするんです**……

これら四つの表層構造は、命令の埋め込みのひとつの型で、以下のような叙法助動詞のあとにクライエントの名前を挿入するというやりかたをしている。

……できる（can、able to）、……してよい（may、might）、……しなくてはならない（must）

〔英語では叙法助動詞のあとには動詞の原形が来るため、その間にクライエントの名前を挿入すると、名前のあとの動詞の原形で始まる句が命令文のように聞こえる。最初の例文の英文：Children are able to Fred, sit down and relax.〕

これは、命令の埋め込みの十分条件ではあるが、必要条件ではない[3]。以下のような叙述語の不定詞「理解すること、感じること、動くこと」を用いるというやりかたも可能だ。

多くの人びとが望んでいるのは、わたしの意図を明確に理解することです。

命令として埋め込むと、次のような形になる。

多くの人びとが望んでいるのは、**フレッド**、明確に理解することです……
わたしがあなたに望むのは、**フレッド**、くつろぎを感じることです。
母がよくわたしにいうのは、**フレッド**、呼吸を深く、ゆっくりすることです。

命令の埋め込みは、直接的な引用、間接的な引用という形で行なうこともできる。これは特にエリクソンが好んで使うやりかたで、彼はたいてい、間接的に命令を与えている。つまり、別の時期、別の場所、別の状況からの直接的または間接的引用というコンテクストに命令を配置するのである。

以前診ていた患者がわたしによくいったものです、**リラックスすることです**、って。

これらがもっとも効果的なのは、アナログ・マーキングも同時に行なうときである。命令部分を強調し、聞き手が目を開いている場合はその目をじっと見るのである。

間接的な命令の埋め込み
 いっしょに街に繰り出したとき、友人たちにいわれます、**くつろいで、ゆったりすることです**、って。

直接的な命令の埋め込み
 以前診た患者がわたしによくいったものです、**ミルトン、鼻を掻きなさい**、って。意味不明でしたが、いつもいっていました、**さあ、そうしなさい**、って。

このような例もある。

 意味というものは非常に難しくて理解できません。どういう意味で、人はいうんでしょう、**動いてはいけません**、もしくは、**しゃべってはいけません**、って。どういう意味でいうんでしょう、**目を閉じなさい、さあ**、って。どういう意味でいうんでしょう、**心の中で、20から1まで逆に数えなさい**、って。

 以上、ひとつの構造の中に、より小さい構造を包含する技法を説明してきたが、包含するものが質問であれ命令であれ、それらの小構造はヒプノティストにとって、間接的に暗示を与え、同時に、優位半球の注意をそらし、その優位半球を利用するために役立つ重要なツールである。質問や命令を埋め込むには、外套の役目をする大きな表層構造でそれらを包むだけでいい。
 ところで、ここまで説明してきたものは、文法に沿った型であるが、埋め込みは、文法に沿ったものでなくても同様の効果を発揮する。それどころか、文法的でない型のほうが効果的なこともある。そのほうが、優位半球の注意をさらにそらし、過負荷をかけられるのだろう。たとえば、以下は、文法的なもの、非文法的なものを取り交ぜて埋め込んだものである。

 わたしは思うんですが、あなたはおわかりなのかどうか、あなたはゆったりとくつろいだ気分になれるんです、今、わたしの友人のひとりが、よく

いっていました、**くつろぐ機会を自分自身に与えさえすれば、なんだって学ぶことができます**、ってね、それに、やはり思うんですが、あなたは自分にできるとおわかりなのかどうか、**フレッド**、ゆったりした気分になることです、そして、わたしがどうしても知りたいと思うのは、あなたが自分にはできるってことを本当に理解しているかどうかです、**フレッド**、自分には学習できるし、今、学んでいくのだと知ることです、それに、わたしは願ってもいるんです、わたしにはそうなのかどうかわかりませんが、**あなた**は知りたいと願うんです、あなたにできるかどうかわたしにはわかりませんが、**フレッド**、目を閉じて、さあ、ゆったりした気分になることです。

❺ 意味の派生

- ▶ 前提
- ▶ 会話の公準

　自然言語を使ってコミュニケーションを取るとき、わたしたちは誰しも、聞き手は表層構造を聞き取り、それらを音のシーケンスから意味に翻訳することができると仮定している。換言すれば、聞き手はこちらの提示した表層構造から深層構造の表現を回復することができると仮定しているのである。これに加え、わたしたちはしばしば、聞き手にはさらに、わたしたちが提供したものから意味を創り出す能力もあるはずだと仮定している。

　そこで、話し手／聞き手のもつ能力、たとえば、提示された母語のセンテンスがなんらかの実際的な価値をもちうるコンテクストを構築する力などについて触れたいと思う。

　エリクソンは、同じ母語の聞き手がもつこの能力――意味を追加もしくは派生させる能力――を二種、自分のワークで活用している。つまり、**前提**と**会話の公準**である。**前提**については、『魔術の構造』第Ⅰ部で、メタ・モデルの特徴のひとつとして紹介している（第3 & 4章）。

> 言語学では、このところ、生成文法論者らが自然言語における前提の働きを探究し始めている。あるセンテンスが用いられるとき、それが意味の通るセンテンスとして成立するために、別のあるセンテンスが真実であることが示唆される。たとえば、あなたが以下のセンテンスをいうのをわたしが聞いたとしよう。
>
> ㊲テーブルの上に猫がいる。
>
> テーブルの上に猫がいると信じるか信じないかは、わたしの自由だろう。いずれを選ぶにせよ、わたしはあなたが何をいっているのかを理解できる。

しかし、もしあなたが以下のようにいったとしたら、どうだろう。

㊳サムは、テーブルの上に猫がいることに気づいた。

この場合、あなたのいっていることが意味を成すためには、実際に猫がテーブルの上にいなくてはならない。この違いは、センテンスの中に否定の要素「……ない」を入れてみるとはっきりわかる。

㊴サムは、テーブルの上に猫がいることに気づいて**ない**。

これによってわかるのは、逆を意味するセンテンス──最初のセンテンスが真実だと主張していることを否定するセンテンス──をいう場合にも、センテンスが意味を成すためには、やはり、テーブルの上には猫がいると仮定しなくてはならないということである。あるセンテンスが意味を成すために真実でなくてはならない別のセンテンスは、最初のセンテンスの前提と呼ばれている。

▶ 前提

催眠で前提を巧みに使うことの真価は、ヒプノティストが前提を利用して、現在進行中のプロセスのモデルを構築できるという点にある。前提はクライエントに直接問われる質問ではないため、クライエントはそれに対して異議を唱えにくい。したがって、クライエントはヒプノティストの前提を受け入れ、プロセスはそのまま継続する。たとえば、エリクソンは以下のようにいう。

あなたの無意識があなたの顔のところまで挙げようとしているのが、あなたの右手なのか、左手なのか、それとも両手なのか、わたしにはまだわかりません……

ここで問題になっているのは、左右いずれの手なのか、あるいは、片手なのか両手なのかであり、クライエントが手の浮揚に反応するかどうかでは**ない**。

ペーシングして「意識」の注意をそらし、その「意識」の動きを利用する

エリクソンはまた、こんなふうにもいう。

> わたしがあなたをトランスから目醒めさせたら、あなたは無意識から手早く学ぶ自分のすばらしい力をしっかり実感するでしょう……

ここで問題になっているのは、クライエントがしっかり実感するかどうかであり、クライエントが実感するかどうかでも、クライエントがトランスに入っているかどうかでも、クライエントに無意識があり、クライエントがそれから学ぶことができるかどうかでもない（クライエントがトランスに入っていることは、「トランスから目醒めさせ」によって前提されている）。最初に挙げた問題点以外は、メッセージが意味を成すためにクライエントが明らかにして受け入れなくてはならない背景的仮定条件である。エリクソンがたえず前提を利用し、クライエントが深いトランスに入って深いトランスの現象を学べるようにする様子は、この技法の力を物語っている。

> ……あなたが立ち上がり、椅子をテーブルの反対側に移すと、あなたの無意識は重要な情報をたっぷり出してくるでしょう。無意識がそれをするのには、たぶん、5分、いや、10分以上はかかるでしょう、でも、たぶん次のセッションまではかからないでしょう……

センテンスのこうした前提はその深層構造の一部ではないため、前提を利用すると、やはりクライエントは積極的な参加者として意味作成（この場合は意味の派生）のプロセスに巻き込まれ、同時に、発言の前提がいかなるものであれ、それらに対して異議を唱えられなくなる。

▶ **会話の公準**

エリクソンは意味を派生させる技法をもうひとつ使っている。**会話の公準**と呼ばれるものである。会話の公準によって表現される意味は、前提の場合と同様、派生によって生じる。それはクライエントが回復する深層構造の一部ではないが、追加の処理を必要とする。たとえば、わたしがあなたに以下のように

いったとしよう。

　ゴミを出せますか?

　文字どおりの深層構造はイエスかノーで答えることしか要求していない。しかし、たいていは、ゴミ出しをすることになる。つまり、わたしはイエス・ノー疑問文の深層構造をもつ表層構造を使っているのに、あなたはそれがまるで命令であるかのように対応するのである。
　第Ⅰ巻第Ⅲ部では、ヒプノティストとして望む効果を確実に挙げるために、こうした会話の公準を使ったものをどう構築したらいいのか説明している。しかし、わたしたちの現在の目的からいえば、ここで指摘しておくべきは、クライエントから確実にある反応を引き出すために会話の公準のメカニズムを利用する場合、エリクソンは常に自分の一定のガイドラインに沿っているという点だけである。
　具体的には、彼は会話の公準を使う場合、命令を下すことを避け、同時に、クライエントが反応するかどうかを選択できるようにし、自分自身とクライエントとの間に権威主義的な上下関係が生まれるのを避けている。したがって、たとえばクライエントは、以下のセンテンスに反応することを選択し、

　……あなたは自分の手がもち上がるのを認めることができますか……

自分の手がもち上がるのを認めた場合、会話の公準を使ってイエス・ノー疑問文の表層構造から派生する意味を理解し──深層構造の回復に、別の処理行動を加えて──トランス誘導に積極的に参加することになる。たとえクライエントが反応できなかったとしても、そもそも命令が与えられているわけではないので、エリクソンによるトランス誘導が妨げられることにはならない。エリクソンは単に質問しただけであって、いかなる反応も要求していないからである。
　イエス・ノー疑問文の形を取らないメッセージも、同様の効果を発揮する。たとえば、エリクソンは以下のようなことをいうかもしれない。

　あなたは動く必要がまったくありません。

あなたは目を閉じつづける必要がまったくありません。
あなたはさらに深いトランスに入っていくことができます。

　もしクライエントが動いているときに、上記の最初のセンテンスをエリクソンがいったとしたら、そのメッセージは「動いてはいけません」という命令の効果をもつ。もしクライエントが動いていなかったとしたら、これは効果的なペーシングの技法となる。同様に、クライエントが目を閉じているときに、上記の二番目のセンテンスをエリクソンがいったとしたら、クライエントはそれに反応して目を開けることになる。最後に、エリクソンが三つめのセンテンスをいうのをクライエントが聞いた場合だが、このときは、**さらに深いトランスに入っていきなさい**という命令の効果が生まれる。

　こうした現象の形式については、第Ⅲ部で概略を紹介する。

step 2

「無意識」にアクセスする
モデルの基本

> 催眠とは、本質的に、さまざまな考えや解釈をメッセージとして患者に伝えるひとつのコミュニケーションであり、患者が、そうして提示された考えに対してもっとも受容的になり、それによって、心理的な反応や行動、生理的な反応や行動をコントロールできるよう、自らの身体的な可能性を探ろうという気持ちになるようにするものである。
> ミルトン・エリクソン（1967）

　ミルトン・エリクソンは、人間の非優位半球にアクセスし、それとコミュニケーションを取るための強力な技法を次々と編み出してきた。彼はそのスキルによって、コミュニケーションを取っている相手のリソースを呼び出すことができる。

　エリクソンは催眠を行なうとき、クライエントの意識と無意識の相違点をおおいに利用する。彼は学生時代、医学および精神医学をごく標準的な教育機関で学び、ことに精神分析の訓練を積んでいることから、**意識、無意識**という用語を使うようになった。彼は自著の中で、このふたつの用語をさまざまな形で使っている。以下は、『催眠心理療法 *Hypnotic Psychotherapy*』（1948）にある、彼自身のコメントである。

> トランス状態そのものは、他に類を見ない特別なものとはいえ、まったく正常な心理状態であると考えなくてはならない……概念化の便を図るという意味でいえば、この特別な状態、すなわち、気づきのレベルは、「無意識」もしくは「潜在意識」という用語で呼ばれているものである。

　さらに、『特殊な健忘に関する調査 *The Investigation of a Specific Amnesia*』

(1967, p.159) では、こう書いている。

> 被術者は、催眠による深い眠りの状態に入ると、自分のしていることを意識的にも潜在意識的にも認識しないまま、求められた情報を間接的に明らかにすることができるという暗示を与えられた。そして、そのようにするために、深い催眠状態を継続し、それによって意識を分離し、それを休止状態のままにしておくよう指示された。同時に、被術者は潜在意識を使い、著者を生きいきとした会話に引き入れなくてはならなかった。このようにして、意識と潜在意識双方の手が塞がると、催眠に反応する第三レベルの意識が心の深奥から出現し、被術者の手を自動書記に導き、自らを表現することになる。しかし、被術者は意識的にも潜在意識的にもそれに気づかないのである。

エリクソンはこの部分に関する注で以下のように書いている。

> こうした概念の妥当性について著者はなんら責任を負うものではなく、被術者がトランス状態にあったことから察するに、たぶん彼女はそれらを受容していたのだろう。ともあれ、それらは目的には叶っていた。

こうした引用部分は、催眠やセラピーにおけるエリクソンの複雑な行動のもっとも重要な特徴を明らかにしている。彼はクライエントの世界モデルを進んで受け入れることによって、クライエントが変化するのを助けているのである。

> これは、わたしが相手の話の内容にはあまり注意をそらされないということである。行動パターンの多くは、何を話すかよりも、どう話すかに現れるからだ。

すなわち、エリクソンは、クライエントが現実の構築に使っているモデリングの原則を聴き取っているのである。

文明の歴史の中で多くの人びとが指摘してきたことがある。つまり、現実の世界と、それに関するわたしたちの体験との間には、縮めることのできない差

異があるということだ。わたしたちは人間として、この世界で直接的に活動しているのではない。それどころか、この世界に関する自分の表現を通して活動しているのである。

　わたしたちは各々、自分が生きている世界を表現し、いうなれば、地図もしくはモデルを創り、それを使って自分の行動を起こしている。自分の創り出す地図もしくはモデルは、何が可能で、何が手に入り、世界の構造がどのようなものであるかを表わすものとして役立っている。**世界をどう表現するかによって、体験の内容、世界の認識の仕方、生きていく上で利用可能だと自ら判断する選択肢がほぼ決まる。**

　　観念の世界の全体的な客体［バンドラー／グリンダー註：地図もしくはモデル］は、現実をそっくり描写したものではない——そのようなことはできようはずもない——が、この世界でより簡単に道を見出すための道具にはなるということは憶えておかなくてはならない。
　　　H・ファイヒンガー『「かのように」の哲学』H. Vihinger, *The Philosophy of As If*, p.15

　ふたりの人間がまったく同じ体験をすることはない。わたしたちが自分用のガイドとして創り出す世界モデルは、部分的には自分の体験に基づいている。つまり、わたしたちはひとりひとり、ひとつの世界に関する別々の地図を創り、いくらかは異なる現実を生きるようになっているのかもしれない。

　　……地図のもつ重要な特徴に注目しなくてはならない。地図は、それが表わす土地そのものではないが、もし正確であるなら、その土地と似た構造をもっており、それゆえに有用だということができる。
　　　A・コージブスキー『科学と正気』A. Korzybski, *Science & Sanity* 4th Ed., 1958, pp.58-60

　エリクソンは自分が行なうセラピーと催眠のモデルを創る際に、これと同じ柔軟性を自らにもたせている。この柔軟性のおかげで、彼は自分のワークの中で、きわめて迅速かつ強力に働くパターンを見つけ出し、利用できるようにな

った。

　わたしたちの目的は、エリクソンの行動の一部をモデル化して、そうしたパターンを利用できるようにすることだ。催眠やセラピーにおける自分自身の体験を体系化し、エリクソンの技法を理解するのにもっとも有用な方法のひとつは、**エリクソンが「意識」と「無意識」という用語を使って、大脳の優位半球と非優位半球に（少なくとも部分的に）言及していることをはっきり理解する**ことだった。わたしたちは、エリクソンが「無意識」という用語を使っている部分が例外なく非優位半球を指しているといっているのではないが、これらの用語を上記のように翻訳するモデルがあれば、エリクソンの技法を学ぶためのひとつのガイドになるといいたいのである。たとえば、いったんクライエントが充分に深いトランス状態に入ると、特に、より複雑な深いトランス現象のいくつか（たとえば、肯定的な幻覚）において、両半球へのアクセスが発生し、双方が利用される。いかなるモデルでもそうだが、このように「無意識」という用語を「非優位半球」という用語に翻訳することの有用性は、それを受け入れるかどうかの判断基準となる。

▶　人間の非優位半球

　第Ⅰ部の「はじめに」で述べたとおり、人間の神経学的組織（特に分離脳）に関する研究によって、ふたつの大脳半球の行動の代表的な違いが明らかになった。具体的にいえば、さまざまな感覚機能や表象機能が存在する大脳皮質のふたつの部分について、反応の特質と速さと正確さの違いが特定されたのである（特に、ジェリ・リーヴィの論文「両側非対称性に関する精神生物学的含意」Levy, J. *Psychobiological Implications of Bilateral Asymmetry* 参照）。わたしたちの現在の目的に照らすと、もっとも興味深い差異は以下のとおりである。

優位半球の機能	非優位半球の機能
完全な言語システム	視覚化
テンポ	旋律
体の反対側	特殊な種類の言語
	体の反対側

大脳半球に見られるこの非対称性は、ありふれた日常的な作業に興味深い形で現れる。たとえば、ガードナーは以下のように書いている。

> キンスボーンは、注意メカニズムの支配をめぐる両半球の競合に関するモデルを作成したが、彼のみならず他の研究者も、このモデルを使って、ある創意に富んだ研究を行なった。たとえば、彼の発見のひとつに、合い釘のバランスを取るスキルに関するものがある。左手で合い釘のバランスを取っているときは、同時に何かを話しているほうがそのスキルが高まるのに対して、右手でそのバランスを取っているときに何かを話すと、うまくできなくなるというのだ。彼の説明によれば、話すこととバランスを取ることは競合する活動であるため、それぞれが相対するそれぞれの半球で発生している場合は、「波及効果」によって、互いに干渉し合ったのちに、互いを促進し助長する。同様の相補関係的副作用を典型的に示すのは、話すことによって、右の視野にあるもの——形が無意味なものも含めて——の認識力が改善するという例である。逆に、患者がなんらかの旋律を口ずさんでいる（右半球の機能）場合は、左の視野が利益を得ることになる。
>
> (1975, p.374)

人間の大脳の非対称性を挙げたこの部分的リストは、催眠中の無意識へのアクセスがどのように行なわれるかを示すものとして、また、セラピー——特に一貫性の欠如（本書第Ⅱ巻「Ｃオペレータ」参照）に取り組むワーク——における重要な体系化原則として、役立つものである（『魔術の構造』第Ⅰ部第６章＆第Ⅱ部第２部）。言い換えると、こうした非対称性をよく理解することによって、クライエントがトランスに入るのを助けようとしているヒプノティストは、クライエントの無意識とのコミュニケーションの取り方の選択を体系的に行なうようになるのである。

わたしたちは、非優位半球の機能のリストに、特殊な種類の言語を含めている。これには説明が必要であり、言語学や心理言語学の研究にも多少は触れざるをえない。説明すべき点は、ふたつある。ひとつは、人間の言語システムはきわめて複雑なシステムだということだ。人間が言語をパターン化するときの

複雑さは、今のところ、そうしたパターンをすべて表現するモデルを創り出そうとする言語学者のスキルをはるかに越えている。つまり、わたしたちの言語行動は完全に体系的であるのに、いまだその行動の描写は成功していないのである。

　このように、言語学者たちは自らの言語システムであるさまざまなパターンを学ぶという課題をやり遂げていないのだが、実は、わたしたちは誰しも、2歳から6歳までの間に、本質的に同じ課題を完遂している。さらに、世界のさまざまな言語は、耳で聞けば驚くほど違って聞こえるし、書いたものを見ればまったく違って見えるにもかかわらず、パターンを深く分析してみると、その構造がきわめてよく似ていることがわかっている。自然言語システムのパターン（統語法）がもちうる論理的に可能なあらゆる型のうち、発生するパターンの数は、かなり限定されている。子供たちは、学んでいる言語の別にはほとんど関係なく、同じ種類の「間違い」を犯しつつ、同じペースで学習するようだ。

　こうした点から、言語学者や心理言語学者たちは普遍文法として知られる生来の（神経学的）言語学的特徴を表わすモデルを公式化するようになってきた。その普遍的な特徴は、産まれたときからひとりひとりに遺伝的に指定されている神経系の一部だといわれている。これらの特徴があるおかげで、研究者たちは、どのようにして言語がそのような際立った類似性を示すのか、また、どのようにして子供はかくも短期間に言葉を学ぶという複雑な課題を成し遂げるのかを推測することができる。

　説明すべきふたつめには、ある言語をまったくよどみなく話していた子供が、大脳の言語半球に外傷を負うと、たいていものがいえなくなるという事実が関係している。こうした子供はその後、標準的な言語獲得の段階をたどって、再び流暢に話すようになる。研究者たちはこのパターンから、いずれの半球にも、完全な言語システムを学ぶ能力、そのシステムとして機能する能力が備わっていることがわかると説明している。つまり、なんらかの条件で優位半球が言語中枢として充分に機能できなくなったとき、非優位半球がその機能を引き継ぐのである。人間の神経系がもつこの等位性、可塑性は、人間のすばらしい潜在能力を示すもうひとつの証拠であるが、これについては、今までのところほとんど解明されていない。

　わたしたちは以上ふたつの事実を考え合わせ、非優位半球はなんらかの言語

能力をいずれ示すだろうと予想している。具体的にいえば、少なくとも、普遍文法で利用できる特徴はすべて、非優位半球にあることが示されるだろうということだ。著者たちのこの予想は、さまざまな筋からの研究によって支持されていることがわかってきている。たとえば、半球のもつ言語能力の種類について、リーヴィは以下のように記述している。

> 交連切開術〔左右の半球をつなぐ脳梁の交連繊維を切断する手術〕後の患者たちの右半球は、話し言葉のほかにも、書かれた名詞や動詞や形容詞も多少は理解するようであり、意味のある話をするための最小限の能力は有してもいるようであるところから、言語能力に見られるさまざまな特徴の根底にある両半球の相違点について、疑問がもち上がる。もし劣位半球がまったく言葉を理解しないにもかかわらず、なんらかの言葉を発生させることができるとしたら、右半球は音韻体系を欠いていると仮定することができ、言葉の生産とは、ひとつの意味から構音コード〔発音するための器官に伝える信号〕への直接的な翻訳だと解釈することができる。もし右半球が言葉を理解していながら生産できないとしたら、構音コードを欠いていると仮定することができる。しかしながら、右半球が、低レベルながら言葉を理解でき、表現することもできるとしたら、解釈ははるかに難しくなる。 (1974, p.174)

非優位半球との言語的コミュニケーションについては、のちほど本章で再度取り上げたいと思っている。

❶ 視覚を利用してアクセスする

　ヒプノティストは、クライエントが無意識すなわち非優位半球にアクセスできるよう手助けするという課題に直面する。すでにおおまかに述べたように、これにはふたつの側面がある。ひとつは、優位半球の注意をそらしてその優位半球を利用すること、今ひとつは、非優位半球にアクセスすることである。
　非優位半球にアクセスする方法はいろいろあるが、ヒプノティストたちが特に強力だと感じる直接的な技法のひとつは、クライエントに心の目でイメージを創造させるというものだ。視覚化の能力を前提とする課題にクライエントを取り組ませることによって、ヒプノティストは、管理対象を優位半球から非優位半球へと楽に移せるようになる。

　　数多くの被術者がその結果気づいたことを説明しているが、その主観的説明を要約すると、以下のようになる。「想像上のメトロノームに聞き入っていると、刻みのスピードが上がったり下がったりし、その音が大きくなったり小さくなったりして、そうこうする間にわたしはトランスに入り始め、あとはそのまま漂っていきます。本物のメトロノームだと、刻みも音もずっと変わらないので注意が散漫になり、かえって何度も現実に引き戻され、トランスに入っていくどころではありません。想像上のメトロノームは変化することができ、自分が考えたり感じたりしている状態にいつでもぴったり合っていますが、現実のメトロノームは、自分のほうからそれに合わせないといけません」

　これに関連して、催眠による幻視の誘導を軸とした実験的かつ臨床的なワークの結果について、触れておかなくてはならない。たとえば、自らのアイデンティティにひどく混乱を来したある患者は、誘導によってたくさんの水晶玉を視覚化し、それらの水晶玉の中に、人生の重要な体験すべてを次々に幻視して、それらを主観的かつ客観的に比較し、ひとつの体験から次の体験へと幻視を進めながら、自分の人生をひと続きのものとして確立することに成功している。現実の水晶玉を使った場合は、幻視できる体

験は物理的に範囲を限定され、「各シーン」の変化や重ね合わせはあまり満足のいくものではなかった。

ミルトン・エリクソン（1967, pp.8 & 9）

　わたしたちは催眠においても、セラピーにおいても、クライエントの多くに対して、ハクスリーの論文の解説ですでに触れた区別——心の目でイメージを想像することと、心の目でイメージを見ることの違い——を繰り返し活かしてきた。イメージを想像するというのは優位半球で発生する活動であり、この場合は本質的に、言語系をリード・システム／誘導体系として視覚的イメージを構築している。その結果生じたイメージは、通常、質が劣り、焦点が定まらず、単調で、目を開いているときに体験するイメージにかすかに似ているにすぎない。一方、心の目でイメージを見るというのは、明らかに非優位半球の活動である。この場合に生じるイメージは、くっきりとして焦点が定まり、目を開いているときの体験に非常に近いものである。

　心の目でイメージを見る能力は、クライエントごとに大きく異なっている。一般的に、視覚を表象システムとしてもっとも高く評価しているクライエントは、視覚を使って非優位半球にアクセスするこの技法に対して、非常によく反応する。ヒプノティストは、クライエントに視覚化するよう指示するだけで、効果的にトランス誘導を始めることができる。セラピーでは、クライエントの表象システムを見きわめ、クライエント自身のその表象システムの中で対応するセラピストのスキルこそが、もっとも強力な技法のひとつとなる。

　これらふたつの報告にかなり詳細な内容が提示されているのは、子供に対するごく自然な催眠がどういうものであるかを示すためである。一定の形式をもつ技法、すなわち、儀式的な技法が必要になることはめったにない。子供のもつ直観像、新しいことをいつでも熱心に学びたいと思う気持ち、また、そうすることが現実に必要であること、自分の周囲の出来事を理解し共有したいという気持ち、「ふり」をしたり真似をしたりするゲームが与えてくれる機会——これらすべてのおかげで、子供は催眠暗示に対して適切にしっかり反応することができる。

(1967, p.423)

「無意識」にアクセスする

　フランツ・バウマンは、子供や青少年を専門に診るサンフランシスコの著名な医療催眠家で、誘導には視覚化によるアクセス技法を利用しており、たいていのケースで一貫した結果を出している。具体的には、彼はクライエントに、目を閉じてお気に入りのテレビ番組を見るようにいう。視覚を使ったファンタジー・ワーク——誘導ファンタジーと呼ばれているもの（より詳細な論考は『魔術の構造』第Ⅰ部第6章＆第Ⅱ部第1部の「空想の指針」参照）——は、著者ふたりが共に、クライエントの変化を助けるツールとして、催眠の中で最初に関心を抱くようになった方法である。わたしたちはそれまでの治療体験から、治療法としての視覚化の力と効果をすでに確信していたが、そのとき初めて、自分たちのクライエントの行動は、ヒプノティストが描く浅いトランスや中程度のトランスで視覚の課題を行なっているクライエントの行動とそっくり同じであることに気づいたのだ。

　トランス状態を誘導したり、トランスを深めたりするときにヒプノティストが使う技法のひとつに、クライエントに数を数えさせたり、クライエントのためにヒプノティストが数を数えたりする数唱技法がある。これはいくつかの目的に叶っている。現在のテーマでいえば、この数唱技法は、視覚を使って非優位半球にアクセスする方法の特別なケースである。クライエントは自分もしくは誰かが数を数えるのを聴きながら、同時に、聴いている数字を内的な画面表示として表現している可能性がきわめて高い。数字は、他の標準的な視覚パターンと同様、非優位半球に保存されているため、数唱技法は大脳の無意識部分にアクセスするのである。

　この数唱技法は、ある特定のクライエントの場合、トランス誘導にもトランスの深化にもたいして効果を発揮しないという点も、今や納得がいく。そうしたクライエントは、視覚的表現を求めて非優位半球にアクセスする能力がまだ発達していないのである。

　このようにして、数唱技法は視覚を使って非優位半球にアクセスする方法の特別なケースだと理解できれば、心の目で視覚的イメージを見る力がいくらかでもあるクライエントとワークを行なう場合は、その効果を高めるために、たとえば、そこに座ってリズミカルに呼吸し、数を唱える声の響きに耳を傾けながら、聞こえた数字のイメージをひとつずつ違った色で、くっきりと、しっかり焦点を絞って思い浮かべるよう、クライエントに指示するだけでいいかもし

れない。クライエントの使う叙述語をよく聴き、そのクライエントがもっとも高く評価している表象システムを特定すれば、視覚化を使ったアクセス誘導が効果を上げるかどうかは、簡単に判断することができる。

　実際には、一連のいわゆる「被暗示性テスト」が開発されているので、標準的な誘導を始める前にこのテストがしばしば利用されている。ただ、こうしたテストは、クライエントに特定の表象システムを用いる能力があるかどうかを調べるだけのものである。たとえば、両手を組んで行なう次の被暗示性テストに出てくる叙述語に注目してみよう。

> あなたには、このように両手を組んでいただきたいと思います……本当にしっかり、できる限りしっかり組んでください……そうしていると、ほどなく自分の指が組み合ったまま動かなくなり、両手がくっついていくのに気づくでしょう……あなたの手と指はさらにしっかり互いにくっついていきます……さらにしっかり組み合った状態になっていきます。
> 　　　　　　　　　　　　　　　　　　（Weitzenhoffer, 1957, pp.127-128）

　しかし、表象システムの能力を調べるだけの、まさにこの被暗示性テストが、変更を加えることによって簡単に、クライエントの視覚化力を調べるテストとして使えるようになる。具体的には、用いられている叙述語を視覚の叙述語に変更し、クライエントがどの程度反応するかを観察して、これから利用する非優位半球にどの方法を使ってアクセスするかを、確かな根拠に基づいて選択するのである。たとえば、上記のヴァイツェンホッファーの誘導例をガイドとして、叙述語を触運動覚から視覚に変更すると、次のようになる。

> あなたには、自分の両手を組んでいるイメージを、心の目で創っていただきたいと思います。その両手の上のほうを見ると、白い接着剤があふれそうになっているダーク・グリーンのバケツが見えます。白い液体が落ちてくるところをじっと見てください。それは、傷がついてでこぼこになった緑のバケツの側面を伝って、ぽたぽたと落ちてきます……

　エリクソンは誘導の多くで、アルファベットの文字について話している。た

とえば、人生の一時期、b̀とd̀を区別するのにひどく苦労しながらアルファベットを学んだことを、クライエントに思い出させている。これは、年齢退行を秘かに指示するものとして機能するだけでなく、数を順に数えていったときと同様に、アルファベットの文字の視覚的表現へのアクセスを促してもいて、視覚を使ったアクセス法の特別なケースになっている。

　非優位半球の視覚的表現を創り出す能力がクライエントにほとんどない場合や、まったくない場合でも、視覚化による非優位半球へのアクセスという選択肢をあきらめる必要はない。それどころか、まさにそういう場合にこそ、エリクソンはその卓越したスキルをさらに顕わにする。エリクソンは、ハクスリーの論文の中で述べているとおり、自分の「標準的な手順」のひとつとして、クライエントがもっとも高く評価する表象システムを利用して、クライエントが他の表象システムにアクセスできるようにする。

　　ごく一般的な方法でトランスを誘導したり催眠行動を引き起こしたりする際に発生する問題の中には、催眠の手順に関する従来の誤った考えを無批判に使っているために生じるものが多々ある。科学的な訓練を積んだヒプノティストたちは、「鋭い眼（イーグルアイ）」、「水晶玉」、「なでる動作」などのほか、神秘の力の源とされている同様の補助具類はとうに捨てている。しかし、文献にあふれているのは、被術者の行動を制限し、疲労およびそれに似た反応を発生させようとするそうした補助具類の使用に基づいた催眠技法の報告であり、まるで疲労の類こそが、催眠が本質的に欲しているものであるかのような内容になっている。

　　そうした報告で重要な研究対象としてしばしば取り上げられるのは、目から一定の距離のところに固定された水晶玉、回転する鏡、メトロノーム、点滅する光である。その結果、外的な要因とそれらに対する被術者の反応が過度に強調されることになる。

　　しかし、第一に強調されるべきは、被術者の精神内部の行動であって、外界の事物とのつながりではない。補助具の類はせいぜい副次的なものでしかなく、被術者の行動そのものを利用できるよう、できるだけ早い時期に捨て去るべきである。被術者の行動は、そうした補助具によって始まることはあるかもしれないが、進展することはない。水晶玉をいやというほ

ど凝視すれば、疲れて眠くなることはあるだろう。しかし、疲労も眠気も、催眠によるトランスの本質的な部分ではない。

　これを如実に示す例がある。大勢の被術者が有能なヒプノティストから体系的な訓練を受け、目から15センチほどの、やや見上げる位置に固定された水晶玉を凝視することによって、トランス状態になることができるようになった。しかし、この条件づけの結果、彼らは水晶玉がないと、なかなか催眠状態になることができなくなった。何人かは、どうやっても無理だった。一方、こうした被術者との個別の実験では、水晶玉を見ていると想像してもらうだけで、催眠誘導の時間が短縮され、トランスも深まることがわかった。これと同じことを同僚や学生に繰り返すと、同様の結果が得られた。その後、再び本物の水晶玉を凝視してもらうと、催眠誘導は元のように長い時間がかかり、トランスも浅くなった。これは、外的要因への依存が多いトランスの特徴である。

ミルトン・エリクソン（1967, pp.8 & 9）

　たとえば、クライエントに充分に発達した触運動覚の表象システムがあり、非優位半球で視覚化する力はほとんど、もしくは、まったくなかったとしたら、ヒプノティストはクライエントに、体になじんだ特定の姿勢を取らせるだろう。そして、クライエントがその姿勢を取り、触運動覚によってその姿勢の感覚を充分に感じ取ったところで、通常その体の感覚と結びついている視覚的表現を、それがなんであれ、よく見るようにと指示を出す。クライエントがもっとも高く評価している表象システムをリード・システム／誘導体系として利用することによって、クライエントが新たな気づきにアクセスできるよう、手助けするのである。

　いつだったか、わたしたちが行なっていたトレーニング・セッションでこんなことがあった。ある中年の心理学者が、クライエントには視覚的なイメージを利用するよう指示しているというのに、その自分がイメージを思い描けないとこぼす。そこで、わたしたちは彼に、ピアノを演奏するとき——彼のお気に入りの趣味——の姿勢を取ってもらった。そして、よく弾く曲の運指を実際に行なうようにいい、目を閉じて、指を動かしながら心の中でその曲を聴くように指示した。そののちに、鍵盤を見るようにいうと、彼は大声を上げた。「鍵

盤も、鍵盤の上のわたしの指も見える」。そこで、「では、ピアノ本体を、リビング・ルームを、そのリビング・ルームにいる人たちを見るように」と指示を続けた。

　機能の低下した表象システムを回復したり改善したりするために、もっとも高く評価している表象システムを利用するこの技法を、わたしたちはワークでよく使う。主たる原則は、機能の低下したシステムと機能の発達したシステムとが重なり合う状況を見つけ出すことのみで、たとえば、視覚が勝るクライエントに、相手の口の動きを見てもらい、それから言葉を聞き取ってもらうことで会話を回復させるといったやりかたをするが、このテーマは多様に変化させることができる。わたしたちはこのタイプを、体の調律(ボディ・チューニング)と呼んでいる（『魔術の構造』第Ⅱ部）。

　というわけで、深いトランスの効果的誘導に関する以下のようなエリクソンの報告の多くには、視覚を使ってアクセスするこの原則が一貫して見られるのである。

> ……実際の器具ではなくイメージを利用することによって、被術者は自分の真の能力を利用できるようになる……トランス誘導にイメージを利用すれば、たいていの場合、同類もしくは関連の、より複雑な催眠行動を楽に引き出せるようになる。たとえば、幻視に非常に苦労する被術者も、イメージを使ってトランス誘導されたときには、それができるようになることが多く……実際、彼女は水晶玉をたくさん視覚化するよう誘導され、それらの水晶玉の中に、自分の人生をひと続きのものとして幻視することができた……
> ミルトン・エリクソン『深い催眠とその誘導』*Deep Hypnosis and Its Induction*, 1967, p.9

❷ 旋律を利用してアクセスする

　人間の右脳と左脳に常に見られるもうひとつの非対称性は、旋律の位置である。人間の場合、非優位半球が旋律による表現の保存場所であるのは明らかだ。

　　完全に失語状態の患者が、有名な詩句を朗誦し、ありふれた簡単な歌を歌い、ののしり言葉を発することができるという事実は、聴覚に関する全ゲシュタルトが右脳にあることを示唆している。とりわけ、そうした患者は最初から始めない限り、朗誦も歌唱もできないという事実は重要である。彼らは、いったん中断され、その後止められた箇所から再び始めるようにいわれても、そうすることはできず、最初に戻ってやり直さなくてはならない。同様の現象の程度の軽いものは、普通の人びとにも発生する。アルファベットなど、ある一定の配列で徹底して暗記したものにそれが見られる。
　　ボーゲン＆ボーゲン（1969）は、もし右脳に、音楽の旋律や音色、その他の側面に関する特別な能力があるとしたら（Miller, 1962 参照）、右脳と左脳の間のコミュニケーションは音楽的創造性に貢献しうるはずだと示唆している。ふたりはゴードンとの共同研究で、右利きだとわかっている患者に対し、右の内頸動脈に催眠鎮静剤アモバルビタール塩を投与する前と投与している最中に、歌うよう指示し、その結果について述べている。それによれば、左の片麻痺がはっきり顕れている間、言葉の発音は、不明瞭だが理解でき、リズムは保持されたものの、歌は基本的に旋律を欠き、音の高さはほとんど変化がなかったということである。
　　この25年ほどで、古い概念のいくつかは顕著に書き換えられることになった。現在では、発話と言語理解に障害がある失語症は、従来の著者たちが考えていた以上に強く左側の病変と結びついている一方、たとえば、着替えができないなど、ある特定の障害は、右側の病変とより緊密に関係していることが明らかになっている。どうやら右脳は、今や、劣位半球どころか、特定の機能に関しては優位であるということらしい。つまり、特

定の空間機能（その他についてはたぶん左脳が優位）に特定の音楽的作業、さらには、今日いくつかの証拠によって示唆されているとおり、特定の情緒的反応面についても、優位であると思われるのである。

ガードナー（1975, pp.329-330）

人間の心の無意識部分にアクセスする方法として旋律を利用することについては、エリクソンが以下のように具体的に述べている。

……直接的な暗示には反応しなかったある音楽家は、誘導によって、自分の考えがある音楽の旋律につきまとわれたことがあるのを思い出し、それならば、ほかにも同様［の記憶］がないか、探ってみようということになった。ほどなく彼は、忘れていた旋律を思い出そうとすることと、触運動覚的な補助として拍子を取ることに没入し、深いトランスが……

ミルトン・エリクソン（1967, p.30）

わたしたち自身が行なっている催眠ワークでは、ある旋律、あるいは、ある一連の旋律を心の中で奏でるようクライエントに指示することが効果的な誘導技法であること、他の技法のいくつかと組み合わせたときにとりわけその効果が大きいことが、繰り返し証明されている。旋律の保存場所と旋律の有用性とに関する有力な証拠のいくつかは、失語症の患者――大脳の損傷によって言語能力の一部を失った人びと――とのワークで得られたものである。優位半球の第三前頭回基底部にあるブローカ野に損傷のある患者は、メロディック・イントネーション療法と呼ばれる方法で治療することができる。どういうことをするかというと、歌うことによって非優位半球を鍛え、優位半球の損傷によって失われた機能を非優位半球が果たせるようにするのである。言葉をいうのではなく、言葉のパターンを歌うことで、失われた言語の特徴をもう一方の半球に仕込むのである（ブローカ失語症患者の場合、そうした言葉を繰り返し歌ってやっとそれができるようになる）。詳細はガードナー（1975）参照。

ジェインは当時、「エンドウ豆のプディング」という押韻詩を、つっかえ、つっかえ、どもりながらもいえるよう、徹底的に教え込まれていた。

彼女はこれを驚くほど時間のかからない方法で憶えた。その後、その特別な方法については何も知らないアンが、この「エンドウ豆のプディング」をジェインといっしょに暗誦するようにいわれ、どんなに口ごもろうとも、やり遂げるようにと指示された。

ふたりはゆっくり始めた。アンはゆっくり続けたが、その間にジェインはテンポを上げ始め、やがて、うんざりするほどどもるようになった。アンは著者のほうをちらっと見たが、ジェインが歌うのをよく聴いて、いっしょに歌うよう厳しく指示された。アンはジェインに向き直った。アンのくちびると顔は、観念運動の、ゆえに無意識で制御不能の動きを見せ、なんとかしてジェインのどもりを訂正しようとしていることを示していた。それが延々と繰り返され、ジェインは相変わらずであり、アンのくちびるは引き攣り——それでも、とうとうアンは、たどたどしくはあったけれどもジェインを促し、詩を最後まで暗誦させ切った。

この特殊なセッションは二時間ほど続き、アンの話す力は次第に高まっていった。同じ方法を使って、ほかにもいくつかの押韻詩に取り組んだ。アンはしばしばひどく閉口しながらも、明らかに楽しそうで自信に満ちていた。
　　　　　　　　　　　　　　　　　　　　ミルトン・エリクソン（1967, p.451）

　旋律そのものは、ヒプノティストが多様に選択することができる。たとえば、セラピーでの 実演（エナクトメント）で、クライエントに人生のある時期を再現してほしいというときには、その時期と結びついたものを選ぼうとするかもしれない。同様に、催眠では、間接的に年齢退行を暗示するような旋律を選び、クライエントにそれを心の中で奏でてもらうかもしれない。この意味で、童謡は特別効果的であることをわたしたちは発見した。

❸　言葉を利用してアクセスする

　すでに述べたように、人間のいわゆる「物いわぬ半球」、非優位半球には、通常、なんらかの言語能力がある。これがどの程度の能力なのかはまだ不明であり、さまざまな研究者たちが相反する主張を行なっている（たとえば、Gazzaniga, 1970 と Levy, 1974 の比較）。普遍文法と可塑性の研究成果の観点から推定できるのは、普遍文法で利用できる特徴はすべて、非優位半球にあるということだ。

> 　交連切開術後の患者たちの右半球は、話し言葉のほかにも、書かれた名詞や動詞や形容詞も多少は理解するようであり、意味のある話をするための最小限の能力は有してもいるようであるところから、言語能力に見られるさまざまな特徴の根底にある両半球の相違点について、疑問がもち上がる。もし劣位半球がまったく言葉を理解しないにもかかわらず、なんらかの言葉を発生させることができるとしたら、右半球は音韻体系を欠いていると仮定することができ、言葉の生産とは、ひとつの意味から構音コードへの直接的な翻訳だと解釈することができる。もし右半球が言葉を理解していながら生産できないとしたら、構音コードを欠いていると仮定することができる。しかしながら、右半球が、低レベルながら言葉を理解でき、表現することもできるとしたら、解釈ははるかに難しくなる。
>
> （Levy, 1974, p.174）

　したがって、言語学や心理言語学の研究がさらに進み、普遍文法の構造が明らかになれば、非優位半球のまさにその言語能力も利用できるようになるだろう。わたしたちにとってこれに負けないくらい魅力的なのは、非優位半球の言語能力の研究では催眠がなんらかの役割を果たしそうだという点である。しかし、物いわぬ半球の言語能力について、さらに徹底した研究が行なわれるまで、わたしたちは、自分たちの催眠体験から生まれた、自分たちの観察結果を説明するふたつのモデルを意識していくつもりである。

前述のとおり、わたしたちが開発したもっとも強力な技法のひとつは、二重誘導である。これは、著者ふたりがそれぞれ同時にクライエントの耳に語りかける誘導法で、このタイプの誘導を行なうときは、どちらの耳に話しかけるかによって、体系的に話し方を変化させる。たとえば、ジョンが優位半球の反対側の耳に話しかける場合（右利きの人の場合はたいてい左半球が優位であり、その反対の耳というのは、右耳になる）、もっとも複雑な構文を体系的に使い、第Ⅱ部の最初の章で紹介した言語学的な過負荷／注意そらしの原則をすべて用いる。同時に、リチャードは非優位半球の反対側の耳（この例では、左耳）に、もっともシンプルな言語形式のみを使って、一語文、あるいは、言語発達の二語文レベルにある子供が使うようなパターン（Slobin, 1974の軸語文法、参照）で──話しかける。二重誘導を行なうと、たいていは、五分もしないうちにクライエントは充分なトランス状態に入る。

　二重誘導のパワーとスピードを説明するひとつめのモデルは、以下である。

(a) わたしたちは優位半球にうまく過負荷を与えている
　　そして
(b) わたしたちは子供が使う文法に則った言語を使って非優位半球にアクセスし、その言語をこの半球に与えている

　この技法の可能性を理解するためのガイドとなるふたつめのモデルは、以下である。

(a) わたしたちは優位半球にうまく過負荷を与えている
　　そして
(b) わたしたちが非優位半球にアクセスしているのではなく、むしろ、優位半球が、非優位半球ときわめて深いつながりをもつ子供文法による素材を与えられ、そうとは気づかずにそれを処理し、応答している

　人間の耳は実際のところ、左右双方の半球に情報を伝えているため、このふたつめのモデルの可能性は疑いの余地がない。仮に対立するメッセージが同じ

耳、すなわち、同じ聴覚皮質の投射野に到達した場合、その投射野とは反対側の耳のメッセージが優先される。しかし、単に反対側の耳のメッセージが同じ側のメッセージに対して優先権があるからというだけで、優位半球に関して、同じ側の耳のメッセージが完全に失われるということにはならない。そういうわけで、ふたつめのモデルでは、二重誘導の即効性と有用性は言語学的な非優位半球へのアクセスによるものではなく、むしろ、優位半球に対して、過負荷と子供文法とが結びついて作用することによるものだと主張しているのである。優位半球に対して、気づかれないように対立するメッセージを送ることにより、クライエントが優位半球の言語能力を発達の初期段階に退行させざるをえないようにしているのである。

現時点で提示できる証拠がもうひとつだけある。それは、一方の（反対側の）半球によって制御されている側の体には、その半球に送られた指示に対して特異的に反応する傾向があるという点だ。その結果、とりわけクライエントの顔に現れる身体的非対称性に明らかだが、対立する指示を同時に異なる耳で受け取った場合、体の両側がそれぞれ無関係に反応する。

同様にして、対立するメッセージの中に手の浮揚の指示を散りばめて一方の半球に与えた場合、その半球によって制御されている手が、浮揚する手になる傾向がある。こうしたパターンはひとつめのモデルを支持しているように、わたしたちには感じられる。いうまでもなく、双方のプロセスが起きているということもありうる。

ともあれ、わたしたちの知っているトランス誘導法、および、それを深化させる技法の中では、二重誘導がもっとも強力な方法のひとつとして役立っているが、上記のいずれのモデルがより有用かという問題には、いまだ答えが出ていない[4]。

わたしたちが知るかぎり、ミルトン・エリクソンは一度として、別のヒプノティストと緊密に組んでワークをしたこともなければ、わたしたちが今紹介している二重誘導を使ったこともない。彼は言葉の使い方がきわめて巧みなため、二重誘導に非常に近いことをひとりで行なうことができる。そのプロセス——わたしたちはこれを「包含されたシーケンスのアナログ・マーキング」と呼んでいる——の中で、エリクソンは優位半球に対して、非常に複雑な統語的構造を次々と与えていく。その構造は明らかに、優位半球のもつ言語メカニズムの

処理能力に過負荷を与えるものである。これらの適格な英語の表層構造は、英語の単語やフレーズから成るシーケンスを満たしたプールを形成するが、そうしたシーケンスには二重の機能がある。まず何よりも、それらは、エリクソンが優位半球に向けた表層構造の構成要素もしくは下位区分であるということ、第二に、それらは、意識の通常範囲外のプロセスが受け取って応答するメッセージとして埋め込まれ、あるいは、包含されたものだということである。以下にその例を挙げよう。

  ……あなたは引っかくこと(スクラッチ)から始めなくてはならないと気づき、そして、誰ひとり本当は知る(ノーズ)ことなく……
  ……*realize that you have to start from* **scratch** *and nobody really* **knows** ……

　上記のフレーズは、優位半球が受け取り処理する複雑で適格な英語の表層構造の一部である。しかし、エリクソンは書体が変わっていない単語になんらかのアナログ・マーキングを加え、その適格な表層構造の残りの単語とそれらとの区別がつくようにしている。このアナログ・マーキングによって、上記のメッセージはふたつのまとまりに分割される。

  ……あなたは引っかくこと(スクラッチ)から始めなくてはならないと気づき、そして、誰ひとり本当は知る(ノーズ)ことなく……
  ……*realize that you have to start from* **scratch** *and nobody really* **knows** ……

……あなたは引っかくことから始めなくてはならないと気づき、そして、誰ひとり本当は知ることなく……
……*realize that you have to start from scratch and nobody really knows*……

スクラッチ・ノーズ（この scratch knows は、音韻的には「鼻を引っ掻きなさい scratch nose」と同じ）

エリクソンは、クライアントが自分の行動を意識しないまま、鼻を引っ掻くことを予期している。元のメッセージをアナログ・マーキングするときのエリクソンの選択肢は、アナログ的にコミュニケーションを取る手段——たとえば、声の調子やテンポを変える、体の各部位の反復的動作を加える、顔の表情を変える、同じものを見据える、など——の数だけあるといっていい。

　ハクスリーの論文には、エリクソンがアナログ・マーキングを使って表層構造を三つに——元の部分、健忘を誘導するための暗示となる部分、健忘を取り除くための暗示となる部分の三つに——分解した好例がある。この技法を正確にコントロールできるからこそ、エリクソンはハクスリーの体験記憶をハクスリーの意識から繰り返し引き出したり、取り除いたりできるのだ。

　包含された単語やフレーズにアナログ・マーキングをして独立したメッセージを創り出すというこのパターンは、ヒプノティストに必要ないかなる目的にも利用することができる。ヒプノティストはただ、アナログの合図を——創りたいと思う独立したメッセージの数だけ——選び出し、それらを使い、独立したメッセージとして、あるいは、クライアントが望んでいる行動の暗示として役立てたいと思う単語やフレーズを、現在進行中の話の中から特定するだけでいい。ヒプノティストの創造性が続くかぎり、この技法に限界はない。

　現段階では、この技法を説明しようとすると、どうしても曖昧な部分が残る。この技法に関するわたしたち自身の体験およびエリクソンの体験をモデリングする場合、やはり、妥当だと思われるモデルは複数存在する。

(a) 元の表層構造のメッセージは優位半球が処理し、アナログ・マーキングされた包含メッセージは非優位半球が受け入れ、対応する。
　　もしくは
(b) 元のメッセージも、アナログ・マーキングされた包含メッセージも、優位半球が受け取って処理する。ただし、元のメッセージは通常の処理メカニズムで処理され、包含されたメッセージは完全に意識外のプロセスで処理され、年齢退行が発生する。
　　もしくは
(c) 上で説明したふたつが結びついて発生する。

いずれのケースにせよ、プロセスの形はわたしたちにははっきりわかっているので、この技法の構築法と利用法については、第Ⅰ巻の最終部分で段階を追った手順を紹介する。
　ところで、この技法について、ひどく興味をそそられる問題がある。それは、包含されたメッセージを特定するためにヒプノティストはどういうアナログ・マーキングを選択すべきか、ということだ。アナログ・マーキングの合図を選ぶに当たっては、考慮すべき点がいくつかある。ひとつは、もし非優位半球にアクセスしているとしたら、ヒプノティストが選ぶべきもっとも効果的なアナログ・マーキングは、通常、非優位半球によって処理され、識別されるアナログ信号のひとつになるという点だ。非優位半球は、声の調子によるアナログ信号や、目で見てわかるようにヒプノティストが自らの体を使って取ったアナログの姿勢や動作を、処理し、識別する。したがって、このモデルでは、ヒプノティストが選ぶべきもっとも効果的な合図は、声の調子と体の位置変化となる。一方、もしふたつめのモデルが、デジタル信号とアナログ信号とが結びついたコミュニケーションのプロセスをより有効に表現しているとしたら、もっとも効果的な合図は、たとえばテンポの変化など、通常、優位半球が受け取って処理するものになる[5]。

▶ まとめ

　この第Ⅱ部で紹介したのは、人間の変性意識状態やコミュニケーション、人間の可能性に関する研究の中でも、もっとも予測のつかない刺激的な分野のひとつだとわたしたちが考えているものである。エリクソンが**意識**と**無意識**と呼ぶ人間の大脳内の組織と、人間の大脳の両半球がもつ機能的組織との間に見られる類似には、瞠目する。さらに、人間の心の意識部分および無意識部分の秩序と、セラピーで見られる不一致のパターンとの類似にも、驚愕する(『魔術の構造』第Ⅱ部第3部参照)。
　ここでは、催眠というコンテクストの中で、非優位半球にアクセスする三つの技法を検討してきた。視覚化と旋律を利用してアクセスする最初のふたつの方法は、エリクソンのワークおよび研究、わたしたち自身の催眠ワーク、第Ⅱ部内で言及した神経学的研究によって充分に支持されている。三つめは、言語を使って非優位半球とコミュニケーションを取る方法である。これに関しては、

証拠ははっきりせず、このプロセスを説明する筋の通ったモデルは、少なくともふたつある。普遍文法、人間の神経系の可塑性、非優位半球とのコミュニケーションの可能性——この三者間の関係を探っていくと、さまざまな疑問が湧いてくる。その回答が得られたとき、催眠や神経学、心理学、言語学の分野に重要な情報がもたらされるだろう。

　物いわぬ半球への言語学的なアクセスが可能であることを説明するもっとも有用なモデルには、曖昧さがつきまう。しかし幸いなことに、だからといって、これらの強力なエリクソン技法を他者が使えるようにするための段階的モデルを構築できないわけではない。第I巻では、このあと、これらのアクセス技法のひとつひとつについて、モデルを紹介する。エリクソンはこうした方法を実に巧みに使いながら、クライエントが意識的にも無意識的にも利用できるあらゆるリソースを鋭敏に感じ取っている。

第Ⅱ部まとめ
「意識」の注意をそらし、「無意識」の領域にアクセスする

　催眠の研究、および、催眠の臨床的利用において、ミルトン・エリクソンは世界でもっとも有能かつ創造的な実践家として際立っている。彼のスキルは、きわめて効果的であることが世界中で認められているだけでなく、実際にそのワークを見たり、そのワークについて聞いたりしたほとんどの人びとにとって、非凡なることこの上ないものであり、また、一部の人びとにとっては、物事を信じる限界を大きく広げるものでもある。

　彼のすばらしい業績は枚挙にいとまがなく、この分野で彼ほどの成功を収められる者はほかにいないだろう。助ける手立てはないとされた無数の人びとが、彼の助けによってより良い生活を送ることができるようになり、どのような援助の方法を試しても効果が得られず絶望した人びとが、彼の助けを借りて希望をもち、なんとしてもほしいと思っていた選択肢を手に入れている。

　この勇者は、「奇跡を起こす人」から「ペテン師」に到るまで、ありとあらゆる名前で呼ばれてきた。彼を愛し、称賛する人もいれば、恐れ、軽侮する人もいる。彼はさまざまな攻撃やいやがらせも受けてきた。1950年代には、米国医師会が彼の医師免許を取り消そうとしたことさえあった。しかし、彼は疑い深い世界に立ち向かい、催眠を探究し、発達させ、利用しつづけてきた。

　彼は催眠のすばらしい使い手となったが、実は、彼自身、そのスキルがどういうものであるかを完全には把握していない。彼のスキルのパワーを直接体験した人びとはそれを疑うことはできない。しかし、ひときわ才能に恵まれた人びとがよくそういう目に遭うのだが、彼のスキルは直観にすぎないと説明され、したがって、学び取ることは不可能だとされている。しかるに、わたしたちの特殊なスキルは、人間の行動に関する直観を明示するためのものであり、ゆえに、学習可能である。

　この第Ⅰ巻は、ミルトン・エリクソンの催眠技術を他者が学べるようにする

プロセスの冒頭部分にすぎない。焦点は主に、彼のワークの言語学的側面——彼の言葉の使い方——に絞られている。今後は、彼がアナログのコミュニケーションの型（声の調子、声のテンポ、しぐさ、動作など）をどう使っているか、クライエントの言葉やアナログ的要因から受け取った情報をどう使っているかなどを含め、さらにモデルの構築を進めて書物にしていきたいと思っている。

これはほんの始まりにすぎず、彼のワークの完全モデルではない。ここまでは、わたしたちが彼のワークにおいてもっとも基本的かつ一般的な言語パターンだと思うものを紹介してきた。第Ⅲ部では、こうしたパターンを系統立てて構築するためのツールを紹介していく。

トランス誘導を行ないながら体験を体系化するための主な原則は、これまでに三つ紹介している。ひとつは、クライエントに対するペーシングである。つまり、クライエントの行動で、観察と確認が可能なものを取り上げ、目ざそうと思っている行動とそれを結びつけ、クライエントをその行動へとリードしていくのである。

あなたはそこに座り、呼吸をし、あのシミを見つめながら
（ペーシング）
リラックスしていきます。
（リード）

そして、あなたは目を閉じると同時に
（ペーシング）
自分の体が漂い、軽くなっていくのを感じるでしょう。
（リード）

そして、向こうにあるあの椅子に座ると
（ペーシング）
深いトランスに入っていきます。
（リード）

つづいて、ペーシングを望んでいる行動につないでいく。

そして、あなたは目を閉じると
(ペーシング)
深いトランスに入りながら、子供のころの楽しい記憶を思い出していきます。
(リード)
そして、そのおかげであなたはにっこりします。
(ペーシング)

　このプロセスが、トランス状態にある間ずっと続いていく。
　ふたつめの原則は、優位半球の注意をそらし、その優位半球を利用すること、三つめの原則は、非優位半球にアクセスすることである。
　ここで指摘しておきたいことがある。エリクソンは、無意識に言及するとき、非優位半球以上のこと、および、優位半球の意識レベルの下で行なわれている言語処理に言及しているという点である。エリクソンの行動は、彼がしばしば非優位半球の処理や機能に言及するために**無意識**という用語を使っていることを体系的に示している。このことは、催眠に適用可能な研究をふんだんに生み出す源泉となる。いつか無意識の具体的な構成要素を正確に分離できるようになったとき、催眠は、医療や歯科治療、心理学において、今より迅速かつ効果的に利用されるようになるだろう。
　わたしたちはエリクソンのワークで使われているさまざまなパターンを特定してきた。次の第Ⅲ部は、そうしたパターンの利用に必要な具体的なスキルを提供するためのものである。

注

1. このセクションでは、名詞が一般化される過程に焦点を絞っている。たとえば、エリクソンは、話を聴いているクライエントと同じ性、同じ年齢、同じ状況の人物を主人公とした物語をよくする。また、場合によっては、そうした特徴をさまざまに変化させる。わたしたちはこのプロセスに関するより詳細なモデルを構築し始めている。
　　わたしたちがとりわけ興味深く思うのは、叙述語が一般化される過程である。た

とえば、エリクソンは叙述語を、以下のような最大限に不特定な形にまで一般化することがある。

  do ―― 動作動詞の場合
  be ―― 状態動詞の場合

　あるいは、「話す」で始まる入力チャネル、もしくは、出力チャネルを、同一表象システム内で以下のように一般化することがある。

  話す　→　語る／会話する／抑揚をつけていう／ぐずぐずいう／叫ぶ／懇願する／述べる

　あるいはまた、表層構造の表現にははっきり生じていないものが深層構造の表現に含まれるように、各叙述語を一般化することもある。わたしたちはそれを「意味の組み込み」と呼んでいる。
　たとえば、以下の単語には深層構造の表現の一部として、手という単語が含まれている。

  ひっぱたく／握る／つかむ／（…に）わたす／もつ／（指輪などを）はめる／つかまえる／捕える／舵を取る／（櫂で）漕ぐ／（ボートを）漕ぐ／（水を）かく／注ぐ／切り刻む／薄切りにする／（メダルを）ピンで留める／ボタンを掛ける／裂く／（ギターを）かき鳴らす／（ギターを）弾くなど

　こうした一般化原則の詳細なモデルが、クライエントのために物語を創作し語るときの、エリクソンの有名なスキル――治療効果をもつメタファーのためのモデル――の土台となっているのだろう。

2．名詞化、選択制限、削除、曖昧さの各パターン間には有用な相互作用があることに注目したい。以下のフレーズを考えてみよう。

  ……the feeling of the couch……

ここで曖昧なのは、「長椅子」という名詞は深層構造の主語なのか、「感じる」という叙述語の目的語なのかという点である。つまり、上のフレーズの深層構造は、以下のいずれなのか、ということである。

誰かがその長椅子にさわっているということ
その長椅子が誰かに、ある感触を与えているということ

このフレーズが提起する問題を別の言い方でいえば、深層構造の主語もしくは目的語のいずれが削除されているのか、ということになる。この曖昧さが生じるのは、異なる種類の名詞が叙述語の選択制限をクリアーし、文法的に主語にも目的語にも収まりうる場合のみである。

3．読者は、「より小さい構造の包含」と呼ばれているパターン（特に「命令の埋め込み」）が「会話の公準」と一部重複していることに気づいているかもしれない。あらゆる命令の前提のひとつは、それが、命令を与えられた人には命令されたことを行なう能力があるという趣旨で発言されているということである。また、その前提に呼応するイエス・ノー疑問文を使った表層構造は、より小さい構造として埋め込まれた命令を包含している。

4．よくある傾向として、夢遊性の深いトランスに入り立ての被術者は一語文でのみ話し、より正常な話し方をするよう指示されるまでそれが続くことにわたしたちは気づいている。

5．極端な例は、クロス・モダリティの合図が出ていることにクライエントが気づいた場合で、こうなると、そうした合図の効果は低下する。しかし、クライエントはめったにクロス・モダリティの合図出しには気づかない。気づいたとしても、通常は、何かが起きているが、それが何かはわからないという程度である。

第Ⅲ部　エリクソン催眠のパターンを使う

はじめに
ミルトン・モデルを活用する

　第Ⅰ巻最後のこの第Ⅲ部は、これまでに紹介した各パターンをあなたが構築できるよう、段階を踏んだ手順を提供する設計になっている。これを読み進めることによって、ミルトン・エリクソンの強力なスキルを、あ̇な̇た̇自̇身̇のワークで、あ̇な̇た̇自̇身̇の目的に沿って、あ̇な̇た̇自̇身̇のやりかたで、あなたが効果的な催眠を必要とするいかなる状況においても、利用できるようになる。

　この第Ⅲ部は、ぜひとも**トレーニング・マニュアル**として活用し、各セクションをいっときにひとつずつ、ゆっくり読み進めていただきたいと思う。各パターンを声に出していってみたり、書いてみたりして自分自身を訓練すると、まず、意識的にそれらを作ることができるようになる。そののちに、わたしたちが他者に対して行なっているこの技法の訓練で繰り返し明らかになっていることだが、各パターンは意識から抜け落ち、無意識のうちにそれらを生成しつづけられるようになる。催眠を研究するにせよ、医療や歯科治療、心理学に役立てるにせよ、そのようにして注意深く勉強することによって、あなたは大きな恩恵を手にするはずである。

　弟子を見ていて気づくのは、何度も読み返し、複雑なスキルの訓練には何度でも必要なだけ戻るというやりかたをする者がもっとも熟達するということだ。長年にわたるミルトン・エリクソンの創造的体験からできるだけ多くを得ていただきたいと思い、この助言を付記する次第である。そうして力をつけていけば、やがてあなたの助けを求めてやってくる人びとは、あなたの熟練の手を借り、自分自身の大きな可能性にしっかり気づき、目標を達成する機会を得るだろう。

practice 1

言語的因果モデルの構築と利用
ミルトン・モデルを活用する

▶ 原因と結果
▶ 暗示的原因
▶ 読心術

　これまで繰り返し述べてきたように、わたしたちは誰しも、自分自身の体験から、この世界を描くモデルを構築し、その中で生きている。そして、自分の行動を律するこのモデル――すなわち指針――を構築するとき、人間のモデリングにあまねく見られる三つの作業、「一般化」、「歪曲」、「削除」を行なっている。
　わたしたちはしばしば、自分の体験の理解を助けるために使っている言語システムの中で、そうした世界モデルのさまざまなパート間の関係を、自然言語の因果関係を示す言葉を使って「説明」しようとし、たいていは、実際の体験のそうしたパート間には必然的な関係があると主張する。そのような説明は一般的に、その出来事の発生に関わる複雑な状況を、しばしば単一の「因果関係」に単純化しようとする点で理に叶っていない。
　グレゴリー・ベイトソン（1972, pp.399-400）は、この種の因果的論法による説明の特性を明らかにし、それをサイバネティクスの説明と比較している。

　　因果関係による説明は、通常、肯定的である。たとえば、ビリヤードのボールBがこれこれしかじかの方向に動いたのは、ボールAがこれこれしかじかの角度でそれに当たったからだと説明する。これとは対照的に、

サイバネティクスの説明は常に否定的である。ほかにどのようなことが起こる可能性があったかを考え、そののちに、なぜその多くが起こらず、ほかならぬこの出来事が実際に起きえた数少ない出来事のひとつだったのかを考える。

　サイバネティクス用語でいえば、物事の流れは**制約**に左右されるとされ、そうした制約とは別に、変化のたどる道は確率の平等によってのみ支配されると仮定されている。実際には、サイバネティクスの説明が拠り所としている「制約」は、あらゆる場合において、確率の不平等を決定する要因と見なすことができる。

　もし猿が、一見でたらめにタイプライターを叩いているように見えて、実は意味のある散文を書いているとしたら、それに気づいたわたしたちは、猿かタイプライターのいずれかの中に、「制約」を探すだろう。猿は不適切な文字は打てないのかもしれない。あるいは、タイプライターのバーは不適切に打たれた場合は動かないのかもしれない。あるいはまた、間違った文字は紙に残らないのかもしれない。エラーを特定し、それを削除する回路がどこかにあったに違いない、と考えるのである。

　理論的にいえば——そして、普通そうなるのだが——現実の出来事は、いかなる配列もしくは集合のものであれ、サイバネティクスの説明の枠内で、ただひとつに決定される。数多くの種類の制約が結合して、この唯一の決定を産み出すのかもしれない。たとえば、ジグソーパズルで、ある位置のピースを選ぶのも、多数の要因に「制約」されている。その形は、隣り合ういくつかのピースの形に合うものでなくてはならないし、場合によっては、パズルの境界線の形に合うものでなくてはならない。色もその部分の配色に合うものでなくてはならない。エッジの方向も、パズルを作った裁断機のもつ位相幾何学的な規則性に従わなくてはならない、等々。パズルを完成させようとしている人の観点からいえば、これらはすべて手がかり、すなわち、どういう選択をしたらいいかを手引きしてくれる情報源である。サイバネティクスの観察者の観点からいえば、それらは制約である。

　同様に、サイバネティクスの観点からいえば、あるセンテンスの中のある単語、その単語の中のある文字、ある有機体の一部分の解剖学的構造、

生態系内のある種の役割、家族内の一メンバーの行動——これらはすべて、制約の分析によって（否定的に）説明することができる。

わたしたちは、自分たちが基本的にベイトソンの解説に同意していることに気づいている。実際、『魔術の構造』第Ⅰ部では、因果関係によるこの手の説明の具体例を取り上げ、それがどう人間に否定的な影響を与えるかについて論じている。わたしたちはこのタイプの因果関係による説明を〈❶原因と結果〉と呼んでいる。このタイプの因果モデリングと結びついているものとしては、ほかにも読心術と呼ばれるものがある。読心術というのは、相手の体験について相手と直接やり取りしていないにもかかわらず、相手の考えや感情などをわかっていると信じ込むことである（『魔術の構造』第Ⅰ部第3、4、6章、第Ⅱ部第2＆3部参照）。

しかし、催眠という状況において、ヒプノティストがもつ目的のひとつは、最初にペーシングをし、そののちにクライエントの体験をリードすることであり、そこでは、「原因と結果」によるプロセスも読心術によるプロセスも、肯定的な価値をもつ。クライエントはその特性として、自分自身のためにこうしたタイプの説明をするので、ヒプノティストはそれを利用して、クライエントが望ましいトランス状態に入るのを助けることができる。具体的にいえば、ヒプノティストは、ただちに確認できるクライエントの体験と望んでいる行動とを因果関係で結びつけることができるということだ。

まずは、催眠で「原因と結果」を利用する技法の例を紹介しようと思う。

> 向こうにあるあの椅子に座ることによって、あなたは深いトランスに入っていきます。
> 呼吸を続けている間、息を吐き出すたびに、それによって、あなたはどんどんリラックスしていきます。
> あなたの手があなたの顔に触れると、それによって、あなたは深いトランスに完全に入っていきます。
> あなたの呼吸がゆっくり変化していく間に、それによって、あなたは自分の手と指にあの特別な感覚があるのに気づきます。

これらの例文には、共通する論理形式がある。

X	が原因となって	Y	になる

向こうにあるあの椅子に座ること　　　深いトランスに入る
呼吸が変化していくこと　　　　　　　自分の手と指にあの特別な感覚
　　　　　　　　　　　　　　　　　　があるのに気づく

　上記の例文はいずれも、ふたつの行動の間に関係があると主張しているが、読者には、それらが実際は必然的な関係でないと、すぐにわかる。しかし、催眠誘導が行なわれている状況では、クライエントが同じタイプの意味論的に適格でないモデリング原則を用いるため、こうした因果関係は、望んでいる行動を生じさせるのに驚くべき効果を発揮する。
　こうしたセンテンスを構築するのはとても簡単だ。以下のステップを踏むだけでいい。

ステップ1 ── あなたがヒプノティストとして、クライエントから引き出したいと思う行動の種類を決める（これをYとする）。
ステップ2 ── クライエントが今すでに体験しているなんらかの行動、現在進行中の行動や体験のある部分を特定する（これをXとする）。
ステップ3 ── 「Xが原因となってYになる」という形のセンテンスを作る。

　ヒプノティストは、「……が原因となって」という表現をそのまま使ってもいいし、その同意表現（「……によって」など）や、原因を含む動詞として、「**……せざるをえなくなる**」、「**……が必要になる**」、「**……を強いられる**」などのほか、「**あと押しする**」、「**引き寄せる**」、「**閉じる**」、「**開ける**」などを使ってもいい。
　これら「原因と結果」のセンテンスといえば、次にすぐ思い浮かぶのは、わたしたちが〈❷暗示的原因〉と呼ぶものを含むセンテンス群である（詳細な論

考は『魔術の構造』第Ⅰ部参照)。このグループに属するセンテンスには、厳密にいえば、ふたつの出来事の間の必然的なつながりに関する主張は含まれていない。しかし、それらを聞いた者はつい、言及されたふたつの出来事の間に必然的な因果関係を察したくなる。つまり、二種類の出来事もしくは体験の間の随伴性が主張されているのである。まずはこの例を挙げよう。

　向こうにあるあの椅子に座ると同時に、あなたは深いトランスに入っていくでしょう。
　わたしの声の響きを聞きながら、あなたはどんどんリラックスしていくでしょう。
　このメッセージを完全に理解したとき、あなたは適切なレベルのトランス状態になるでしょう。
　自分の手が太ももに戻るのを許可し終えたあと、あなたはすぐにでも新たに深いトランス現象を味わえるようになるでしょう。

　これらの例文には、共通する論理形式がある。

X	…とき	Y
向こうにあるあの椅子に座る	と同時に	あなたは深いトランスに入っていく
自分の手が太ももに戻るのを許可し終えた	あと	あなたはすぐにでも新たに深いトランス現象を味わえるようになる
	⋮	

　読者はここでも、XとYに該当する行動の間には、必然であってもなくても、論理的な関係はないと、すぐ納得することができる。
　原因を暗示するセンテンスは、以下の手順を踏めば、簡単に構築することができる。

ステップ１ ── あなたがヒプノティストとして、クライエントから引き出したいと思う行動の種類を決める（これをYとする）。
ステップ２ ── クライエントが今すでに体験しているなんらかの行動、現在進行中の行動や体験のある部分を特定する（これをXとする）。
ステップ３ ── 「X　原因を暗示する連結語　Y」という形のセンテンスを作る。

　原因を暗示する連結語の部分には、聞き手がつい因果関係を察したくなるような連結語であれば何を入れてもよい。たとえば、…と同時に、…とき、…（した）あと、…（する）前、…（する）間、…（する）間ずっと、…（に）続いて、など。

　エリクソンがトランス・ワークで使うセンテンスで、「原因と結果」のセンテンスと緊密な関係にあるもうひとつのタイプは、〈❸読心術〉と呼ばれるものである。話し手は読心術によるセンテンスを使い、聞き手の内的な体験や観察できない体験について知っていると主張し、知るに到った経緯は明らかにしない。例を挙げよう。

　あなたは今、次に何が起きるのかしらと思っているに違いありません。
　あなたは……について、満足を感じつづけることができます。
　あなたは最初に……したときよりもはるかに速く学んでいます。
　あなたは自分がどれだけ手早く……できるかをしっかり理解し始めています。

　これらのセンテンスのいずれにおいても、話し手／ヒプノティストは、聞き手の現在進行中のある体験について、どのようにしてそれを知るに到ったかを明示せず、わかっていると主張している。具体的には、ヒプノティストは聞き手が次の内的状態にあることを知っていると主張している。

……かしらと思っている、感じつづけている、学んでいる、理解している

　そして、いずれにおいても、どのようにしてその情報を得たかをいっさい明らかにしていない。
　この類のセンテンスを構築するには、ヒプノティストは以下の段階を踏ま**なくてはならない。**

　　ステップ1　──　クライエントの内的状態もしくは内的体験で、自分が利用できるあらゆる情報と矛盾しないものを特定する。
　　ステップ2　──　自分にはクライエントが今それを体験中だとわかっている、と言明するセンテンスを作る。

　さらに、もう二点、こうしたセンテンスを構築するときに役立つと思うことを説明しておきたい。ひとつは、トランスを誘導されている人に特徴的な内的な状態、内的な体験、あるいは、トランス誘導という名称が出ると必ず人に生じる内的な状態、内的な体験はたくさんあるということだ。たとえば、以下がその例である。

　　……かしらと思っている、学んでいる、感じている、考えている、思い出している、体験している

　こうした活動のどれかひとつを選び、それを土台にして、意味的に不適格な読心術のセンテンスを構築することで、クライエントの体験を確実にうまくペーシングできるだろう。また、表象システムを特定しない動詞を選ぶというのも優れたやりかたである〔「表象システム」は、「表象体系」「表出体系」「代表システム」等とも訳されている〕。
　今ひとつは、読心術を使ってセンテンスを作るとき、主張している内容を援護する前提を併せて使うといいということである。たとえば、

　　……あなたは学んでいます……

と、あっさりいうのではなく、

　　　……あなたは……よりもはるかに速く学んでいます……

という言い方をすると、「はるかに」といった表現には、読心術による主張を事実として受け入れざるをえなくなる効果があるため、聞き手はメッセージの意味を理解し、学んでいるかどうかではなく、学びの速さに焦点を絞るようになる。
　あるいは、次の例として、以下のふたつの違いを見てみよう。

　　　……あなたは……を感じることができます……
　　　……あなたは……を感じつづけることができます……

　この例では、「つづける」という叙述語によって、言及されている活動（感じること）がこの発言以前に始まったことが前提されている。したがって、クライエントの注意は、自分がXを感じているかどうかから、「最初に」いつXを感じ始めたのかに移行する。前提については、「意味の派生」のところでさらに体系的に紹介しようと思っている。
　要約すれば、クライエントが自分の世界モデルを構築するときに使う言語的因果モデルの作り方と、クライエントの現在進行中の体験とを利用することによって、ヒプノティストはその催眠の目標を達成することができるということである。もっと具体的にいえば、そうしたモデリングはクライエントにとって、自分の体験世界の構築に不可欠なものであるため、ヒプノティストはこの技法を巧みに利用することで、クライエントを催眠の中でうまくペーシングし、望んでいる目標へとリードできるということである。エリクソンがこれらの技法を優雅に力強く使うさまは、まさに達人である。

practice 2

トランスデリベーショナル現象[1]
ミルトン・モデルを活用する

▶ 不特定指示指標を使う
▶ 置換すべき名詞を暗示する
▶ 選択制限の違反
▶ 削除
▶ 名詞化

　ヒプノティストとクライエントの間に生じるコミュニケーションの望ましい特徴のひとつとして、クライエントの積極的な参加が挙げられる。クライエントが意識・無意識の両レベルでコミュニケーションに積極的に参加できれば、そのコミュニケーションは非常にうまくいくだろう。
　このセクションで紹介する四種類の現象には、クライエントが実際に無意識レベルでコミュニケーションに参加しているという共通点がある。無意識レベルでクライエントを参加させることによって、ヒプノティストは同時に複数の重要な課題をなし遂げている。ひとつは、クライエントが無意識レベルで参加している場合、トランス誘導の当面の目的である変性意識状態への移行がクライエントの意識によって妨害されることがないということ、今ひとつは、意識がヒプノティストのメッセージの意味を選別しようとしないため、クライエントの反応は、クライエントの無意識的な要求にもっともふさわしいものとして選択された反応になるということだ（以下、読者の便宜のため第Ⅰ部の内容を繰り返している）。
　わたしたちはある一連の言語処理戦略を使って、周囲の人びとと日常的なやり取りをしている。この戦略のおかげで、相手の使う単語やフレーズやセンテンスの意味を相手の話から引き出せるのだが、こうした戦略は、心理言語学者

が研究する分野である（たとえば巻末参考文献の Bever や Slobin 参照）。

　エリクソンはこの言語処理メカニズムを、クライエントの意識・無意識双方とのコミュニケーションを可能にする形で利用することに成功している。彼は基本的に、通常の意識状態での処理メカニズムを作動させる英語の表層構造をクライエントに提示して、これをやり遂げているが、同時に、意味を回復させる他のいくつかのプロセスも作動させ、クライエントの心の――意識部分ではなく――無意識部分が使える意味を発生させてもいる。場合によっては、適格とはいえない英語の表層構造を使うこともある。そのようにするのは、普通、クライエントの正常な言語処理メカニズムに過負荷を与えたり、その作用を妨害したりすることで、その間にクライエントの無意識が目的にもっともよく合う意味を導き出すことができるからだ。そこで、まずは、こうした技法の理解に欠かせない基本的な言語学的特徴を復習するところから始めようと思う（詳細な論考は『魔術の構造』第 I 部補遺 A 参照）。

　あらゆる自然言語のいかなるセンテンスにも、はっきり区別できるものがふたつ表現されている。ひとつは、それが実際にどのように聞こえるか（書かれたものなら、実際にどう見えるか）を示すもので、**表層構造**と呼ばれ、今ひとつは、その意味を示すもので、**深層構造**と呼ばれている。たとえば、誰かが以下のセンテンスをいったとしよう。

　　The window was broken.
　　窓ガラスが割れていた。

　表層構造は、話し手が発した実際の音が表現するものであり、書かれたものなら、上記のように表記された文字となる。さらにこのセンテンスは、それのもつ意味というもうひとつの表現――深層構造――とも結びついている。この場合の深層構造は以下のように表わすことができる。

　　PAST（BREAK［someone, window, with something］）
　　過去（**割る**［誰かが、窓ガラスを、何かで］）

　この深層構造の表示は、英語を母語とする者がもつ直観的知覚を表わすため

のもので、わたしたちが上記の表層構造を耳にすると以下のように理解することを示している。

(a) なんらかの出来事が過去に起きた。
(b) その出来事は、以下の部分から成る複合的なものだった。
　　「割る」という行為が以下の三者の間で発生した。
　　　a．**主体** ── 割るという行為をした人、もしくは、物。ここでは「誰かが」と表現されている。
　　　b．**対象** ── 割れた状態になっている人、もしくは、物。ここでは「窓ガラスを」と表現されている。
　　　c．**手段** ── 割るという行為をするために用いられた物。ここでは「何かで」と表現されている。

　注目していただきたいのは、たとえ深層構造のすべてのパーツが表層構造に表現されていない場合でも——この場合は主体と手段が表現されていない——英語を母語とする人は、このセンテンスの理解に使える情報をこれだけもっているという点である。
　このように、表層構造はそれと結びついた深層構造とは異なるものになる可能性があるわけだが、そうなるプロセスは、変形言語学者が研究する領域である。言語学者たちは、変形と呼ばれる形式に関わる一連のマッピング操作を仮定し、それが深層構造と表層構造の違いを正確に規定するとしている。ひとつの深層構造をその表層構造につなぐ全プロセスは　派　生（デリベーション）と呼ばれている。

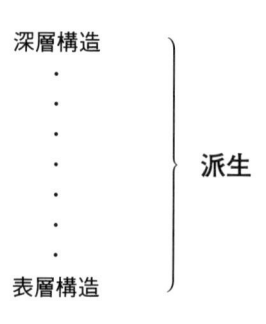

```
深層構造    ┐
 ・         │
 ・         │
 ・         ├  派生
 ・         │
 ・         │
表層構造    ┘
```

こうした基礎的な言語学的特徴を念頭に、いよいよパターンそのものの説明に進もうと思う。

❶ TDサーチ ── 不特定指示指標を使う

エリクソンには、クライエントがトランス状態にあるときにも、「通常」の気づきの状態にあるときにも、好んで使う方法がいくつかある。そのひとつが、ストーリーを語って聞かせることである。このストーリーはたいてい、「以前に診た患者さんなんですがね……」と始まる。そして、今話をしている相手に関わってくるはずの体験を、ときに事実に基づき、ときに即興で語っていく。そのストーリーにどれだけ直接的な関連性をもたせるかは、エリクソンが自分のコミュニケーションの中でどれだけ直接的であることを望んでいるかによって決まり、これは通常、クライエントのトランスの深さによって決まってくる。エリクソンが採用していた原則は、「クライエントは、ストーリーの関連性にぎりぎり気づかない場合に、もっともよく反応する」である。

以下は、トランスデリベーショナル・サーチ／TDサーチの一例で、不特定指示指標を使うことによって現れる意味を探っている。まず、エリクソンが次のセンテンスをいったとしよう。

　　あなたは……の角に目の焦点を絞ることができます……

このセンテンスの「あなた」という名詞は、クライエント──エリクソンが語りかけている人物──の指示指標であり、クライエントは、エリクソンが「あなた」という言葉によって自分のことをいおうとしていることを意識する。しかし、もしエリクソンが以下のようにいったとしたら、どうだろう。

　　以前に診た患者さんなんですがね……

クライエントの通常の言語処理メカニズムは、その表層構造から深層構造の意味を引き出すが、そこにはクライエント自身に言及する名詞がない。では、同様に、以下のフレーズをクライエントが聞いたとしたら、どうだろう。

　　人は学習の機会を**最大限活用する**ことができます……
　　ある男性が**以前まさにその椅子に座って、落ち着かない気分を味わいました**……
　　あるウェイトレスは**自分自身のために**大切なものをひとつ**もちたいと思いました**……

　クライエントは自分で深層構造を構築するが、やはりその中に、一パートとしての自分自身の指示指標をもつ名詞は含まれない。しかし、エリクソンの行動や、彼がクライエントから確実に受け取る反応からだけでなく、わたしたち自身の体験や、わたしたちがいつもクライエントから確実に受け取る反応からも、無意識レベルで発生するちょっとした言語処理はまだほかにもある、とわたしたちは確信している。
　自分自身の体験を体系化するときにも、また、エリクソンのワークをモデル化するときにも、もっとも有用なモデルとして助けになっていると思うのは、TDサーチ・モデルである。これは以下のように機能する。

（a）クライエントがある適格な表層構造を聞く。
（b）クライエントはそれに結びついている深層構造を回復し、その深層構造の意味を知るが、それには、自分に対する直接的な指示がない。
（c）クライエントは無意識レベルでTDサーチを開始し、自分の現在の体験にもっと関連性のある別の深層構造を探す。

　この最後のステップにはさらに説明が必要である。クライエントは行き当たりばったりに別の深層構造を生成するわけではない。最初に回復した深層構造と体系的に関連したものを生成している。具体的にいえば、形式は最初の深層構造と同一で、名詞を、自分の現在進行中の行動の一部を取り上げる指示指標と交換して、最大限自分自身に関連のあるものにするのである。

例を挙げて説明しよう。たとえば、クライエントが以下の表層構造を聞くと、

People can make the most of learning opportunities.
人は学習の機会を最大限活用することができます。

通常の言語処理メカニズムが働いて、それに結びついた深層構造が導き出される[2]。

POSSIBLE（MAKE MOST ［Every（people, learning opportunities）］
可能（最大限活用する ［あらゆる（人は、学習の機会を）]）

ここまでの全プロセスを図にすると、以下のようになる。

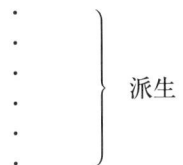

POSSIBLE（MAKE MOST ［Every（people, learning opportunities）］
可能（最大限活用する ［あらゆる（人は、学習の機会を）]）

　　　　｝派生

People can make the most of learning opportunities.
人は学習の機会を最大限活用することができます。

クライエントはここで TD サーチの原則に従って、別の深層構造を探す無意識のプロセスを開始する。目ざす深層構造は、最初に回復した深層構造と形式が同じで、指示指標が不特定な元の深層構造の名詞の位置に、自分の今の体験に関連した指示指標付きの名詞を置き換えたものである。元の深層構造には、クライエントの今の体験に関連した指示指標を含まない名詞がふたつあるため、新たに生成される深層構造は、形式は元の深層構造と同一ながら、それらの位置に別の名詞が入ったものになる。たとえば、以下のようになる。

POSSIBLE（MAKE MOST ［I, this specific learning opportunity］
可能（最大限活用する［わたしは、この具体的な学習の機会を］）

つまり、これは、最初に回復した深層構造に一致する複数の深層構造のひとつで、これには以下の表層構造が結びついている。

I (the client) can make the most out of this leaning opportunity.
わたし（クライエント）はこの学習の機会を最大限活用することができます。

クライエントはこのように TD サーチを使い、自分の今の体験に最大限関連のある意味を発生させる。エリクソンはこの技法を使ってクライエントの現在進行中の体験をうまくペーシングし、それによって、クライエントが自らのために最大限自由に意味を創り出すことでコミュニケーションに積極的に参加できるようにし、クライエントがそれと気づくような指示の出し方をしないようにしている（抵抗せよという指令がエリクソンから出ていないため、「抵抗」も発生しようがない）。

この TD サーチは、本セクションで紹介する全現象に共通するパターンである。この点を考慮して導き出した TD サーチの形式的なパターンは、以下に示したとおりである。

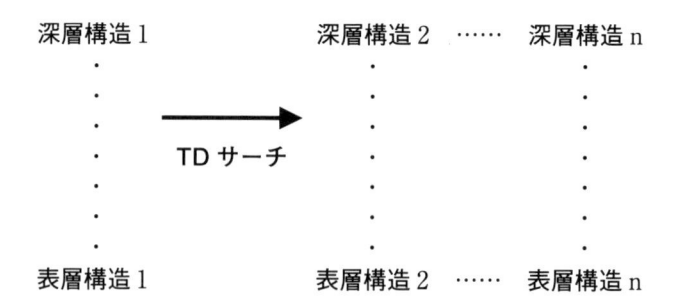

深層構造 1	深層構造 2	……	深層構造 n
・	・		・
・	・		・
・ → TD サーチ	・		・
・	・		・
・	・		・
表層構造 1	表層構造 2	……	表層構造 n

換言すれば、クライエントはエリクソンが発した表層構造に対応する深層構造を回復し、それと形が一致する深層構造を、指示指標をめぐって次々と生成

して、その中から、自分の今の体験にもっとも強く関連するものを選択するということである。

　TD サーチのモデルの説明からわかることだが、不特定指示指標を含む発言の構築はいたって簡単である。その手順は、段階を追って示すと、以下のようになる。

　　ステップ 1 ── あなたがヒプノティストとして、クライエントに無意識的に理解してほしいと思うメッセージを決定する。
　　ステップ 2 ── そのメッセージを直接伝えるセンテンス（一連のセンテンス）を作成する。
　　ステップ 3 ── そのセンテンスにある名詞で、クライエントを選択する指示指標、および、現在の状況や問題を選択する指示指標をもつものはすべて、クライエントとも、現在取り組み中の状況や問題とも、まったく関連のない名詞に置き換える。

　クライエントや現在取り組み中の状況・問題に言及している名詞をどの程度置き換えるかは、前述したとおり、クライエントのトランスの深さなどの要因によって決定する。大原則は、クライエントに意図した意味を気づかれることがあってはならない、ということである。ここで、エリクソンの視覚や聴覚は驚くべき力を発揮する。クライエントの体や声の微細な変化を検出し、それを主な判断材料として、どの程度関連のある名詞に置き換えるべきかを決定するのである。

❷　TD サーチ ── 置換すべき名詞を暗示する

　エリクソンはときに、ある追加を行なって、不特定指示指標による技法で TD サーチを作動させる。以下がその例である。

人は、スーザン、学習の機会を最大限活用することができます。
人は学習の機会を、スーザン、最大限活用することができます。
人は、学習の機会を最大限活用することができます、スーザン。

　ここでエリクソンは、第Ⅱ部でも取り上げた技法を使って名詞を追加している。クライエントが関連の深層構造を生成するとき、その名詞を、元の名詞の位置に入れてほしいとエリクソンは考えているのである。つまり、クライエント本人を指す名詞つき指示指標というわけだ。
　不特定指示指標を使いつつ、置換すべき名詞を暗示するセンテンスの構築手順は、前項の不特定指示指標を使う場合のステップに、次のステップ4を加えるだけでいい。

　　ステップ4 ── あなたがヒプノティストとして、クライエントにぜひTDサーチで生成する関連の深層構造に代入してほしいと思う名詞を、ステップ1、2、3でできたセンテンスに挿入する。

　置き換えてほしいと思っている名詞の指示指標をこうして追加することによって、クライエントがそれに関連する深層構造──ヒプノティストが意図したとおりのメッセージを含む深層構造──を選択する可能性が高まる。センテンスのどの位置に暗示された名詞が挿入されるかによって、その効果はさまざまだ。これについては、**より小さい構造の包含**のところで論じている。

❸　選択制限の違反

　いかなる自然言語にも、関係性やプロセスを描写する「叙述語」と呼ばれる単語がある。こうした単語は、話し手がもつその言語のモデルの中で、特定の

カテゴリーに属する体験を選び出す。あるプロセスや関係性は、話し手の体験に関するモデルの、特定のパートの間でしか発生しない。たとえば、「飲む」という叙述語が示すプロセスは、「名詞化」という単語が示す事柄に関わるいかなる体験の中でも発生しないとわたしたちは確信している。つまり、以下のセンテンスにあるようなことは発生しないと確信している。

名詞化はオレンジジュースを約二リットル飲んだ。

　言語学者は、このセンテンスが示すような奇妙さを、選択制限の違反によるものだとしている。もっと具体的にいえば、「飲む」という叙述語には選択制限があり、知覚する存在を指す名詞とともに使用しなくてはならないとされているのである。「名詞化」という言葉は知覚する存在に言及していないため、上記のセンテンスには選択制限の違反があり、それゆえに奇妙なのだと説明する。
　エリクソンは選択制限の違反を活用して、クライエントがその意味を求めてTDサーチをせざるをえないようにする。たとえば、エリクソンは以下のようにいう。

　　トマトの苗木は心地よいと感じることができます
　　……*a tomato plant can feel good*……

　「感じる」という叙述語の標準的な使い方には、主語として出現すべきものは人間もしくは動物でなくてはならないという選択制限がある。おおかたの話し手にとって、上記の引用文は奇妙である。叙述語「感じる」の選択制限に違反があり、このセンテンスが何をいいたいのか、よくわからないからだ。
　催眠中にこの選択制限違反が発生すると、クライエントは頭を悩ませ、エリクソンのメッセージを理解しようとしてTDサーチを作動させ、関連性のある意味になりそうなものを探す。この場合、TDサーチによって生成される一連の深層構造は、最初に回復された深層構造と同一ではあるが、唯一、選択制限違反の原因となる名詞の位置に、別の名詞が代入されるという点が異なっている。上記のセンテンス例を図に表わすと以下のようになる。

POSSIBLE（FEEL GOOD［tomato plant］）
可能（心地よいと感じる［トマトの苗木は］）　　深層構造2　……　深層構造n
　　　　　　　　　　・　　　　　　　　　　　　・　　　　　　・
　　　　　　　　　　・　　　　　　　　　　　　・　　　　　　・
　　　　　　　　　　・━━━━━━▶　　　　 ・　　　　　　・
　　　　　　　　　　・　　TDサーチ　　　　　　・　　　　　　・
　　　　　　　　　　・　　　　　　　　　　　　・　　　　　　・
a tomato plant can feel good　　　　　　　　 表層構造2　……　表層構造n
トマトの苗木は心地よいと感じることができます

　TDサーチによって生成される深層構造のひとつは、以下の表層構造と結びついたものになるだろう。

　　　……わたし（クライエント）は心地よいと感じることができます……

　エリクソンはここでも、不特定指示指標の技法を使う場合と同様、ときには指示指標のある名詞を加える。TDサーチで次々に生成される深層構造の中から、クライエントにそれを選び出してほしいと願っているのだ。たとえば、以下のようにいう。

　　　……トマトの苗木は、ジョー、心地よいと感じることができます……

　ヒプノティストは、以下の段階を踏めば、エリクソンの選択制限違反の技法を使うことができる。

　　ステップ1　━　あなたがヒプノティストとして、クライエントに無意識的に理解してほしいと思うメッセージを決定する。
　　ステップ2　━　そのメッセージを直接伝えるセンテンス（一連のセンテンス）を作成する。
　　ステップ3　━　そのセンテンスにある名詞で、クライエントを選択する

指示指標、および、現在の状況や問題を選択する指示指標をもつものは、そこにある叙述語の選択制限に違反する名詞に置き換える。

ステップ4 ── これは任意のステップだが、あなたがヒプノティストとして、クライエントにぜひTDサーチで生成される関連の深層構造に代入してほしいと思う名詞を、ステップ1、2、3を踏んでできたセンテンスに挿入する。

エリクソンはしばしば、そのときコミュニケーションに使っている方法そのものについて、メタ・コメントを挿入する。たとえば、こんなふうにいうかもしれない[3]。

　……トマトの苗木は、ジョー、心地よいと感じることができます……心地よいと感じるトマトの苗木だなんて、おかしな話題ですよね、それって、ジョー、じゃありませんか？……

このようなメタ・コメントが行なわれると、クライエントは確実にTDサーチを作動させることになる。エリクソンはクライエントの注意を選択制限の違反に引きつけている。

❹　削除

第Ⅲ部冒頭で、以下の例を取り上げたとき、

　The window was broken.
　窓ガラスが割れていた。

この表層構造と結びついている深層構造は以下のように、表層構造よりも完全

であり、より多く要素を含んでいると指摘した。

PAST（BREAK［someone, the window, with something］）
過去（割る［誰かが、窓ガラスを、何かで］）

　具体的には、深層構造の表現が表層構造にマッピングされる派生の過程で、深層構造のいくつかの部分が削除もしくは省略され、表層構造には現れていないということである。ここで使っている例でいえば、主体（窓ガラスを割った人もしくは物）も、手段（窓ガラスを割るのに用いられた物）も、表層構造には表現されていない。この例は、削除という言語学的プロセスを示している。
　エリクソンは削除を行なうことで、クライアントが意味を求めて TD サーチを作動させるよう誘導する。たとえば、こんなふうにいうかもしれない。

　　……　それは非常にやりがいがあります……
　　……　あなたは非常に多くを学びました……
　　……　わたしはあなたから非常に多くを聞き及んでいます……

　これらの例では、深層構造の表現を一部取り除くために文法的に削除可能な部分を削除し、それが表層構造に現れないようにしている。自然言語のこうしたプロセスを巧みに利用することで、クライアントが欠けた部分を最大限自由に自分で解釈できるようにしているのである。上記例では、具体的には次の部分が削除されている。

……それは非常にやりがいがあります……	**誰にとってやりがいがあるのか？**
……あなたは非常に多くを学びました……	**具体的に何を学んだのか？**
……わたしはあなたから非常に多くを聞き及んでいます……	**具体的に何を聞き及んでいるのか？**

エリクソンのコミュニケーションでは、彼の発した表層構造と結びついている深層構造のこうしたピースは、まったく具体性を欠いたままにされているため、クライエントはTDサーチを作動させることになる。このTDサーチによって生成される一連の深層構造は、最初に回復された深層構造と同一だが、唯一、表層構造から削除され、よって、その深層構造の表現に指示指標をもたない名詞[4]が、現在のクライエントの体験に関連する指示指標をもつ名詞に置き変わっているという点が異なっている。
　エリクソンがワークの中で効果的に利用している削除のふたつめは、表層構造そのものが不適格なものになる削除である。たとえば、エリクソンは以下のようにいうかもしれない。

　　……そして、あなたはほしいと思い、必要だと考えます……
　　……あなたは完全に、非常によく理解します……

　いずれの例も、センテンスとして適格な言葉のシーケンスになってはいない——つまり、非文法的な削除が行なわれている。クライエントはエリクソンのメッセージを理解するという課題に直面する。そこで、TDサーチを作動させてそれをやり遂げるかもしれない。この場合、生成される一連の深層構造は、最初に回復した（不完全な）深層構造と同一だが、唯一、完全なものになっているという点が異なっている。クライエントは、最初に回復した（不完全な）深層構造の欠損部分を補って、完全な構造を次々と生成する（最初に回復した深層構造は、そうして欠いている部分があるがゆえに非文法的なものになっている）。

……そして、あなたはほしいと思い、必要だと考えます……	**何を**ほしいと思い、**何を**必要だと考えるのか？
……あなたは完全に、非常によく理解します……	**何を**完全に、非常によく理解するのか？

　すなわち、クライエントは、エリクソンが非文法的な削除を行なった部分に、

自分の現在の体験に関連した指示指標をもつ名詞を加えて、深層構造を生成するのである。わたしたちの体験では、こうした非文法的な削除をむやみやたらに提示されたクライエントは、メッセージを理解するという課題をすっかり放り出してしまうようだ。どうやら、正常な言語処理メカニズムが動作しなくなるらしい。

　これらの削除の原則を使ったセンテンスを構築するには、以下のようにすればいい。

　　ステップ1　──　あなたがヒプノティストとして、クライエントに無意識的に理解してほしいと思うメッセージを特定する。
　　ステップ2　──　そのメッセージを伝えるセンテンスを作成する。
　　ステップ3　──　作成したセンテンスから、以下のいずれかで名詞を削除する。

　　（a）センテンスとしての適格さを維持しつつ、できるかぎり多くの名詞を削除する。
　　（b）結果的に得られるセンテンスの適格・不適格を問わず、ヒプノティストが削除したいと思う数だけ、名詞を取り除く。

❺　名詞化

　言語学者は、深層構造の叙述語を表層構造の名詞に変えるという言語学的プロセスの結果を指して、**名詞化**という。たとえば、以下の左欄が名詞化されたものである。

　　挫折　──　挫折させる
　　満足　──　満足させる

右欄は、これらの深層構造の叙述語が、名詞化されずに表層構造に現れたものである。一般的に、英語の話し手は、表層構造において叙述語を叙述語の形で用いるとき、その叙述語の描写しているプロセスがどういう物や人の間で発生しているのかについて、情報を含めなくてはならない。しかし、その叙述語を名詞化した形で用いるときには、そうした情報を提供する必要はない。したがって、名詞化することによって、話し手は自分の話している内容の詳述を避けることができ、聞き手は、そのメッセージをどう解釈し、あるいは、どう意味を取るかについて、数多くの選択肢を得ることができる。
　催眠ワークにおいて、名詞化に肯定的な価値があるとされるのは、クライエントがヒプノティストのメッセージの意味を求めてTDサーチを作動させる機会を与えられるからである。たとえば、ヒプノティストが以下のようにいうのを、クライエントが聞いたとしよう。

　　……*the satisfaction*……
　　　その満足

名詞化されたこの名詞句の深層構造は、以下のように表わされる。

　　SATISFY（someone／something, someone, with someone／something）
　　満足させる（誰か／何かが、誰かを、誰か／何かで）

　これを言葉にすれば、「満足させるSATISFY」の深層構造には、満足させるという行動を取る人もしくは物、満足を味わっている人、満足させるというプロセスを提供する機会となる誰かもしくは何か（手段）が含まれている、ということになる。エリクソンのメッセージの表層構造には、それらを表わす名詞が何ひとつ出ていないため、クライエントが最初に回復した深層構造には、表層構造表現のパーツとなる名詞のための指示指標がない。そこで、クライエントは文字どおり自分自身のために意味を作ろうとしてTDサーチを作動させ、生成した一連の深層構造の中から、もっとも適切で、もっとも関連性の高い意味を選択するのである。名詞化がとりわけ役立つのは、クライエントの体験が本人の動作や行動や話にほとんど出てこないような場合に、その体験をペーシ

ングし、リードするときである。

　この技法を使ったセンテンスを構築するには、次のようにすればいい。

　　　ステップ１　—　クライエントのどのような行動をペーシングしたいのか、あるいは、クライエントをどのような行動にリードしたいのかを特定する。
　　　ステップ２　—　その体験を描写する叙述語を使ったセンテンスを作る。
　　　ステップ３　—　名詞をすべて削除し、叙述語を名詞の形に変形させる。

　クライエントの現在進行中の体験の中から、ペーシングしたり誘導したりする体験を選択する際、ヒプノティストは、そうした体験の描写や簡単な誘導にふさわしい特定の叙述語があることを知らなくてはならない。読心術の場合と同様、こうした叙述語のひとつを選べば、ヒプノティストとクライエントとのコミュニケーションは確実にうまくいく。以下は、その叙述語の例である。

　　　　疑問に思う、満足させる、学ぶ、考える、感じる、など

曖昧さ
ミルトン・モデルを活用する

- ▶ 音韻による曖昧さ
- ▶ 統語による曖昧さ
- ▶ 作用域による曖昧さ
- ▶ 句読による曖昧さ

　自然言語の通常のコミュニケーションでは、普通、曖昧でないセンテンス――ひとつの意味しかもたないセンテンス――を作ることが重視されている。催眠では、その逆の場合が多い。催眠のワークでクライエントをペーシングし、リードするとき、曖昧なセンテンスを産み出すヒプノティストの能力がおおいに役に立つ。言語学者は曖昧さという言語学的現象の特徴を形の点から捉え、単一の音のシーケンス、すなわち、表層構造が、複数の派生と結びつき、ゆえに、複数の深層構造と結びつく状況だとしている。曖昧さを目で見てわかるように表現すれば、以下のようになる。

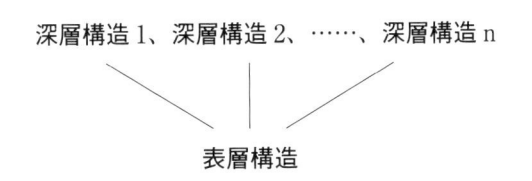

深層構造1、深層構造2、……、深層構造n

表層構造

　では、さっそく、四種類の曖昧さの構築に移ろう。

❶ 音韻による曖昧さ

　自然言語の単語やフレーズには、異なる意味をもちながら、同じ音のシーケンスで表わされるものがある。音韻による曖昧さはこの事実に依存している。たとえば、duck という単語だが、それ以外に文脈がなければ、この単語の音のシーケンスはふたつの意味をもつ。ひとつは名詞で、鳥の一種であるアヒルを意味し、今ひとつは動詞で、ひょいとかがむ素早い動作を意味する。

　音韻による曖昧さを利用するためには、ヒプノティストは以下のようにすればいい。

ステップ1 ― クライアントに受け取ってもらいたいと思うメッセージを特定する。

ステップ2 ― メッセージに含まれる単語をリストアップする。

ステップ3 ― リストにある単語をひとつずつチェックし、そのいずれかが音韻の点で曖昧かどうかを判断する（ここで注意したいのは、リスト上の単語を、声に出していうなり、内的に発音して内的な聴覚で聞き取るなりすることが非常に重要だという点である。書かれたものを見ると、まったく曖昧でない単語も、耳で聞くと曖昧なものがある。たとえば、here と hear）。

ステップ4 ― クライアントに向ける表層構造でそうした曖昧な単語を使い、それらをアナログ・マーキングする（アナログ・マーキングの技法については**より小さい構造の包含**の項、参照）。

> ❷ 統語による曖昧さ

　統語による曖昧さは、ひとつの単語の構文上の機能が直接の文脈からはひとつに決められない場合に発生する。以下のセンテンスを見てみよう。

　　They are visiting relatives.
　　彼らは親戚を訪問中です／彼らは訪問中の親戚です。

　このセンテンスでは、visiting という単語が以下の例のように、動詞 are といっしょになり、表層構造の動詞として機能しているのか、

　　They are visiting orange groves.
　　彼らはオレンジの果樹園を訪問中です。

それとも、以下の例のように、relatives といっしょになり、表層構造の形容詞として機能しているのかを、決めることができない。

　　They are relatives who are visiting here with us
　　彼らは、わたしたちといっしょにここを訪問している親戚です。
　　　あるいは、
　　They are traveling relatives.
　　彼らは旅行中の親戚です。

　わたしたちがエリクソンのワークの中で見つけた統語による曖昧さには、以下のふたつのタイプがある。

　　(1)　……動詞＋ing＋名詞
　　　　……Flying planes can be dangerous
　　　　飛行機を飛ばすのは危険だ／飛んでいる飛行機は危険だ

……Investigating FBI agents can be dangerous
FBI捜査官を捜査するのは危険だ／捜査を行なっているFBI捜査官は危険だ
They are murdering peasants……
彼らは農民を殺している／彼らは人殺しの農民だ
They are walking dogs……
彼らは犬を散歩させている／それらは散歩している犬だ

(2) ……**名詞化 of 名詞**
……The touch of the man……
（深層構造で、the manは叙述語touchの主語にも目的語にもなりうる）
……The feeling of the couch……
（深層構造で、the couchは叙述語feelの主語にも目的語にもなりうる）

これらの統語による曖昧さの型はいずれも、以下の構築方法を使えば利用できる。

ステップ1 ── あなたがヒプノティストとして、クライエントに受け取ってほしいと思うメッセージを特定する。
ステップ2 ── そのメッセージを、上のリストにある統語による曖昧さの型のひとつにセットする。

❸ 作用域による曖昧さ

　作用域による曖昧さは、直接の言語学的コンテクストを調べるだけでは、そのセンテンスのある部分がそのセンテンスにどれだけ作用しているのかを決定できない場合に発生する。たとえば、エリクソンは以下のようにいうかもしれない。

I want you to draw me a picture of yourself in the nude.

　ここでメッセージが曖昧になるのは、「in the nude」（裸で）というフレーズの作用域が二通りに——エリクソンが聞き手に、どんな服装をして絵を描いてほしいかを（というより、むしろ、服を着ないで絵を描いてほしいと）いっているとも取れるし、どういう姿の自画像を描いてほしいかをいっているとも——取れるからである。

　作用域による曖昧さでエリクソンが特に好んで使うのは、年齢退行と結びついたものである。彼は誘導を行ないながら、意味ありげにクライエントを見て、こういう。

　……*speaking to you as a child*……

　ここではいうまでもなく、as a child というフレーズが、エリクソンのことをいっているのか（エリクソンが子供として話すといっているのか）、クライエントのことをいっているのか（エリクソンが子供としてのクライエントに話すといっているのか）が曖昧で、したがって、クライエントを年齢退行に誘導する効果が生まれる。

❹　句読による曖昧さ

　エリクソンは、ひとつの単語もしくはフレーズを共有する適格なふたつの表層構造をオーバーラップさせ、その結果として発生した単語のシーケンスを利用する。本書では、そういうケースでの曖昧さを、句読による曖昧さとしている。たとえば、エリクソンは以下のようにいうかもしれない。

　I want you to notice your hand me the glass.

この不適格な表層構造は、hand を共用の軸語として、ふたつの適格な表層構造に分解することができる[5]。

I want you to notice your hand.
あなたには、自分の手に気づいてほしいと思っています。
Hand me the glass.
わたしにそのコップを手渡してください。

　句読による曖昧さのケースはすべて、結果的に不適格な表層構造になる。この技法を使ったわたしたちの経験では、これは非常に効果的であり、クライエントは普通、与えられた指令にすぐさま反応するか、ほぼ即座に通常の言語処理法による処理をストップするかのいずれかである。この技法を使ったセンテンスは、以下のようにして構築することができる。

ステップ1 ── あなたがヒプノティストとして、クライエントに受け取ってほしいと思うメッセージを特定する。
ステップ2 ── そのメッセージの単語をひとつずつチェックし、それらが音韻による曖昧さをもつかどうかを判断する。
ステップ3 ── センテンスをふたつ作り、ひとつめは、音韻による曖昧さをもつ単語を文末に置き、ふたつめは命令文にし、その曖昧な単語がセンテンスの冒頭に来るようにする。
ステップ4 ── ふたつめのセンテンスの冒頭の単語を削除し、ひとつづきのセンテンスとしてクライエントにいう。

　このスキルを──ここで紹介している他のスキル同様──自分のものにするには、音韻による曖昧さをもつ単語で、ワークの中にごく自然に出てくるものをリストにしておくと役立つだろう。わたしたちがとても有用だと思っているのは、臓器言語（hand 手／手渡すや shoulder 肩／かつぐなど、身体の各部や機能を表わす単語）や、本書第Ⅱ部の曖昧さのところでリストアップしたような単語である。

practice 4

より小さい構造の包含
ミルトン・モデルを活用する

▶ 質問の埋め込み
▶ 命令の埋め込み
▶ 引用

　表層構造の言語学的分析は、英語を母語とする話し手／聞き手が利用できる表現には別レベルのもの――意味を表わすもの、すなわち、深層構造――があると主張している。たとえば、次の表層構造を見てみよう。

　　I hope that you feel better.

　これは、その深層構造に完全な節をふたつ包含している。そのひとつは、以下のセンテンスに該当する。

　　I hope X.　わたしはXを願っている。

　今ひとつは以下のセンテンスである。

　　you feel better.　あなたが快方に向かう。

　わたしたちはこの最後の節を、一センテンスの中に包含された小さい構造と呼んでいる。エリクソンは自分の催眠ワークの中でこのパターンをいとも巧み

にたくさん使っている。このパターンの主なものには、質問の埋め込み、命令の埋め込み、引用の三タイプがある。

❶ 質問の埋め込み

　英語には、当然ながら、質問の特徴をもつ完全なセンテンスを目的語とする叙述語がたくさんある。たとえば、「疑問に思う」、「訊ねる」、「問う」、「知りたくてたまらない」、「知っている」、「わかる」などの叙述語はすべて、「……かどうか」を伴う補文を取る。

　　……かどうか疑問に思っています。
　　……かどうかと自問しています。
　　……かどうか知りたくてたまりません。

　英語を母語とする者が以下の質問を受けた場合、

　　あなたは自分の膝がどこにあるかわかりますか？

普通、イエスかノーで答え、その時点でコミュニケーションは完結する。しかし、以下のように埋め込まれた質問を聞いた場合は、

　　あなたは本当に自分の膝がどこにあるのかわかっているのだろうか、とわたしは疑問に思っています。

答えは求められていない（問われていないので、答える必要はない）ため、通常、直接的な返答はしない。しかし、わたしたちの体験では、クライエントは秘かに反応する。つまり、埋め込まれた質問を聞くと、その質問に対して、まるで直接問われたかのように、内的に返答する傾向があるのである。

ヒプノティストはこの秘かな返答をいくつかの形で活かすことができる。第一に、これは、効果的に読心術を使うのにもってこいの状況である。ヒプノティストはクライエントが埋め込まれた質問に秘かに答えていることを承知しているが、クライエントはヒプノティストが自分の体験の一部を知っていることに気づいていない——ということは、ヒプノティストはクライエントが知られていると気づいていないことに気づいているということだからだ。第二に、埋め込む質問を巧みに選択することによって、ヒプノティストは催眠ワークの目的を達成する方向にクライエントをリードすることができる。

質問を埋め込むには、次の手順を踏めばいい。

ステップ１ ── あなたがヒプノティストとして、クライエントに受け取ってほしいと思うメッセージを特定する。
ステップ２ ── そのメッセージへとクライエントをリードする質問を作る。
ステップ３ ── その質問を、先ほど挙げた動詞のひとつに埋め込み、埋め込み疑問文、すなわち、間接疑問文を作る。

この技法は、前提およびアナログ・マーキングと結びつけると、いっそう効果的になる。

❷ 命令の埋め込み

ヒプノティストとして任意のある時点でクライエントがどのくらいよく反応するかを判断する方法のひとつに、目で見てわかる反応が返ってくるような命令を与え、かつ、そうした命令を与えていることをクライエントに気づかれないようにするというのがある。こっそり命令を与えることには、ほかにもいろいろ利点がある。すでに述べたことだが、権威主義的な上下関係が生まれるのを避け、それによって抵抗を避ける、無意識の行動レベルでのクライエントの

積極的な参加を促す、などである。

ステップ1 ── あなたがヒプノティストとして、クライエントに反応してほしいと思うメッセージを特定する。
ステップ2 ── そのメッセージを使って命令を作る。
ステップ3 ── その命令がうまく収まり、非文法的にならない表層構造を見つける。

この技法もやはり、アナログ・マーキングと結びつけると、劇的に効果が高まる。以下は、そのようにした例である。

　……トマトにはできるんです、ジョー、**快方に向かうんです**……
　……人にできるのは、**すぐ学び取ることです**……

❸ 引用

わたしたちは言葉を使って体験を語り合うとき、その体験の中でのある人との会話や言葉のやり取りを、部分的に一字一句そのまま提示することがある。たとえば、以下のようなことをいったりしながら、話をする。

　……そう、そして、彼がわたしにいったんです、「鼻を掻くんだよ」って……

引用符内の（音声で提示する場合は声を変えることでマーキングする）言葉が、引用されたものである。意識的な行動レベルにある聞き手は、その命令が話の中の誰かに向けられたものであって、自分に向けられたものではないと理解している。しかし、こうした引用を使うことによって、エリクソンは常に（わたしたちもやはり常に）、まるで直接命令を下したかのような効果を上げている。

直接命令を下したときと異なるのは、唯一、聞き手が無意識に反応しているという点だけである。この傾向は、クライエントが無意識レベルでの論理的分類においてどれだけミスを犯しやすいか——すなわち、どれだけメタ発言（引用されたもの）がまるで異なる論理レベルにあるかのように反応しやすいか——に左右される（ベイトソン参照）。この技法は非常に簡単に使うことができる。

　　ステップ1　——　あなたがヒプノティストとして、クライエントに受け取ってほしいと思うメッセージを特定する。
　　ステップ2　——　そのメッセージを使って命令を作る。
　　ステップ3　——　ストーリーを作り、その中の登場人物のひとりにその命令を強調していわせる。

　これら三つの技法に共通するのは、アナログ・マーキングと結びつけると劇的に効果が高まるという点である。エリクソンは通常、動作を加えるだけでなく、声の調子とテンポを変化させ、自分が話している表層構造のさまざまな部分を、別々のメッセージとしてマーキングする。そうすることで、複数のメッセージを提示でき、複数の深層構造を同時に活性化させることができるのである。

　言葉によるコミュニケーションのアナログ・マーキングと、もっと一般的な意味でのアナログ・コミュニケーションは、第Ⅱ巻で取り上げる。エリクソンの強力な技法については、そちらでまた、より詳細に論じようと思う。

　とはいえ、エリクソンが使うアナログ・マーキングのもっとも基本的な戦略はここでも紹介できる。

　　ステップ1　——　あなたがヒプノティストとして、クライエントに受け取ってほしいと思うメッセージを特定する。
　　ステップ2　——　もし引用されたらそのメッセージを直接伝えられるという言葉をすべて、部分集合として含む文章を作る。
　　ステップ3　——　コミュニケーションに包含されたその部分集合をアナログ・マーキング（声の調子を変える、テンポを変える、動作を変えるなど）して、それに含まれる意味を伝える。

practice 5

意味の派生
ミルトン・モデルを活用する

▶　前提の構築
▶　会話の公準の構築

　すでに述べたとおり、わたしたちは自然言語を使ってコミュニケーションを取るとき、複雑な音のシーケンスをさまざまな意味に解読する能力——すなわち、聴覚的に提示された表層構造から深層構造の意味を引き出す能力——が聞き手にあると想定している。また、表層構造のコミュニケーションから深層構造の意味を回復させるだけでなく、表層構造の形式がもつ性質から判断して、その表層構造から追加の意味まで引き出す複雑なスキルもあると想定している。話し手・聞き手が双方ともこのプロセスに気づいていないにしても、それは絶え間なく続いている。たとえば、誰かが以下のようにいったとしよう。

　　わたしは今夜、テレビで放映される「燃えよ、カンフー」を見たいと思っています。

　ここで、「わたしは…見たいと思っています」というセンテンスを処理して何らかの意味をもたせるためには、今夜テレビで「燃えよ、カンフー」が放映されると理解しなくてはならない。こうしたプロセスは、自然言語の前提と呼ばれている。
　意味の派生のもうひとつの例は、会話の公準によるものである。受けた電話

で、「ジェインはいますか？」と訊ねられたら、普通、相手はジェインと話したいと思っているのだなと了解するはずだ。これは、常に継続して行なわれている言語処理の一部である。また、これは、ヒプノティストが間接的なやりかたで暗示を与えるためのリソースにもなる。

❶ 前提の構築

自然言語において前提を構成するものを形に表わすと、以下のようになる。

  メッセージAがメッセージBの前提になるのは、
  メッセージAが、メッセージBとメッセージ〜Bの双方にとって
  必要な真実を語っている場合である。 （「〜B」の〜は、否定の意）

BがAを含意し、かつ、〜BがAを含意する場合
AはBの前提である。

今夜テレビで放映される「燃えよ、カンフー」を
A
わたしは見たいと思っています。
B

今夜テレビで放映される「燃えよ、カンフー」を
A
わたしは見たくありません。
〜B

上記のふたつはいずれも、今夜テレビで「燃えよ、カンフー」が放映されることを含意している。したがって、Aは、Bおよび〜Bの前提である。

日曜日か月曜日にあなたが禁煙する
B
かどうか、わたしは知りたい。
A

日曜日か月曜日にあなたが禁煙する
A
かどうか、わたしは知りたくない。
〜B

▶ **前提の構築手順**

　ステップ1　── あなたがヒプノティストとして、与えたいと思う暗示を特定する。
　ステップ2　── その暗示を含むセンテンスを作る。これをAとする。
　ステップ3　── 第Ⅰ巻巻末の前提に関する付録から、統語的環境をひとつ選択する。29の統語的環境が用意してある。
　ステップ4　── ステップ2のセンテンスを、付録から選択した統語的環境に埋め込む。

これで、前提を構築することができる。エリクソンは自分のワークのほぼすべての局面で前提を利用しており、それらは以下のように、非常に有用で効果的である。

　あなたの無意識は、この恐ろしい出来事の実体を5分ないし10分であなたの意識に悟らせるでしょうか？

❷ 会話の公準の構築

会話の公準には二種類あり、そのひとつを形で表わすと、以下のようになる。

　AがBの前提から構築したイエス・ノー疑問文であるとき、
　Aは会話の公準である。

たとえば、Bが、「わたしはあなたにドアを開けてほしいと思っています」、もしくは、「ドアを開けてください」というセンテンスであれば、Bには以下の前提がある。

　(1) あなたはドアを開けることができる。
　(2) ドアは閉まっている。

会話の公準は、上の (1) または (2) をイエス・ノー疑問文に変形することによって構築することができる。

　(1) あなたはドアを開けることができますか？
　(2) ドアは閉まっていますか？

その会話の公準から引き出される意味はB、すなわち、「ドアを開けてください」である。

この第一のタイプの例を挙げよう。

	命令
(3) 目の焦点をあのシミに絞ることはできますか？	目の焦点をあのシミに絞ってください。
(4) あなたの目はしっかり閉じるでしょうか？	目をしっかり閉じてください。

279

このタイプの構築手順は以下のとおりである。

ステップ 1 — 与えたいと思う暗示を特定する。
ステップ 2 — その暗示を命令にする。
ステップ 3 — その命令の前提のひとつを選択する。
ステップ 4 — その命令の前提のひとつから、イエス・ノー疑問文を作る。

これで、会話の公準を構築することができる。
会話の公準のふたつめは、以下のような表層構造である。

（1）動く必要はありません。
（2）あなたは話す必要はありません。
（3）あなたは彼女に会うことができます。
（4）あなたはもう行ってもいいです。

例の(1)と(2)は、(3)および(4)とは少し形が違っている。最初のふたつは、否定形の会話の公準で、これを形にすると、以下のようになる。

X のあとの必要性を表わす叙法助動詞が否定されると、
「X（し）てはいけない」という意味に解される。

<u>X（し）てはいけない</u>

「動く必要はない」は、つまり、「動いてはいけない」を含意する。

話す必要はありません ＝ 話してはいけません

叙法助動詞が脱落して、「**X（し）てはいけない**」という意味が派生するのである。
例の(3)と(4)は肯定形の会話の公準で、これを形にすると、以下のようになる。

Xのあとに可能性を表わす叙法助動詞が来ると、
「X（し）なさい」を含意する。

「あなたは微笑むことができます」は、「微笑みなさい」を含意する。
「あなたはもう話してもいいです」は、「もう話しなさい」を含意する。

叙法助動詞があってもなくても同じ意味になるという点で、ふたつは似ている。

▶ **否定形の構築手順**

ステップ1	暗示を特定する。	腕が浮揚したら、それをそのまま空中に保持する。
ステップ2	命令を作る。	腕を下ろしてはいけません。
ステップ3	否定の前に必要性を表わす叙法助動詞を挿入することによって、命令を埋め込む。	腕を下ろす必要はありません。

▶ **肯定形の構築手順**

ステップ1	暗示を特定する。	目を開ける。
ステップ2	暗示から命令を作る。	スティーヴ、目を開けなさい。
ステップ3	可能性を表わす叙法助動詞を挿入する。	スティーヴ、あなたは目を開けることができます。

会話の公準の例をさらに挙げておく。

憶えている必要はありません。	**否定形**：何も憶えていてはいけません。
あなたはこれを忘れることができます。	**肯定形**：これを忘れなさい。
思い出すという作業は退屈かもしれません。	**肯定形**：思い出すという作業は退屈です。
ほかの誰の声も聞く必要はありません。	**否定形**：ほかの誰の声も聞いてはいけません。
わたしの話を聴く必要はありません。	**否定形**：わたしの話を聴いてはいけません。
あなたの無意識はわたしの声を聞くことができます。	**肯定形**：わたしの声を聞きなさい。

　会話の公準は、エリクソンが（あるいは、あなたが）使えば、非常に効果的に暗示を与えられる枠組みである。この枠組みが利用するのは非意識的レベルでの情報処理であり、それは、平生から習慣のようになっている反応の仕方で行なわれる。会話の公準は、命令のようには聞こえないながら、誰もが皆ほぼ毎日応じている命令の一形式である。

　前提と会話の公準というふたつのカテゴリーに共通する特徴は以下のとおりである。

(a) これらを使うことによって、ヒプノティストは、直接的に命令を下すことなく、クライエントに指示を出すことができる。

(b) これらを使うことによって、クライエントは、ヒプノティストの誘導や深いトランスの誘導の効果を減じることなく、選択的に反応することができる。

(c) これらがどれだけ効果を上げられるかは、クライエントの側の追加処理——すなわち、どれだけクライエントが、より積極的にプロセスに関わるかどうか——にかかっている。

第Ⅲ部まとめ
催眠言語の4つのポイント

　この第Ⅲ部で段階を追って紹介した言語パターンは、催眠ワークにおけるミルトン・エリクソンの言葉の使い方の基本中の基本である。パターニングの次のレベルでは、こうした下位レベルのパターンを組み合わせて、望みどおりのトランス・レベルに達し、望みどおりの暗示による現象（感覚麻痺、ペイン・コントロール、減量、記憶へのアクセス、年齢退行、心理療法の目標達成など）をもたらそうとする。エリクソンがこれらのパターンを組み合わせて利用するさまは、メタ・レベルにおける矛盾のない創造的かつ効果的な活用法をよく示している。基本的なメタ・パターンは以下のとおりである。

❶ ペーシングしたのちに、リードする。
❷ 優位半球の注意をそらし、その優位半球を利用する。
❸ 非優位半球にアクセスする。

　すでに詳述したこれらのパターンは、皆さん自身の催眠ワークを構成するのに役立つ原則である。一次パターンをどう組み合わせるかについては、無数の選択肢がある。エリクソンが多種多様なコンテクストでこれらのパターンを創造的に利用するさまには、彼がいかに感覚を研ぎ澄ませて、限りなく複雑なこれらを巧妙に使っているかが如実に表われている。可能な組み合わせ方やエリクソンがすでに行なった組み合わせ方は、あまりに数が多すぎて、第Ⅰ巻では取り上げきれない。しかし、シンプルなメタ・パターニングの原則はいくつかあるので、皆さんには、それらを役立てて下位レベルのパターンを組み合わせ、目ざす目標を効果的に達成できるようなやりかたで自らの体験を体系化していただきたいと思う。これらの原則は、そうした意味で有用であると同時に、皆さんが催眠のプラクティショナーとして、自らの創造性を活かし、自らのスタ

イルと必要性に合った誘導を構築できるよう、最大限の余地も残している。

非常に高く評価される誘導と暗示

　非常に高く評価される誘導と暗示とは、下位レベルのパターンを使い、できるだけ少ない言葉数で、クライエントの世界モデルとも矛盾することなく、以下の四点を最大限に達成できる誘導と暗示のことである。

　❶　ペーシング
　❷　注意そらし
　❸　優位半球の機能の利用
　❹　非優位半球へのアクセス

　これらの基準を満たす言語表現であれば、いずれも非常に高く評価されるだろう。いうまでもなく、これは、その催眠誘導と暗示のコンテクストと目的によって決まることである。高く評価される誘導と暗示を構築する主な方法は、ふたつある。

▶　**無意識の意味の交差**

　無意識の意味の交差の原則とは、「TDサーチや曖昧さ、より小さい構造の包含、意味の派生、アナログ・マーキング、因果モデリングによって活性化される深層構造の意味が交わるとき、すなわち、意識的に表現される意味ではなく、無意識の意味がすべて同じ暗示を与えるとき、誘導と暗示はもっとも効果を挙げる」ということである。そうなったとき、クライエントがその暗示を受け入れ、それに従って行動する可能性はもっとも高くなる。例を挙げよう。

　もし曖昧さによって生じた深層構造のひとつがメッセージPであり、包含されたより小さい深層構造のひとつがP、派生による深層構造のひとつがP、アナログ・マーキングされたメッセージがP、TDサーチで活性化した深層構造がPであるなら、無意識の意味は最大に交わり、クライエ

ントはメッセージPを受け入れ、それに従って行動するだろう。

▶ **最大の方向づけ**

　最大の方向づけの原則とは、「下位レベルのパターンの一体化は、優位半球のモデリング・プロセスを使うことによってこの半球の注意をそらしている間に、クライエントの体験をペーシングするのに役立つと同時に、非優位半球にアクセスするのにも役立つ」ということである。この原則は、以下のように説明することができる。

　もしヒプノティストがレベル1のパターンを使い、無意識に生成され受容されたメッセージ P_1、P_2、P_3……P_n と表わされる一連の意味を、P_2 と P_j という各ペアのために活性化させると、まったく対立がない（それらには一貫性がある）ため、全体としては最大の方向づけの効果をもつことになる。一連の無意識のメッセージは互いに互いを強化し、次第に有意義な方向に進み始め、望んでいる目標に向かっていく。すなわち、P_j は他のどのような P_k も否定すべきでないだけでなく、P_1 は P_2 へと論理的な段階を踏んでつながっていかなくてはならないということである。これはたぶん、催眠ワークを迅速に進める上でもっとも重要な要因である。

　読者の皆さんは、本書第Ⅱ部でエリクソンのワークの抜粋にある各パターンをたどりながら、わたしたちが同一の短い一節を繰り返し取り上げ、説明し終えた各パターンに該当する部分の書体を変えて例示していたことにお気づきだったろう。あの一節は、高次レベルのパターニング——非常に高く評価される誘導と暗示の原則——を示す優れた例であり、とりわけ、交差と最大の部分的重複とがよく表われた例である。読者の便宜のために、もう一度ここにその一節を繰り返そうと思う。

　著者はすぐさまこの最後のコメントを捉え、彼との最初の協力関係を築く土台とした。そして、こういった。「どうぞ、あなたの考えや解釈をもっと説明してください。ただ、わたしがあなたのいうことを充分に理解して、きちんと話についていっているか、それだけは確認したいの

で、途中でわたしが遮ることがあるのは認めてください。たとえば、先ほど椅子のことをお話になりましたが、いうまでもなく、今はわたしのデスクを見ていて、デスクの上のあれやこれやに気を取られています。それをたっぷり説明してください」

　彼はこれに応えて、目に入るすべてについて、大なり小なり関連することを饒舌に語った。わずかな休止が入るたびに、著者はひと言ふた言、言葉をかけて、彼の注意を別のものに向けた。こうした中断は次第に頻度を増していった。以下は、そのときかけた言葉の一例である。

> そして、その文鎮、ファイリング・キャビネット、敷物の上の自分の足、天井の電気、カーテン、椅子の肘かけに置いた自分の右手、壁に掛かっている何枚もの絵、あたりを見回すにつれて、変化していく目の焦点、書名の関心、両肩の緊張、椅子の感じ、気にかかる物音と思考、手と足の重さ、問題の重さ、デスクの重さ、文具用スタンド、たくさんの患者の記録、人生という現象、病気や感情や心身の行動という現象、リラクセーションの安らぎ、人の要求に対応する必要、文鎮やファイリング・キャビネットを見ながら、あるいは、デスクを見ながら人の緊張に対応する必要、環境からの引きこもりの心地よさ、疲れとその増悪、変化しないデスクの特徴、ファイリング・キャビネットの単調さ、休息を取る必要、目を閉じる心地よさ、深呼吸によるリラクセーション感覚、受動的な学習の楽しみ、無意識によって知的な学習をする能力。

　こんなふうにして、まずはゆっくりと、そして次第に頻度を増し、さまざまな言葉を短く差しはさんだ。

　初めのうち、こうした言葉の挿入は、患者自身の思考と発言の流れを補足するためだけに行なったので、患者を刺激し、もっと努力するよう促す効果しかなかった。しかし、彼がそのように反応するようになるにつれ、今度は、短い中断を入れ、挿入をためらうことによって、彼が自分の行動に対する刺激を受け入れたことを利用できるようになった。つまり、そうすることによって、著者からのより完全な刺激を彼にもっと期待させることができるようになったのである。

（1967, p.33）

当然ながら、医療関係者には心理療法士とは異なる目的があるだろうし、心理療法士には歯科医師とは異なる目的があるだろう。他もまた然りである。しかし、非常に高く評価される誘導という概念はいずれの状況にも存在するはずだ。誘導にかかる時間が短くなればなるほど、催眠はより実用的なツールとして、催眠を使う人びとの役に立つようになり、より深いトランスも得られるようになる。また、必ずしも求められているわけではないが、他の領域でも催眠応用の新たな展望が開けるだろう。非常に高く評価される誘導は、目的や取り組んでいるクライエント次第で内容はさまざまに変わるだろうが、その枠組みは常に一定である。こうした誘導の明示的なパターンは第Ⅱ巻にて紹介する。

　ミルトン・エリクソンは自らの催眠ワークできわめて効果的に数多くの行動パターンを使っているが、前述したとおり、本書で取り上げているのは、そのほんの一部でしかない。しかし、エリクソンが提供できるものをほんの一部しか紹介できていないとしても、ここで取り上げたパターン自体が効果的であることに変わりはない。これらのパターンを皆さん自身の体験の中で研究し実験することによって、これらが豊かなリソースを提供し、皆さんの催眠のスキルを深めること、また、皆さんが自らの可能性をさらに探っていくための基盤となることが明らかになるだろう。

　第Ⅱ巻も着々と進んでいる。エリクソンのワーク研究はわたしたちにとって途方もない学びとなっている。皆さんにとっても必ず魅力的で有用なものになるだろうと期待している。

注

1. 聞き手はあるプロセスをたどって、意味を取る。これがわたしたちのモデルの主張であり、「トランスデリベーショナル」という音韻的に驚くほど曖昧な現象名が、そのプロセスの名称である。ある表層構造を聞き、それに結びついた深層構造を回復してみたものの、それには、自分の現在進行中の体験との明白な意味のつながりがほとんど、もしくは、まったくないという場合、聞き手はさらにいくつか深層構造を活性化させ、それに関連した派生(デリベーション)を生じさせる。このとき活性化した深層構造

は、なんらかの区別可能な形式的特性によって、最初に回復された深層構造から得られたものである。こうして聞き手は無意識の言語処理レベルでいくつもの深層構造や、それに関連した派生(デリベーション)をすべて探り、現在の自分の体験にふさわしい意味を引き出すのである。「トランスデリベーショナル」という名称は、こうしたプロセスからつけられれたものである。トランスデリベーショナル現象は、ポスタル、パールマター、グリンダーが言語学的理論の中で最初に提案したものである（G・レイコフ『トランスデリベーショナルの制約に関する考察 Some Thoughts on Transderivational Constraints』〔謄写印刷物、1970〕参照）。

2．ここで提示している深層構造は、言語学的分析によって得られる実際の深層構造をきわめて大雑把に単純化したものである。たとえば、学習や機会という言葉自体、そんなに単純なものではないことに読者はお気づきだろう。これらはいずれも名詞化されたものであり、本来それらが叙述語として生じていた深層構造の表現から派生したものである。したがって、言語学的分析によって得られる実際の深層構造ははるかに複雑ではあるが、単純化された本例に示されているプロセスは、より複雑なその構造にも同様に適用される。

3．このくだりには、語調による曖昧さの好例が含まれている。エリクソンはまずメタ・コメントをする。

> ……*funny to talk about a tomato plant feeling good*
> ……心地よいと感じるトマトの苗木だなんて、おかしな話題です。

それに続けて、以下のようにいっている。

> *isn't it, Joe*……
> よね、それって、ジョー、じゃありませんか？……

ここでヒプノティストがどんな語調を使うかによって、クライエントはこれを単なる付加疑問とも取れば、直接的なメタ・コメントとも取る。

> *isn't it*（pause）*Joe*……　それって、ジョー、じゃありませんか？〔英語ではJoeの前、日本語ではジョーのあとに、間を置く。「それって、ジョー、おかし

な話題じゃありませんか？」の意〕

　　　isn't it Joe……　それって、ジョーじゃありませんか？〔英語でも日本語でも、間を置かない〕

後者はつまり、以下のようにいっていることになる。

　　　わたしが話題にしているのは、心地よいと感じるジョーのことじゃありませんか？

4．標準的な言語分析では、深層構造の名詞が（文法的に）削除されるのは、同一深層構造内に同一の指示指標をもつ（だけでなく、削除される名詞と、ある特定の構造的関係をもつ）別の名詞がある場合か、深層構造の中のその名詞に指示指標がない場合のみである。
5．この類の句読による曖昧さについては、Grinder & Elgin（1973）の「重複ゆえの削除」の項で言及している。これは、文学や詩で用いられることのある技法である。

おわりに
「無意識」とのコミュニケーション

　本書は、ミルトン・H・エリクソンが用いている催眠技法のさまざまなパターンを研究してまとめた二巻本のうちの第Ⅰ巻である。ここでは主に、エリクソンがワークで使う言葉のパターンに焦点を絞っている。なかでも、彼がトランス誘導を行なっている部分、暗示を使ってクライエントの目標達成を手助けしている部分に特に重きを置いている。第Ⅱ巻では、その他のパターンに重点を移すつもりだが、第Ⅱ巻の目次も付記してあるので、読者には今後どういう点に焦点が絞られていくのかをおわかりいただけると思う。

　第Ⅰ巻でわたしたちが明らかにしたエリクソンのワークのパターンは、適用という点で、立場は中立である。すなわち、医療に用いても、歯科治療に用いても、心理療法に用いても、その価値と可能性は同等である。そして、この三分野での催眠の利用に共通しているのは、本書でモデリングしたエリクソンの強力なパターンを使ってトランス誘導とその後のトランスワークが行なわれること、その間にクライエントはヒプノティストの手を借りて変性意識状態に入ること、そこではヒプノティストとクライエントの間にコミュニケーションが発生して、クライエントは自覚することなく、広範囲に、かつ、劇的に変化し始めることである。

　クライエントが望みどおりに変化するのを助けるのはクライエントの意識だが、わたしたちは自らのセラピーと催眠ワークの双方を通して、その意識を種別に分けることの有用性を理解し、認めている。しかし、いずれの分野のワークにおいても、強調していることがある。クライエントがある意識状態で発生させた変化を、他の意識状態におけるスキルおよびリソースと一体化させるべく、クライエントと共に取り組まなくてはならないということ、そうすることによって、調和の取れた統合的な世界モデルをクライエントに残すことができ、クライエントはそれを基準にして行動の方向性を定められるようになるという

ことだ。『魔術の構造』第Ⅰ部第6章および第Ⅱ部第2部では、クライエントがセラピーで成し遂げる変化の統合について、さまざまな例とその基盤となる原則を提示し、詳細に踏み込んでいる。

というわけで、エリクソンのワークから抽出してモデル化した強力なパターンを利用しようとする人びとには、こうしたパターンの使用には前提があることを、はっきりと指摘しておきたい。クライエントはコミュニケーションを取りながら、意識の一部が気づいていない変化を開始するかもしれないということ、つまり、クライエントの世界モデルの一部が乖離するかもしれない、という前提があるということだ。したがって、ヒプノティストは、催眠を介したクライエントとの関係が終了する前に、クライエントが自分の世界モデルを完全に再統合できるよう、手を貸さなくてはならない。そうして初めて、クライエントは実際に自分の行動をコントロールできるようになり、催眠に入ることで確保した選択肢を利用できるようになる。エリクソンはこのことを、ワークや著述の中で繰り返し指摘している。わたしたちは彼のその言葉を完全に支持している。

　催眠による心理療法によくあるもうひとつの過失は、意識と無意識（もしくは潜在意識）という気づきのレベルを区別すべきであること、あるいは、ふたつが互いに排他的でありうることを、正しく認識していないという点にある。しかし、ある言葉や名前が「そこまで出かかっている」のに思い出すことができず、その場では使えずじまいになったという経験が誰にでもあるはずだ。そういうときでも、実際には、その知識は無意識内にしっかりあり、意識がそれを利用できなかっただけなのである。

　催眠による心理療法では、無意識には適切なセラピーが与えられているのに、きわめて大きな要求——患者が無意識と意識とを統合できるようにすること、もしくは、無意識が新たに得た叡知を、必要に応じて意識が完全に利用できるようにすることの必要性——をセラピストが正しく認識していないことがあまりに多い。この過失は、虫垂を切開手術しながら、傷口を縫合しないミスに匹敵する。実情に疎い数多くの批評家が単純にも、「無意識としか取り組まない」から価値がないとして、催眠による心理療法を公然と非難するのは、こうした事情によるものである。

これに加え、さらに大きな事実が見落とされている。実際のところ、患者の問題のある側面に関しては、セラピストの指導のもとで直接的に再統合するのが望ましい半面、別の側面に関しては、意識が無意識を利用できるようにするだけでよく、それによって、セラピストから直接影響を受けることなく、自然な再統合が進んでいく。これは、実際の臨床が繰り返し明らかにしている事実である。
　当然ながら、催眠療法は意識と無意識とに等しく向けられなくてはならない。心理療法で望まれる目標は、パーソナリティ全体の統合だからである。
ミルトン・H・エリクソン『催眠による心理療法』（1948 pp.575 & 576）

　催眠の利用に関する最終段階として、統合の必要性を指摘するだけでは不充分であることに、わたしたちは気づいている。むしろ、ヒプノティストがクライエントの統合を手助けするときの方法を明示的にモデル化することこそ、必要なのだ。これに基づいて、『魔術の構造』のさまざまな部分、および、本書第Ⅱ巻の中心部分は作成されている。
　わたしたちはここで、**統合**について明確にしておきたいと思う。セラピーで催眠を利用することの利点のひとつは、否定的感情にまつわる連想を満載した世界モデルのせいで、通常の意識状態であればパニックに陥ったり、打ちのめされてしまったりするクライエントが、乖離によって、その世界モデルのある部分をうまく処理し、その部分に変化をもたらすことができるようになるという点である。したがって、わたしたちの催眠によるセラピーのモデルにおいて、統合は必須の要素ではあるが、その統合がすぐさま起きることを要求する必要はない。それを要求するとなると、催眠のもっとも強力な利点と矛盾することになる。エリクソンはこの点についても、明確に述べている。

　しかしながら、上記のことは必ずしも、セラピーの進捗に合わせて、常に統合が行なわれなくてはならないといっているのではない。催眠療法の最大の利点のひとつは、意識が治療による利得を受け容れたがらなかったり、ときにそうした利得を現実に受け入れることができなかったりする事態に妨げられることなく、無意識と自由に取り組む機会を得られる点にあ

る。

　たとえば、ある患者は定期的に見る近親相姦的な悪夢に苦しめられていたが、その悪夢の本質を無意識では完全に見抜いていた。というのも、トランス状態で無意識のうちにこういったのだ。「あの恐ろしい夢の意味はもう理解していますが、意識があるときには、たぶんそんなふうに納得することに耐えられないでしょう」　このようにいうことによって、患者は無意識が意識を守ろうとしていることを説明したのである。この自己防衛性を原動力として利用することによって、患者はその後、自分の無意識の洞察を受け入れることができるようになった。

　実験的調査が繰り返し明らかにしていることだが、意識の準備が整う前に意識されることになった無意識の叡知は、結局は、意識的な抵抗や拒否や退行をもたらし、退行ゆえに、それまでに得た無意識の利得が失なわれることすらある。無意識と個別に取り組むことによって、患者の進捗の度合いを調節し、コントロールする機会が得られ、やがて意識が受け入れられるやりかたで再統合をやり遂げる機会が得られるのである。

　　　　ミルトン・エリクソン『催眠による心理療法』(1948 p.576)

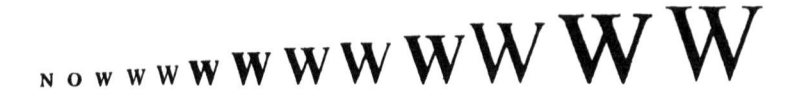

NOW w w W W W W W W W W

（さあ、あなたの番です）

[第Ⅰ巻終わり]

付録
英語に見られる自然言語の前提を識別するための統語的環境

　この付録で以下を紹介する目的は、自然言語のもつ前提という現象の作用域と複雑さを示すためである。加えて、前提が生じる統語的環境の一般例を挙げることによって、前提を識別する直観を向上させることに関心を抱いている学生に、練習の機会を提供するということもある。この統語的環境のリストは網羅的なものではなく、さまざまな言語学者や論理学者、意味論学者、哲学者が提案してきた理論を紹介して前提を説明しようとするものでもない。わたしたちの目的は、むしろ、もっと実用的なものである。

　現在、前提は、数多くの言語学者、それも特に、自らを生成的意味論学者だと考えている言語学者の研究の中心テーマである。この統語的環境のリストを編集するに当たり、わたしたちはロウリ・カルットゥネンの研究から多くを借用した。原典は巻末の参考文献をご覧いただきたい。

1. **単純な前提**　これらの統語的環境では、ある実体の存在がないと、センテンスは意味のある――真偽はさておき意味の通じる――ものにならない。

　（a）**固有名詞**：
　　　　（ジョージ・スミスは早めにパーティを辞した）
　　　　→　（ジョージ・スミスという名前の人物が存在する）
　　　　〔→は、以下が前提であることを意味する〕

　（b）**代名詞**：彼女、彼、彼ら、など
　　　　（わたしは彼が出ていくのを見た）
　　　　→　（ある男性〔すなわち、彼〕が存在する）

（c）**確定記述**：複合名詞の文法項

（わたしは銀のイヤリングをした女性が好きだった）
→ （銀のイヤリングをした女性が存在する）

（d）**総称的名詞句**：ひとつの種類全体を表わす名詞の文法項

（ウォンバットは、よじ登っていく木がないと、悲しむ）
→ （ウォンバットが存在する）

（e）**一部の数量詞**：すべての、それぞれの、あらゆる、いくつかの、多くの、わずかな、ひとつも（ない）、など

（もし竜が何頭か現れたら、わたしは逃げる）
→ （竜が存在する）

2. **複合的な前提**　ある要素の存在以外にも何かが前提されている場合。

（a）**関係詞節**：関係詞（who、which、that）で始まる節を従える複合名詞の文法項

（あなたに話しかけた女性の何人かは店を去った）
→ （何人かの女性があなたに話しかけた）

（b）**時を表わす従属節**：…の前、…のあと、…の間、…しながら、…以来、…に先立って、…とき、（…する）間、などの言葉を手がかりとして特定できる節

（判事は、わたしが立ち寄ったとき在宅していたが、玄関には出てこなかった）
→ （わたしは判事の家に立ち寄った）

（c）**分裂文**：It is/was ＋名詞の文法項で始まるセンテンス

（窓ガラスが粉々になったのは、通常以上の圧力がかかったためだった）

　　　　→（何かが窓ガラスを粉々にした）

（d）**疑似分裂文**：What〈センテンス〉is〈センテンス〉の形で特定できるもの
　　（シャロンが望んでいるのは、人から慕われるようになることだ）
　　　　→（シャロンは何かを望んでいる）

（e）**強勢が置かれた文**：音声による強勢
　　（マーガレットが話したのがもし警官だったら、おれたちは終わっている）
　　　　→（マーガレットは誰かに話した）

（f）**複合形容詞**：新しい、古い、かつての、現在の、前の、など
　　（もしフロドが新しい指輪をしていたら、おれは殺される）
　　　　→（フロドは古い指輪をしていた／している）

（g）**序数詞**：第一の、第二の、第三の、第四の、もうひとつの、など
　　（この手紙にある三つめの手がかりを見つけられたら、モスキート・パイを作ってあげる）
　　　　→（手がかりはすでにふたつ見つかっている）

（h）**比較級**：…より…
　　（スーの知っているライダーより有能なライダーを知っていたら、教えて）
　　　　→（彼女は［少なくとも］ひとりはライダーを知っている）
　　（スーよりも有能なライダーを知っていたら、教えて）
　　　　→（スーはライダーである）

（i）**as を使う比較級**：…と同じくらい…
　　（もし彼女の娘が彼女の夫と同じくらいおもしろい人だったら、わたしたちはみんな、愉快に過ごすだろう）

　　　　　→　（彼女の夫はおもしろい人である）

（ j ）**反復の手がかりとなる言葉**：…も、また、…もまた（…ない）、再び、戻って、など。
　　　　（もう一度彼女がそういってくれたら、ぼくは彼女にキスするよ）
　　　　→　（彼女は以前にもそういったことがある）

（k）**反復を表わす動詞および副詞**：re- で始まる動詞および副詞。
　　　repeatedly（繰り返して）、return（戻る）、restore（回復させる）、retell（形を変えて語る）、replace（取り替える）、renew（一新する）など
　　　　（わたしがここを去る前に彼が戻ってきたら、彼と話がしたい）
　　　　→　（彼は、それ以前ここにいた）

（ l ）**限定詞**：…のみ、…さえ、…以外は、まさに、など
　　　　（エイミーだけが銀行強盗を目撃した）
　　　　→　（エイミーは銀行強盗を目撃した）

（m）**場所の変化を表わす動詞**：来る、行く、去る、到着する、出発する、入る、など
　　　　（サムは、もしとっくに家を出たとしたら、今、迷子になっている）
　　　　→　（サムは家にいた）

（n）**時の変化を表わす動詞および副詞**：始まる、終わる、やめる、始める、続ける、進む、すでに、まだ、依然として、もう…ない、など
　　　　（ハリーはきっと微笑みつづけるよ）
　　　　→　（ハリーはこれまで微笑みを絶やすことがなかった）

（o）**状態の変化を表わす動詞**：変わる、変化する、…になる、など
　　　　（もしメイがヒッピーになったら、わたしはびっくりするだろう）
　　　　→　（メイは今、ヒッピーではない）

（p）**叙実動詞および叙実形容詞**：妙な、気づいている、わかっている、よく理解している、後悔している、など
　　　（彼女が真夜中にマクシーンに電話したのは妙だ）
　　　→　（彼女は真夜中にマクシーンに電話をかけた）

（q）**解説の形容詞および副詞**：幸運な、幸いなことに、斬新な、際立っている、いかした、すばらしい、無邪気に、運よく、やむを得ず、など
　　　（自分の犬の気持ちがわかるなんて、すばらしい）
　　　→　（あなたは自分の犬の気持ちがわかる）

（r）**事実に反する条件節**：動詞の時制は仮定法になる
　　　（もし父親やわたしのいうことを聞いていたら、あなたは今いるその素晴らしい地位には就いていなかっただろう）
　　　→　（あなたは父親やわたしのいうことを聞かなかった）

（s）**反実仮想**の should：
　　　（もし万一あんたがおれと話したいなんて思っているとしたら、町のゴミ捨て場でぶらついていてやるよ）
　　　→　（おれは、あんたがおれに話しかけたがるとは思っていない）

（t）**選択制限**
　　　（もしわたしの先生が妊娠したら、わたしはがっかりするだろうな）
　　　→　（わたしの先生は女性である）

（u）**質問**
　　　（誰がそのテープをダメにしたんだ？）
　　　→　（誰かがそのテープをダメにした）
　　　（誰がそのテープをダメにしたのか、わたしは知りたい）
　　　→　（誰かがそのテープをダメにした）

(ⅴ) **否定疑問文**

　　（あなたはわたしに話をしたいと思いませんでしたか？）

　　→　（わたしは、あなたがわたしに話をしたがっていると思った）

(ⅵ) **修辞疑問文**

　　（あなたが来るか来ないかなんて、誰が気にかけるだろう？）

　　→　（あなたが来るか来ないか、誰も気にかけない）

(ⅹ) **擬似否定の** not

　　（あなたはちょっとフェアではないんじゃないかしら）

　　→　（わたしはあなたがフェアではないと思っている）

参考文献

1. 全般的内容に関する文献

Bach, E. *Syntactic Theory*. New York: Holt, Rinehart and Winston, Inc., 1974. E・バック『文法の理論』（大修館書店、1981）

Bach-y-Rita, P. *Brain Mechanisms in Sensory Substitution*. New York: Academic Press, 1972.

Bandler, R., and Grinder, J. *The Structure of Magic I*. Palo Alto, Calif.: Science and Behavior Books, 1975. リチャード・バンドラー＆ジョン・グリンダー『魔術の構造』（亀田ブックサービス、2000、『人間コミュニケーションの意味論Ⅰ』改題）

Bandler, R., Grinder, J., and Satir, V. *Changing with Families*. Palo Alto, Calif.: Science and Behavior Books, 1976.

Bever, T. G. "The Cognitive Basis of Linguistic Structure," in J. Hayes (ed.), *Cognition and the Developments of Language*. New York: John Wiley and Sons, 1970.

Chomsky, N. *Syntactic Structures*. Mouton, The Hague, 1957. 『文法の構造』（研究社出版、1963）

Chomsky, N. *Aspects of the Theory of Syntax*. Cambridge, Mass.: MIT Press, 1965. 『文法理論の諸相』（研究社出版、1997）

Chomsky, N. *Language and Mind*. New York: Harcourt Brace Jovanovich, Inc., 1968. 『言語と精神』（河出書房新社、2011）

Dimond, S., and Beaumont, K. *Hemisphere Function in the Human Brain*. New York: John Wiley & Sons, 1974.

Dimond, S. *The Double Brain*. London: Churchill Livingstone, 1972.

Eccles, J. *Brain and Conscious Experience*. New York: Springer-Verlag, 1966.

Fillmore, C., "The Case for Case," in E. Bach and R. Harms (eds.), *Universals in Linguistic Theory*. New York: Holt, Rinehart and Winston, 1968. バック＆ハームス編『格文法の原理――言語の意味と構造』（三省堂、1988 所収）

Gardner, H. *The Shattered Mind*, Knopf, 1975. ガードナー『砕かれた心』（誠信書房、1986）

Gazzaniga, M. *The Bisected Brain*. New York: Appleton Century Croft, 1974.

Greene, G. "How to Get People to Do Things With Words" in *Papers From the 8th Regional Meeting of the Chicago Linguistic Society*. Chicago: University of Chicago, 1970.

Grinder, J. *On Deletion Phenomena in English*. Mouton, The Hague, 1974.

Grinder, J., and Bandler, R. *The Structure of Magic II*. Palo Alto, Calif.: Science and Behavior Books, 1975. リチャード・バンドラー＆ジョン・グリンダー『魔術の構造』（亀田ブックサービス、2000、『人間コミュニケーションの意味論Ⅱ』改題）

Grinder, J., Bandler, R., Dilts, R., DeLozier, J., and Cameron, L. *Neuro Linguistic Programming I*. CA: Meta Publications, 1979.

Grinder, J., and Elgin, S. *A Guide to Transformational Grammar*. New York: Holt, Rinehart and Winston, 1973. グリンダー＆エルジン『入門変形文法』（こびあん書房、1975）

Gruber, J. *Studies in Lexical Relations*. Unpublished doctoral dissertation, MIT, 1965.

Haley[1], J. (ed.) *Advanced Techniques of Hypnosis and Therapy*. New York: Grune and Stratton, 1967.

Haley, J. *Uncommon Therapy*. New York: Grune and Stratton, 1973. ジェイ・ヘイリー『アンコモンセラピー――ミルトン・エリクソンのひらいた世界』（二瓶社、2000）

Horn, L. "A Presuppositional Analysis of Only and Ever," in *Papers From the 5th Regional Meeting of the Chicago Linguistic Society*. Chicago: University of Chicago, 1969.

Jacobs, R., and Rosenbaum, P. *English Transformational Grammar*. Waltham, Mass.: Ginn/Blaisdell, 1968. ジェイコブズ＆ローゼンボーム『基礎英語変形文法』（大修館書店、1971）

Jeffress, J. A. *Cerebral Mechanisms in Behavior*. New York: Hafner Co., 1967.

Kartunnen, L. "Remarks on Presuppositions," at the Texas Conference on

Performances, Conversational Implicature and Presuppositions, March 1973. (謄写印刷物)

Katz, J. *Semantic Theory*. New York: Harper and Row, 1972.

Lakoff, G. *Linguistics and Natural Logic*. Ann Arbor: University Michigan, 1970.

Langacker, R. *Language and Its Structure*. New York: Harcourt Brace Jovanovich, Inc., 1967. ラネカー『言語と構造——言語学の基本概念』(大修館書店、2000)

Levy, J. *Psychobiological Implications of Bilateral Asymmetry*, article in *Hemispheric Function in the Human Brain*, New York: John Wiley & Sons, 1974.

Lyons, J. *Introduction to Theoretical Linguistics*. Cambridge, England: Cambridge University Press. ライオンズ『理論言語学』(大修館書店、1973)

McCawley, J. "Lexical Insertion in a Transformational Grammar," in *Papers From the 4th Regional Meeting of the Chicago Linguistic Society*. Chicago: University of Chicago, 1968.

Miller, G. A. "The Magic Number 7 ± 2" in the *American Pcychologist*, 1956.

Plath, W., and Bever, T. *Specification and Utilization of a Transformational Grammar*. Bedford, Mass.: Air Force Cambridge Research Laboratories, July 1968.

Polya, G. *Patterns of Plausible Inference*. Princeton, N.J.: Princeton Univ. Press, 1954.

Postal, P. "On the Derivation of Pseudo-Adjectives," paper delivered to the 44th Annual Meeting of the LSA, 1969.

Postal, P. "On the Surface Verb *Remind*," in *Linguistic Inquiry*. (1;1:37-120) 1970.

Ross, J. R. "On Declarative Sentences," in R. Jacobs and P. Rosenbaum, *Readings in English Transformational Grammar*. Waltham, Mass.: Ginn/Blaisdell, 1970.

Sapir, E. *The Selected Writing of Edward Sapir*. Berkeley: University of California Press, D. Mandelbaum (ed.), 1963. マンデルボーム編『言語・文

化・パーソナリティ——サピア言語文化論集』（北星堂書店、1983）

Searle, J. *Speech Acts*. Cambridge, England: Cambridge University Press, 1969. サール『言語行為——言語哲学への試論』（勁草書房、1986）

Slobin, D. *Psycholinguistics*. Foreman, & Co., 1971. スロービン『心理言語学入門』（新曜社、1975）

Weizenhoffer, A. *General Techniques of Hypnotism*. New York: Grune and Stratton, 1957.

Whorf, B. "Grammatical Categories," in J. E. Carroll（ed.）*Language, Thought and Reality*. New York: John Wiley & Sons, 1956. キャロル編『言語・思考・現実——ウォーフ言語論選集』（抄訳：弘文堂、1978、完訳：南雲堂、1978）

2. モデリング／形式体系／認識論に関する文献

Ashby, W. R. *An Introduction to Cybernetics*. Chapman and Hall, Ltd., and University Paperbacks, 1956. アシュビー『サイバネティクス入門』（宇野書店、1967）

Bateson, G. *Steps to an Ecology of Mind*, New York: Ballantine Books, 1972. ベイトソン『精神の生態学』（改訂第2版、新思索社、2000）

Boyd, D. *Introduction to Systems Analysis*. 1975.

Carnap, R. *The Logical Syntax of Language*. Totowa, New Jersey: Littlefield, Adams and Company, 1959.

Copi, I. *Introduction to Logic*. New York: Macmillan, 1961.

Herzberger, H. "The Logical Consistency of Language," in *Harvard Educational Review*, 35:469-480, 1965.

Hume, D. *Enquiry Concerning Human Understanding*. Oxford, England: Oxford University Press. デイヴィッド・ヒューム『人間知性研究——付・人間本性論摘要』（法政大学出版局、2004）

Korzybski, A. *Science and Sanity*. Lakeville, Conn: The International Non-Aristotelian Library Publishing Company, 4th Edition, 1933.

Miller, G. A., Galanter, E., and Pribram, K. *Plans and the Structure of Behavior*. New York: Holt, Rinehart and Winston, Inc., 1960.

Newell, A., and Simon, H. A. *Human Problem Solving*. Englewood Cliffs, New Jersey: Prentice-Hall, 1972.

Pribram, K. *Language of the Brain*. Englewood Cliffs, New Jersey: Prentice-Hall, 1971.

Russell, B. *Introduction to Mathematical Philosophy*. London, England: George Allen and Unwin, Ltd., 2nd Edition, 1921. ラッセル『数理哲学序説』（岩波書店、1954）

Schank, R., and Colby, K. *Computer Models of Thought and Language*. San Francisco: W. H. Freeman and Company, 1973.

Tarski, A. *Introduction to Logic*. New York: Oxford University Press, 1941.

Vaihinger, H. *The Philosophy of "As If"*. London, England: Routledge, Kegan and Paul, Ltd., 1924.

注

1．「(Milton H. Erickson) 1967」とある部分がこれに該当する。

あとがきに代えて
読者に注意していただきたいこと

　神経言語プログラミング（NLP）は、人間が行なう選択が飛躍的に拡大・進展したことを象徴しています。NLPでは、かつて運命や偶然、遺伝、めぐり合わせ、神の思し召しなどとされたものを受け入れるための選択肢が、腕の立つ安定したプラクティショナーの裁量に任されています。わたしにとって重要なのは、腕の立つ安定したというフレーズが伝えようとしていることを、少しでも説明することです。

　腕の問題が指摘するのは、いかなる興味深い人間的なスキルであれ、その熟練には欠かせないものがあるということです。NLPプラクティショナーを目ざす者は練習に打ち込み、自らを鍛錬して、NLPと呼ばれる生身の体によるパターニングを探究し、学習し、最終的には極めなくてはなりません。これを成し遂げて初めてNLPの徒となり、その結果として、技術者となるのです。

　安定の問題はふたつの必要条件に言及しています。ひとつは、NLPの徒として、（技術者として極めた）一連のスキルを、自らの生活の――私生活および仕事上の――あらゆる分野に統合できなくてはならないということ、今ひとつは、こうしていったん専門的なスキルが統合されたら、ある叡知をもってこれらの選択肢を行使するという恐ろしいほどの責任に直面しなくてはならないということです。ここに到って、イモムシは自らを幽閉していた繭を押し破り、技術者は芸術家に変身します。

　以上は、いくぶん回りくどい言い方はしていますが、すべて、NLPプラクティショナー志望者への警告です。昨今では、NLPのトレーニングを提供しようと目論む人びとが世界中にあふれんばかりであり、メンターを選ぼうとす

る今こそ、読者の皆さんには、NLP を実践する際の芸術性に結びつくもっとも重要な能力のひとつ、すなわち、トレーナーだとされる人びととの一貫性を評価する力を働かせていただきたいと思います。もし直観が警告を発したなら、もしそうした人びととの言葉と実際の行動や仕事との間に不一致を見つけたなら、立ち止まることなく、適切なモデルを探しつづけていただきたいと思います。

ジョン・グリンダー
JohnGrinder.com
quantum-leap.com

訳者あとがき

　本書は、*Patterns of the Hypnotic Techniques of Milton H. Erickson, M.D. Vol. I & II* の全訳であり、原書はそれぞれ 1975 年、1977 年に出版されたものである。エリクソンは 1980 年に亡くなったが、彼の偉業が今もなお輝きつづけているのはもちろんのこと、著者たちの偉業にも敬服する以外ない。著者ジョン・グリンダー、リチャード・バンドラー、ジュディス・ディロージャ（ディロージャは第 II 巻のみの執筆）の努力でエリクソン催眠の中身が——たとえすべてではないにせよ——明示化されたことにより、医療催眠のみならずコミュニケーションそのものがおおいに進歩したことは誰の目にも明らかである。

　催眠療法のミルトン・エリクソン、家族療法のヴァージニア・サティア、ゲシュタルト療法のフリッツ・パールズの三者が行なうワークの分析から NLP が生まれたのはよく知られるところである。本書は、NLP の土台となったそのエリクソン催眠の要を、

(1) ペーシングして優位半球の注意をそらし、その優位半球を利用すること
(2) 非優位半球にアクセスすること

の二点と見きわめ、エリクソンの驚嘆すべき多彩な論文を種々取り上げて分析を進めていく。エリクソンの技に魅せられ、著者たちの分析力と統合力に魅せられる二冊である。

　もっと具体的にいえば、第 I 巻は、エリクソン催眠の言語パターンを理解し、学び、実際に利用できるようになるためのマニュアルである。

　第 II 巻は、言語表現とそれが表わす体験とを、4 タップルを使ってモデリングし、その 4 タップルに働く R オペレータ、L オペレータ、C オペレータを理解することによって、エリクソン催眠のパターンをより深く理解し、学び、実際に利用できるようになるためのガイドである。

　4 タップルは、ある時点である人に生じた体験であり、VOKA の 4 要素で表現する。L オペレータはその体験にアクセスするときの特徴を表わし、R オ

ペレータは、その体験の一部を意識化するときの特徴、Cオペレータは、その体験内の一貫性や他の時点での体験との一貫性の特徴（有無や状態）を表わしている。このモデリングには、エレガンスの原則──「あるタスクに役立つもっとも価値あるモデルは、パターンや区別の数を最低限に抑え、なおかつ、目的の遂行には充分なものである」──が貫かれている点も注目に値する。

　第Ⅱ巻の後半は、実際のワークを文字に起こしたトランスクリプトに解説が加えられ、それまでの学びを確認しながら読み進められる構造になっている。

　NLPは今もなお進化を続け、治療から教育、ビジネス、自己啓発へとその適用の場を広げている。共通項はコミュニケーション、すなわち、他者とのコミュニケーション、自分自身とのコミュニケーションである。それゆえにこそ、本書には「コミュニケーター」という表現が多々出てくる。エリクソンが使ったさまざまなパターンを理解し、学び、自分のものにすることは、コミュニケーションに関わるすべての人びと、すなわち「コミュニケーター」にとって、また、人間がコミュニケーションを介して生きる動物であるとするなら、あらゆる人びとにとって、それぞれの形で役立つはずだと信じている。

　最後に、本書での用語について、ひと言触れておきたいと思う。「表象システム」という表現については、現在、ほかにも「表象体系」、「表出体系」、「代表システム」といった訳し方がある。また、「リード・システム」には、「誘導体系」という訳語もある。訳語はいずれ定まっていくと思われるが、本書では訳註や併記によって、その多様性を示す形を採っている。

　本書の出版に当たり、著者のジョン・グリンダー博士には、私のさまざまな問い合わせに対して、迅速かつ丁寧にご返答いただき、おおいに助けられました。ありがとうございます。さらに、日本NLP学院の松島直也氏には前もって訳稿をお読みいただきましたことを申し添えて、お礼の言葉としたいと思います。編集では、春秋社の賀内麻由子さんに大変お世話になりました。心よりお礼申し上げます。

2012年3月

浅田仁子

著者・訳者紹介 (五十音順)

ジョン・グリンダー（John Grinder, Ph.D）

1940年生まれ、アメリカ合衆国出身の言語学者（変形生成文法）。カリフォルニア大学（UCSC）助教授をへて1970年代に短期療法の一潮流となったNLP（神経言語プログラミング）をリチャード・バンドラーらと創始。その出発点となった『魔術の構造』、本書（『ミルトン・エリクソンの催眠テクニック』）を共同執筆する。80年代以降は、G・ベイトソンの理論を反映したニューコードNLPを新たに展開している。
著書に『ニューコードNLPの原点』（ディロージャとの共著）、『魔術の構造』『リフレーミング』（バンドラーとの共著）、カルメン・ボスティック・サンクレアとの共著に *Whispering in the Wind* などがある。

リチャード・バンドラー（Richard Bandler）

1950年生まれ、アメリカ合衆国出身。カリフォルニア大学（UCSC）卒業。
「ゲシュタルト療法」を学ぶ学生として1970年代にジョン・グリンダーと出会い、ともにNLPを創始。短期療法として始まったNLPをビジネスや自己啓発の分野へと拡張、応用的に展開している。
著書にグリンダーらとの共著（グリンダーの項参照）のほかに、『神経言語プログラミング』『望む人生を手に入れよう』など。

浅田仁子（あさだ・きみこ）

静岡県生まれ。お茶の水女子大学文教育学部文学科英文科卒。社団法人日本海運集会所勤務、BABEL UNIVERSITY 講師を経て、英日、仏日の翻訳者に。訳書に『サーノ博士のヒーリング・バックペイン』『RESOLVE』『こころを変えるNLP』『タッピング入門』『クリーン・ランゲージ入門』『NLPヒーローズ・ジャーニー』（春秋社）、『マッサージ・バイブル』（創元社）、『山刀に切り裂かれて』（アスコム）、『パクス・ガイアへの道』（日本教文社）などがある。

PATTERNS OF THE HYPNOTIC TECHNIQUES OF MILTON H. ERICKSON, M.D. Volume 1
by Richard Bandler and John Grinder

Copyright © 1975 by Meta Publications

Japanese translation published by arrangement with John Grinder through The English Agency (Japan) Ltd.

ミルトン・エリクソンの催眠テクニックⅠ　［言語パターン篇］

2012年4月30日　第1刷発行
2023年3月10日　第9刷発行

著　者＝リチャード・バンドラー＋ジョン・グリンダー
訳　者＝浅田仁子
発行者＝神田　明
発行所＝株式会社　春秋社
　　　　〒101-0021 東京都千代田区外神田2-18-6
　　　　電話　（03）3255-9611（営業）
　　　　　　　（03）3255-9614（編集）
　　　　振替　00180-6-24861
　　　　https://www.shunjusha.co.jp/
印刷所＝萩原印刷株式会社
装　丁＝岩瀬　聡

Ⓒ Kimiko ASADA, 2012, Printed in Japan.
ISBN978-4-393-36123-8 C0011　定価はカバーに表示してあります。

バンドラー＋グリンダー他／浅田仁子訳	若きバンドラーとグリンダーが現代催眠の父M・エリクソンの「天才の技」に迫るNLPの出発点となった幻の名著。テーマ別二巻構成。暗黙知のモデル化を試みるスキル篇。
ミルトン・エリクソンの催眠テクニックⅡ 知覚パターン篇　　　　　　3630円	
D. ショート他／浅田仁子訳	レジリエンス──それは失敗から回復する力。人生をリハビリテーションの連続と呼んだ天才的セラピストの「希望の方法」に迫る。エリクソン財団研究者による名著邦訳。
ミルトン・エリクソン心理療法 レジリエンスを育てる　　　　3850円	
C.アンドレアス他／穂積由利子訳	自分の欠点や問題を排除するのではなく、問題そのものを利用して、天真爛漫な心の本然、古今東西の宗教家が求めてきた愛と安らぎの境地に人を導く画期的な心理的技法。
コア・トランスフォーメーション　　　　3740円	
R. テムズ／浅田仁子訳	からだの疲れや病気に何故か「ツボ」が効くように、心の痛みにも効く「ツボ」がある。トントンと叩くだけでなおると評判の新療法を実践的に紹介、薬箱に一冊どうぞ。
タッピング入門 シンプルになった〈TFT＆EFT〉　2420円	
R. ディルツ＋S. ギリガン／橋本監訳＋浅田訳	コーチング界の雄とエリクソン催眠療法の第一人者が開発した伝説のワークショップを完全再現。神話学の「英雄の旅」をモチーフに苦難を克服し成長へ向かう4日間の旅。
NLPヒーローズ・ジャーニー　　　　3740円	
ホール＋シャーベイ編／足立桃子訳	今もっとも活躍するプラクティショナー15人の最新モデルをパッケージしたハンドブック。ディルツからボルスタッドまで、ソーシャルな課題解決にとりくむNLP最前線。
NLPイノベーション 〈変革〉をおこす6つのモデル ＆アプリケーション　　　　　3080円	
L.M. ホール／橋本監訳＋浅田訳	カウンセリングの新しい潮流を担う神経言語プログラミング（NLP）の基本と主要な77のパターンを収めたガイドブック。人間の秘めたるパワーを引き出してくれる一冊。
NLPハンドブック 神経言語プログラミングの基本と応用 　　　　　　　　　　　　　　3850円	

※価格は税込（10％）。